최신 충전기공학

충전기공학 교육연구회 편

| 저 자 |

김천대학	송재상
광주보건대학	선금주
광양보건대학	고명원
대구보건대학	정효경
대구산업정보대학	김병식
동아인재대학	소병찬
동우대학	황성식
목포과학대학	정지선
신구대학	최석순
주성대학	최재우
진주보건대학	문희경
혜전대학	권은자

(대학별 가나다 순)

M 명문출판사

머 리 말

21세기를 맞이하는 현 시점에서 인류의 관심사는 건강이라 해도 과언이 아닐 것이다. 경제성장과 더불어 문화수준의 향상과 질 높은 생활을 영위함은 인류의 소망이다. 보다 질 높은 생활의 영위는 계획 관리하지 않으면 보장받을 수 없을 것이다.

우리의 선친들은 일찍이 치아의 건강을 오복 중의 하나라고 표현해 오며 그 중요성을 각인 하였다. 현재 치의학의 발전 속도는 너무나 빨라서 새롭게 출현된 제품들을 적절히 선별하는 것조차도 임상에서는 어려움을 겪고 있는 실정이다. 그렇지만 새로운 술식과 재료를 사용한다고 해서 모두 다 훌륭한 보철물을 제작할 수 있는 것은 아니다. 어느 분야에서도 기초 이론과 술식이 체계적으로 축적되어 있지 않다면 최상의 것을 받아들이거나 개발되는 것은 기대하기 어려울 것이다.

치과기공계도 치과학의 발달과 함께 급속히 발전되어 왔고 학교 교육을 시작한 지도 30년이 지났다. 이제껏 충전기공학의 학교 교육은 필수과목에 속해 있으면서도 중요성은 높이 평가받지 못하였지 않았나 한다. 질 높은 생활의 영위를 준비함에 있어서 앞으로는 높이 평가될 것이다. 이제껏 교재로 사용되는 서적이 기타 과목에 비교하여 다양하지 못하여 선택의 여지가 없었다.

강의하면서 부족한 부분을 조금이나마 채울까 해서 시작을 하였는데 집필을 하면서 선배님들의 노고에 몇 번이고 감사함을 표하고 싶었다. 특히 총론 부분에 관심을 두려했고 각론 부분은 현재 각급 학교에서 사용되는 기타 과목의 교재를 참고하였으며 교재의 내용은 gold inlay 전 · 구치 부분관의 제반 기본사항을 구체적으로 표현하고자 하였다. Gold inlay 전 · 구치 부분관 제작술은 모든 주조 수복물 제작에 관한 이론의 기본적인 배경이 되는 것으로 판단되어 올바른 기공 과정을 숙지할 수 있도록 구성하는데 노력하였으며 현직에 계신 여러 교수님들께 검토, 기술하게 하였다.

초판을 엮으면서 여러 가지로 부족함을 절감하였으며 이번 개정판에는 총론의 아쉬운 부분과 각론부분의 실습을 보충하였다. 개정판을 펴낼 수 있도록 힘을 합쳐주신 모든 공동 저자분들께 진심으로 감사드립이다. 아울러 자료수집과 원고 수정을 함께한 제자 주정삭 소장 이승태군에게 고마움을 표 합니다. 또한 본 책을 출간할 수 있도록 협조해 주신 명문출판사 관계 직원과 안영택 사장님께 감사드립이다.

2006. 8.

저 자

차 례

Ⅰ. 총론

Ⅱ. 각론

I. 총론

1 장 치과 보철학의 개요

| 학습 목적 |

치과보철학의 전반적인 내용을 파악하고 충전학의 정의와 목적, 적응증과 금기증 및 고려사항을 이해한다.

1. 치과보철학과 충전학의 역사
2. 치과보철학의 개요와 충전기공학의 의의
3. 충전학의 목적과 적응증 및 고려사항

1장 치과 보철학의 개요

1. 치과보철학과 충전학의 역사

치과보철의 역사는 기원전으로 거슬러 올라가야 한다. 고대의 치과보철물은 대개 고정성이었는데 기원전 300~400년 사이의 고대 페니키아인의 것으로 추정되는 비교적 정교하고 정확한 교의치가 프랑스의 루부르 박물관에 소장되어 있다.

기원후에는 대부분의 보철물이 soft gold로써 제작되는 발전을 보였고 고정성이나 가철성으로 분류되기도 하였는데 황소나 송아지의 뼈 또는 상아(ivory)를 이용하여 의치나 인공치를 만들기도 하였다. 현존하는 고대치아 보철물은 상당수가 금으로 제작되었는데 영구 보존의 목적보다는 임시고정이거나 수시로 고정성을 조절하였던 것으로 보인다.

16세기 말에서 17세기에 걸쳐 사회적 특권층에서만 사용되던 목제의치가 18세기로 접어들면서 서민층에도 많이 장착하게 되었다. 그러나 이러한 보철물 등은 치아의 주기능인 저작기능을 담당하지 못하고 치아의 빠진 자리를 채워주고 가려주는 원시적인 미적기능만을 담당할 뿐이었다. 특히 목제의치의 대부분은 총의치의 형태를 띠고 있었다.

그 후 여러 가지 보철물이나 장치물이 계속 발전되었으나 19세기에 이르러서야 비로소 재료공학이나 하악골 운동의 기계공학적 연구, 교합기(articulator)의 발전 및 과학적인 기술의 발달이 교차적으로 이루어짐으로써 치과보철의 발달이 급진적으로 이루어지게 되었다.

예전에는 치과보존학(충전학)이 치과 임상의 전부라고 생각되었지만 오늘날에는 보존학(충전학)의 종속적인 많은 분야들이 전문적 분야로 되어가고 있다. 즉 정보가 증가하고 다른 복합적 치료에 대한 필요의 인식이 증가함에 따라 근관치료학, 보철학, 교정학과 같은 분야들이 전문분야가 되어가고 있다. 보존학(충전학)은 치과학의 기초이며 여기서 치학의 다른 분야가 기본 학문으로서 발달하게 되었다.

17세기 미국에서는 영국으로부터 이주해온 몇몇 "이발사겸 치과의사"들에 의해 치과가 생겨났다. 많은 숙련된 치과의사들이 다른 생계를 찾는 반면에 어떤 이들은 그들의 치과진료를 제공하기 위해 여러 지역을 여행하였다. 초기 치과의사들은 좀 더 경험이 있는 개업의 밑에서 견습생으로 있으면서 그들의 사업을 배웠다. 결과적으로 초기의 많은 치과진료가 과학적 지식에 바탕을 두지 못했으므로 진료기술과 재료에 관한 논쟁이 자주 일어났다. 초기 amalgam재료의 사용에 대한 논쟁이 1840년 Baltimore

College of Dental Surgery의 설립에 기여했고, 이것은 학문으로서의 공식적인 치과교육의 시작이었다. 같은 시대에 프랑스에서 Louis Pasteur가 질병에 있어서의 미생물의 역할을 발견하였는데 이 시기의 미국에서는 Black이 치과임상을 과학적 기초와 연관시켜 치과영역의 기초를 마련하였다. 치의학과 의학 학위를 가진 Black은 치과임상을 과학적 기초와 관련시켰다.

보존학의 과학적 기초는 Black의 아들인 Arthur Black에 의해 더욱 확대되었다. 1910년 Carnegie 재단의 후원을 받은 Flesner 연구서와 1926년 Gies 연구서는 확고한 과학적 기초위에 체계적인 치학과 의학교육의 필요성을 확인하였다. 이들 연구에 의해 임상실습을 기초과학과 관련시키는 것, 규정된 입학과 표준 목록, 대학에 기초된 프로그램의 개선이 최우선의 필요로 보고되었다.

따라서 초기에 순회하며 진료할 때 교육받지 못한 치과 의사들의 활동은 끝이 나게 되었다.

치과의사들은 기초과학과 임상 치료에 대해서 교육받기 시작했고 결과적으로 지적이며 과학적 호기심을 가진 개업의들이 나타나기 시작했다.

Black에 부가적으로 Chakles E. Wlldbury, E.K. Wedelstaekt, Waldon I. Ferrier와 George Hollenback 이 보존학(충전학)의 초기 발달에 큰 공헌을 하였다.

많은 개업의들, 교육가들, 연구자들의 공헌은 오늘날 충전학(보존학)이 과학적으로 기초가 된 학문으로서 구강 건강의 증진에 중요한 역할을 하고 있다는 것을 인식하게 하였다.

비록 초기에는 보존학(충전학)분야였던 내용들이 현재에는 치과 전문의로 갈라졌지만 오늘날 보존학(충전학)은 대부분의 치과 임상에서 가장 활동적인 분야이다. 예를 들어 1981년 North Carolina에서의 조사에 의하면 대표적 일반 개업의들은 진료 시간의 59%를 보존치료에 소비한다고 하였다.

2. 치과 보철학의 개요와 충전기공학의 의의

보철(prosthesis)이란 인체조직이나 기관의 일부 또는 전부가 기능적 이상이 있을때나 상실되었을 때 인공적으로 수복시켜 주는 인공적 수복물로서 의치, 의안, 의수족 등을 들 수 있다.

그 중 인공적인 장치물을 이용하여 치아나 그 주위조직의 결손을 수복하여 줌으로써 구강기능을 원래의 상태대로 수복시켜 주거나 유지되도록 하는 것을 치과보철이라 하며 그 방법을 연구하고 시술하는 학문을 치과보철학(prosthetic dentistry, prosthodontics)이라 한다.

치과보철학은 구강 내에 장착되고 있는 상태나 주 유지원에 따라 몇 가지로 나눌 수 있는데 이 책에서 다루고자 하는 것은 고정성 보철물의 하나인 Gold Inlay제작을 중심으로 살펴보고자 한다.

Gold inlay와 부분치관 수복물은 치과보철물에서 비교적 작은 보철물의 하나로써 치아를 수복하는데 사용되는 충전물이며 간접법에 의하여 제작되어진다. Gold inlay와 부분치관 피개물은 치관 일부분의 실질 결손 혹은 형태적 기능적 결함을 인공적 재료로 수복물을 제작하여 치아 본래의 기능을 되찾게 하는 보철물이다. 이를 제작하는 제작술을 충전(보전수복)기공학 이라고 하며 이는 치과보존 치료학의 일부분이다.

치과 보존학(conservative dentistry)은 근관치료학(endodontics)과 충전학(operative)으로 나눌 수 있다.
충전학이란 치아 경조직에 발생한 각종 이상 상태에 대하여 치아를 구강내에 존재하게 하여 치아의 병리적 현상을 억제시키고 결손된 부위를 인위적 충전물로 수복시켜서 치아의 기능 및 형태를 유지하게 하는 것을 연구하는 학문이다.
단 치아의 병리적 현상에 국한 된 것으로 병리적 현상이 아닌 기타의 목적으로 사용하기 위하여 수복되어진 것은 진정한 충전이라 할 수 없다.
설명하자면 치관 수복 술에는 치관 전부수복과 치관 일부수복이 있는데 치관 전부 수복술 중에서 어떠한 병리적 결함이 있는 관계로 그 치관 전부를 수복 하여야 하는 경우와 일부를 수복하는 것에 그 치관에 병리적 결함이 없는데도 다른 치아의 결손 부위를 수복하기 위하여 제작하는 보철물의 지대장치(retainer)로 사용하는 경우는 치관전부이거나 일부분이더라도 치관을 보존하기 위한 치료 목적으로 볼 수 없어서 보존 수복이라 할 수 없겠다.
충전기공학은 치아경조직의 결손에 대한 해부학적 형태 및 기능 회복 법을 습득하여 경조직 결손을 조기 치료함으로써 치아우식증(dental caries) 치수질환(pulpal disease) 및 치아주위조직질환(periodontal disease) 등을 예방하는 것을 그 주요 목적으로 한다. 특히 충전물은 치관의 부분수복으로 적응 범위로는 자연치의 치관부가 우식, 법랑질 발육부전, 변색, 기형, 마모, 교모, 파절 등의 이유로 형태학적, 기능적, 심미적 결함이 생길 때 그 일부를 인공물로써 보완하여 정상의 상태로 수복시켜주는 수복물을 말하는 것이다.

3. 충전학의 목적과 적응증 및 고려사항

1) 충전기공학의 목적

(1) 치아경조직의 결손에 대한 해부학적 수복

부분치관 수복기공에 의해서 치아 경조직의 결손부분을 원래의 형태로 수복시키는 것.

(2) 치아의 기능적 수복

부분치관 수복기공에 의해서 치아 본래의 작용인 저작, 발음, 악골발육 등에 대한 기능을 수복 시키는것.

(3) 치아 경조직 질환의 예방

치아교합면의 소와나 함몰부위 등을 미리 충전함으로써 치아우식을 예방하고 치아우식에 의해 와동이 확대됨을 예방함으로 치아상실을 막고 나아가 치아 상실이나 치아 경조직의 형태적 기능 이상으로 인해 발생되는 치아기능상실 부정치열 등을 예방한다.

(4) 치수질환의 예방 및 억제

1단계 경조직 질환에 의한 치수질환이 오는 것을 조기에 예방하거나 처치함으로써 치수질환을 예방하고 치수염(pulpitis)의 초기에 있어서 외래적인 자극을 차단하고 치수의 생활력을 영구히 보존하려고 하는 것이다.

(5) 치주 질환(periodontal disease)의 예방 및 치료효과

치아는 치근막을 사이에 두고 치조골에 치근을 식립하고 있으며 치경부는 치은에 싸여 있다. 치경부를 싸고 있는 치은부위에 치주질환이 주로 발생하며 충전의 적응증에 해당하는 증상을 회복하지 않으면 주원인인 구강의 불결함을 조장하게 되므로 치주질환을 발생하게 한다. 또한 치아가 인접면의 결손된 경우에는 치아가 동요되어 부정치열로 정상적인 자정작용에 장애 요인이 되므로 치주병을 유발하게 된다. 충전에 의해 수복하여 줌으로써 예방하거나 간접저인 치료효과를 준다.

(6) 치아의 심미적 회복(esthetic restoration)

심미는 문화의 발전 시대의 경향, 개인의 성향 등에 영향을 받는다. 심미성은 우리들이 특별한 의미에서 예술적 능력을 발휘하고 기술적인 문제를 해결해 나아가는 것을 가능케 한다.

최소한 치아의 정상적인 형태를 기준으로 기능을 찾을수 있으며 심미적으로 수복이 가능케 된다. 주로 전치부 치아의 형태이상이나 변색, 파절, 돌출, 함몰된 상태를 충전학적인 방법에 의하여 심미적으로 수복해 주는 것이다.

(7) 보철물의 지대장치로 이용

치아의 각종 이상상태에 대하여 충전을 하여 관교의치(crown & bridge)나 국부의치(partial denture) 기타보철물의 지대장치로 할 수 있도록 하는 것이다.

2) 충전기공학의 적응증과 금기증

(1) 적응증(indication)

① 치아 경 조직 질환 치아 우식 증(dental caries), 교모(attrition), 마모(abrasion), 침식증(erosion)으로 기능 상실시
② 치아의 외상에 의한 파절시
③ 치아의 위치 또는 형태의 이상시
④ 치아의 착색 또는 변색시
⑤ 지대장치로 사용하는 경우
⑥ 교합의 이상시
⑦ 부목(splinting)으로 사용시

a) 치아가 흔들리는 경우
b) 치조골의 흡수가 심한 경우
c) 저작압의 분산이 필요한 경우
d) 유지 및 저항(retention 및 resistance)의 보강
e) 다수의 지대치(multiple abutment)

(2) 금기증(contra-indication)

① 치아의 보존이 필요 없는 경우 : 과잉치, 교환시기의 유치, 치주질환이 심한 치아
② 완전히 치유되기 곤란한 질환이 있는 치아
③ 불완전한 치수 치료를 해 놓은 치아
④ 치수를 개방해야 하는 치아
⑤ 치아의 실질결손이 너무 큰 치아
⑥ 치료의 시간이나 경비에 비해 충전 효과가 너무 적은 치아

3) 고려사항

충전치료를 하기 위해서는 사전에 많은 사항을 고려하여야 한다.

① 영향받은 치아와 구강 및 전신적 건강을 완전히 검사한다.
② 영향받은 곳과 다른 신체 조직과의 상호작용을 인식하는 문제를 진단한다.
③ 영향받은 곳이 건강한 상태로 회복되어 환자의 전신적 건강과 복지가 향상될 수 있는 잠재력을 갖는 치료 계획을 세운다.
④ 재료의 한계와 요구를 알아서 영향받은 부위의 건강과 기능을 수복시킬 수 있도록 재료에 대한 이해가 필요하다.
⑤ 수복물이 놓일 구강내 환경에 대하여 이해한다.
⑥ 앞에서 언급된 결정을 하기 위해 필요한 생물학적 지식을 갖춘다.
⑦ 다양한 치아 구조물과 주위 조직의 생물학적 기초와 기능에 대한 이해가 필요하다.
⑧ 올바른 치과 해부학의 지식과 이해가 필요하다.
⑨ 다른 과의 치료에 대한 보존치료의 영향을 파악하고 있어야 한다.

계속해서 특징적인 충전치료와 관련하여 이 요소들이 자세하게 다루어질 것이다. 요약하면 치아에 있어서 충전물의 회복은 치과의사, 치과기공사에게 응용생물학과 기계공학적인 원리와 아울러 고도로 발달한 기술로 예술적 능력이 표현되어야 할 것이다.

이상 충전의 목적, 적응증과 고려사항등은 치료실에서 판단하여 치료계획에 반영하여야 할 것이지만, 치과기공사의 경우라도 보철물 제작에 참고 되어야 할 사항이다.

Check point

1. 치과보철학은.
2. 충전의 목적은.
3. 충전의 적응증과 금기 증은.
4. 한국 치과 보철물 수준은 어느 정도인가.

I. 총론

2장 각 치아의 특성과 구조

| 학습 목적 |

치아의 특성과 구조 및 각 치아의 명칭을 이해한다.

1. 각 치아의 특성과 명칭
2. 치아의 구조

2장 각치아의 특성과 구조

성공적인 치아수복을 위한 수복물제작은 치아에 와동을 형성하고 수복하는 데 사용되는 재료 및 기구, 아울러 수복과정에 관계된 치아의 내적, 외적, 해부학적 구조를 이해하고, 치아의 법랑질, 상아질, 치수, 백악질과 그 상호관계, 지지조직과의 상호관계도 이해하고 있어야 한다.
치아의 기능은 형태에 의존하므로 적절한 해부학적 형태에 대한 이해가 한 개 또는 여러 개의 치아를 수복하는데 필요하다. 각 치아의 형태, 인접치, 대합치는 저작, 심미, 발음, 보호기능의 중요한 결정인자이다. 보호기능은 지지조직의 생리학적 건강상태와 관련이 있는데, 이것은 적절한 해부학적 형태에서 나온다. 정상적인 치아형태는 저작시에 보호와 적당한 자극을 지지조직에 전달한다. 보호기능은 치수조직의 건강을 유지하기 위한 과정을 결정하는 데 사용되는 치수해부학의 지식을 포함한다.
치아는 저작기관으로서 적절한 형태와 기능, 주위 조직의 파괴를 보호하기 위해서도 치료되어야 한다. 높은 수준의 기술이 결손치아를 대치하는 수복물을 만드는 데 필요하며, 치아와 지지조직의 손상이 확대되는 것을 방지하는 데 필요하다. 치아의 지지조직은 보존치료 과정에 있어서 중요한 고려사항이므로 치주질환을 일으키지 않도록 조심스럽게 다루어야 한다.

1. 각 치아의 특성과 명칭

사람의 치아는 정상적인 인생주기 동안 일반적으로 두번 맹출한다. 첫번째는 유치로서 10개의 상악 치아와 10개의 하악 치아로 구성된다. 두번째는 영구치로서 보통 16개의 상악 치아와 16개의 하악 치아로 구성된다. 사람의 치아는 형태와 기능에 따라 분류된다. 유치와 영구치는 절치, 견치, 구치로 구성되며 치아의 형태는 기능을 나타내므로 각 분류의 특성은 치아와 기능적 범주를 표시한다. 인간은 육식과 채식을 하는 잡식성으로 치열 또한 잡식치열로 구성되어 있다.
절치는 구강입구 근처에 있으며 음식을 자르거나 베는 기능을 한다. 치관의 인접면 모양은 좁은 삼각형 모양이며 절치의 절단과 넓은 치경기저부를 가지고 있다. 절치의 기능은 심미성, 발음에 중요한 역할을 한다.
견치는 모든 치아중 가장 긴 치근을 가지고 있으며 치궁의 모퉁이(corner)에 위치한다. 음식을 자르거나, 찢거나, 물거나, 뜯는 기능을 한다. 치관의 형태학적 모양과 긴 치근은 그 치아가 고정성이나 비가

철성 보철물의 장착을 위한 튼튼하고 안정된 지대치가 될 수 있는 중요한 역할이 된다. 또한 견치는 치궁에서 고정적이고 전략적인 위치에 있으므로 교합시 중요한 길잡이가 된다.

소구치는 견치와 같이 음식을 찢는 기능과 구치와 같이 음식을 가는 기능의 이중 역할을 한다. 제1소구치가 견치처럼 순측교두에 각이 진데 반해 상악 소구치와 대구치의 설측교두는 둥근 해부학적 형태를 가지고 있다. 교합면은 일련의 곡선을 나타내며 오목하거나 볼록하다. 둥근 이상적인 해부학적 형태는 일생동안 정상 교합접촉과 기능을 위해 유지된다.

대구치는 크고 다교두이며 측두하악에 가장 가깝게, 강하게 고정되어 있다. 또한 기능시 지렛대로 작용한다. 이 치아들은 음식을 연하하기 쉽도록 작게 만들기 위해 부수고, 갈고, 씹는 데 중요한 역할을 한다. 소구치와 대구치의 교합면은 음식의 마지막 저작시 무수히 많이 자르는 기능을 한다. 소구치와 대구치는 얼굴의 고경을 유지하는 데도 중요한 역할을 한다.

유치와 영구치의 형태학적 차이점은 외적 차이와 내적 차이로 나눌 수 있다.

① 외적인 차이점

첫째, 유치가 영구치보다 일반적으로 작다.

둘째, 유치의 치관은 치아길이에 비해 아주 짧으며 영구치의 치관길이에 비해 근원심으로 넓다.

셋째, 유구치는 치경 1/3 부위가 근원심으로 잘룩하다.

넷째, 유치는 청백색이고 영구치는 황백색이나 회백색이다.

② 내적인 차이점

첫째, 유치의 법랑질(enamel)은 얇으며 어느 부위나 두께가 일정하며 수실이 크므로 상아질이 얇다.

둘째, 유치는 수각이 높으며 유구치의 근심수각은 특히 크다.

치아의 명칭

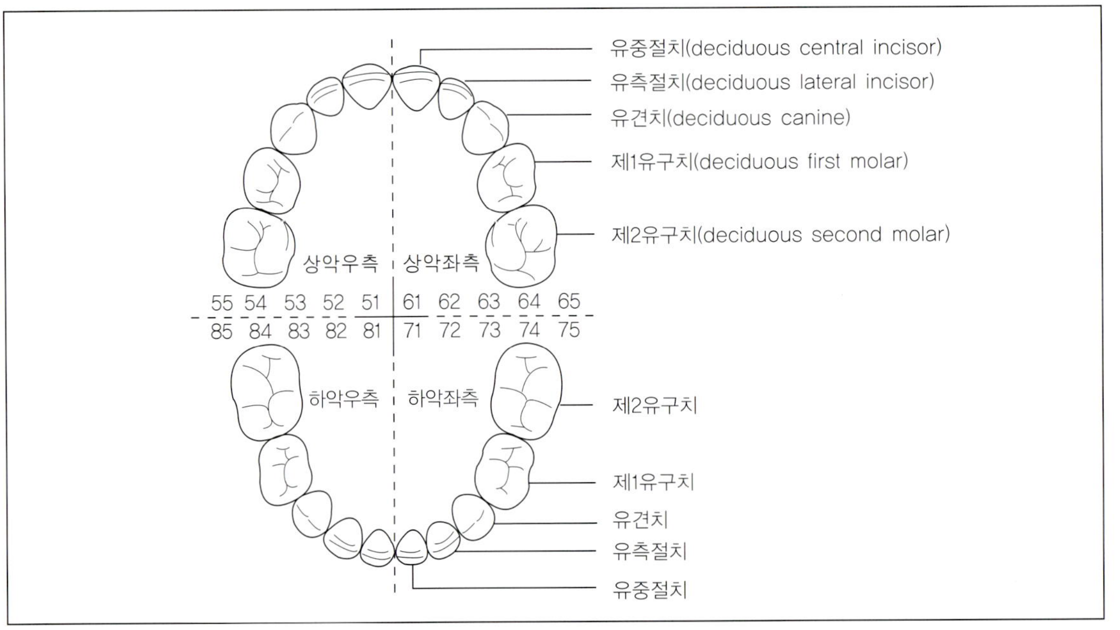

그림 1-1 유치의 종류와 명칭 - FDI system에 의한 약호

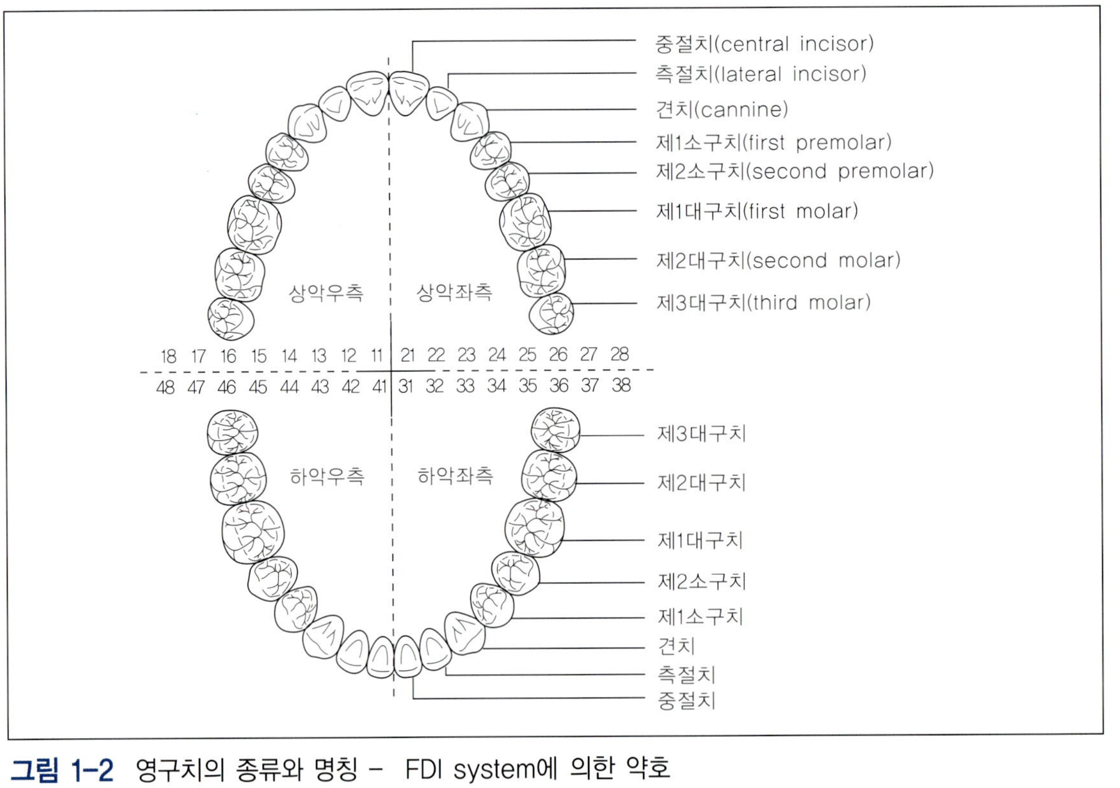

그림 1-2 영구치의 종류와 명칭 - FDI system에 의한 약호

*F.D.I (Federation Dentaire Internationale)

2. 치아의 구조

치아의 구성조직은 법랑질(enamel), 상아질(dentin), 백악질(cementum), 치수(pulp)로 구성되어 있으며, 그 주위조직으로는 치근막(periodontal membrane), 치조골(alveolar bone), 치은(gingiva) 등이 있다.

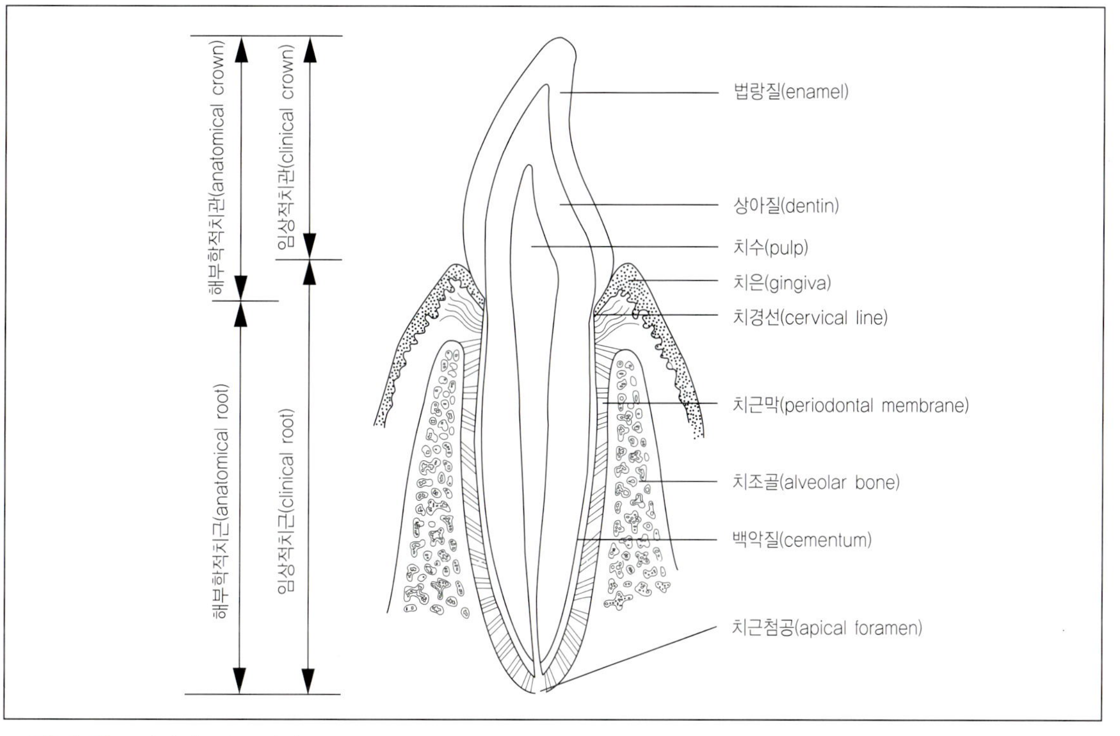

그림 1-3 전치의 내부단면도

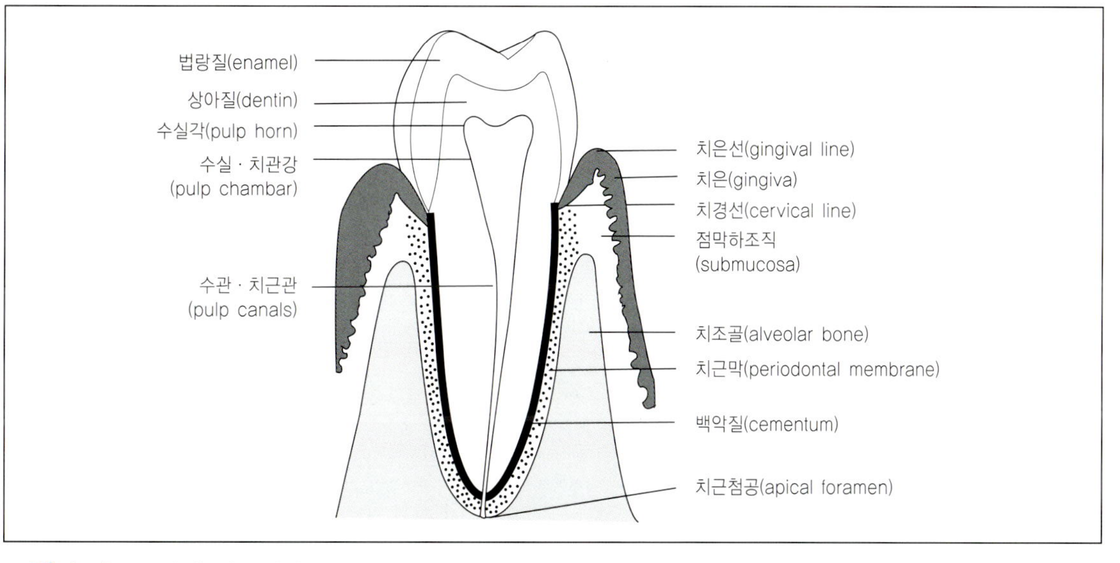

그림 1-4 구치의 내부단면도

1) 법랑질(enamel)

치아의 해부학적 치관을 덮고 있으며, 한 치아에서도 부위에 따라 두께가 다르다. 법랑질은 절단면과 교합면 부위에서 두껍고, 백악질-법랑질 경계로 갈수록 얇아진다. 두께는 치아의 종류에 따라 달라진다. 절치의 절단면에서의 법랑질의 두께는 평균 2mm 정도이며 소구치의 교두는 약 2.3~2.5mm 정도, 구치의 교두는 평균 2.5mm이며 3mm 정도까지 두껍다.

법랑질은 반투명하며 색깔은 법랑질의 두께와 그 밑의 상아질의 색깔에 따라 노란색을 띤 흰색 또는 회색을 띤 흰색을 나타낸다.

화학적으로 법랑질은 96%의 무기질을 포함하는 고석회화 결정체 구조이다. 1%의 유기질과 4%의 수분을 구성을 무게 비율로 포함하고 부피로는 11~12% 함유하고 있다.

법랑질은 인체에서 가장 견고한 물질이다. 강도는 부위에 따라 다양하며, 상아-법랑 경계에 가까워질수록 감소한다. 법랑질의 밀도도 치면에서 상아질 쪽으로 갈수록 감소한다. 법랑질은 부서지기 쉬운 구조로서 높은 탄성계수와 낮은 인장강도를 가지며 이것은 법랑질이 단단한 구조임을 나타낸다. 그러나 상아질은 매우 압축적인 조직이므로 법랑질의 완충역할을 하는데 법랑질은 높은 저작압에 견디기 위해서는 상아질의 지지를 필요로 하기 때문이다. 치아우식증이나 부적절한 와동 삭제에 의해 법랑질 소주가 상아질 받침을 가지지 못하면 이웃 소주로부터 쉽게 부러진다. 와동 형성시 최대강도를 얻기위해 모든 법랑질 소주는 상아질에 의해 지지를 받아야 한다.

비록 법랑질이 매우 단단하고 밀도가 높은 구조이지만 어떤 이온이나 분자는 부분적으로 또는 완전히 투과시킨다.

법랑질의 투과성은 법랑질 간질의 변화 때문에 비록 기본적 투과성은 유지되지만 나이가 들면서 감소한다. 이런 감소를 '법랑질 성숙' 이라 한다.

법랑질은 산에 노출되었을 때 용해되며 일정하지는 않지만 용해도는 법랑질 표면에서 상아질쪽으로 갈수록 증가한다. 불소가 법랑질 형성시에 있었거나 법랑질 표면에 국소적으로 도포될 경우 법랑질 표면의 용해도는 감소한다. 불소의 농도는 상아질 쪽으로 갈수록 감소한다. 미량의 불소는 산용해도를 감소시키고 탈회속도를 감소시키며, 재석회화의 속도를 증가시켜 법랑질을 안정화시킨다. 또한 국소 불소적용은 구강내 세균군을 변화시켜 우식증에 저항하게 한다.

법랑질 소주의 산부식과 복합레진, 열구 전색제의 법랑질에 대한 직접접착과 같은 보존치료기술이 발달하고 있다. 법랑질표면은 보통 35~50%의 인산용액에 의해 부식된다. 이 부식과정은 법랑질소주의 두부와 꼬리부의 다른 용해에 의해 불규칙하고 구멍난 법랑질 표면을 만들게 되는데 이 때 복합레진이나 열구전색 레진은 산부식된 법랑질소주에서 resin tag의 기계적 결합에 의해 법랑질 표면에 접합된다. 따라서 법랑질의 구조는 resin 수복물의 유지를 위한 법랑질소주의 산부식을 만들 때 장점과 단점을 가지게 된다.

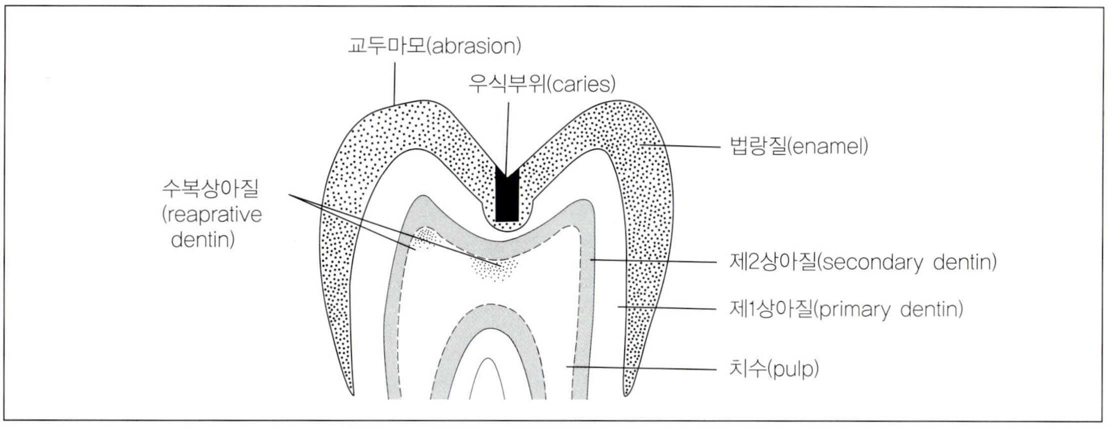

그림 1-5 상아질의 종류

2) 상아질(dentin)

상아질은 보통 노란색을 띤 흰색이며, 법랑질보다 어두우며 반투명한 법랑질의 색깔 결정에 영향을 준다. 상아질은 나이가 들어감에 따라 검게 변하며 치아구조의 가장 큰 부위를 차지한다. 외면은 형태학적 치관에서는 법랑질로 덮여있고 치근에서는 백악질로 덮여있다. 내면은 치수강의 벽을 형성한다.

인간의 상아질은 약 75%의 무기질과 20%의 유기질, 5%의 물과 기타 물질로 이루어져 있다. 상아질은 법랑질보다는 적게 석회화되었고 뼈나 백악질 보다는 더 석회화되었다. 유기질은 약 90%가 빽빽하게 배열된 불용성 교원섬유이고, 나른 부분은 용해성 단백질로 되어 있다.

무기질은 용해성 단백질속에 들어 있고, 이것은 hydroxyapatite 결정체지만 법랑질의 결정체보다 불규칙하게 배열되어 있다. 상아질 결정체는 법랑질 결정체보다 작아서 주어진 부피당 결정체의 표면적이 법랑질보다 많다.

결과적으로 산에 의해 빨리 용해되고, 법랑질보다 빨리 우식증이 진행된다. 실제 우식치아의 절단면을 보면 우식의 진행속도와 우식정도는 법랑질에서 보다 상아질에서 그 속도와 양이 빠르게 증가하는 것을 알 수 있다. 상아질은 법랑질을 지지하지만 법랑질만큼 단단하지는 않다.

상아질의 미세한 강도는 법랑질의 1/5이지만 나이에 따라 증가한다. 상아-법랑경계부위의 상아질 강도가 치수쪽 강도보다 3배나 크다. 상아질은, 법랑질보다 탄력이 커서 부서지기 쉽고, 탄력이 없는 법랑질을 지지한다.

상아질의 인장강도는 법랑질의 1/2이다. 어린 상아질은 투과도가 크지만 나이와 함께 감소한다. 상아질 형성은 일생을 통해 일어난다. 맹출하기 전이나 직후에 바로 형성된 상아질을 1차 상아질(primary dentin)이라 한다.

2차 상아질(secondary dentin)은 1차 상아질과 연속적이고, 치아연령과 함께 생리적으로 느린 속도로 형성된다.

수복 또는 3차 상아질은 대치 또는 2차 조상아세포에 의해 형성되는데, 마모, 교모, 부식, 외상, 우식증, 보존치료 또는 다른 자극에 대한 반응으로 형성된다.

3) 치수(pulp)

치수는 치아에서 치수강을 차지하고 있는 외배엽성간엽(ectomesenchyme)에서 유도된 특별한 결합조직이다. 각 치수기관은 상아질로 싸여 있고, 상아질 주위의 조상아세포층으로 싸여 있다. 해부학적으로 치수기관은 다음과 같이 분류된다.

① 치아의 치관부에 있는 치수강에 위치한 관부치수(pulp) : 이것은 절단 융선과 교두를 향해 있는 치수각(pulp horn)을 포함한다.

② 치아의 치근에 있는 치수관에 위치한 소근치수(radicular pulp) : 소근치수는 치근의 치근 첨공(apical foramen) 또는 foramene을 통해 치근 주위조직과 연결된다. 부관 (accessory canal)이 치근 상아질과 치주조직을 치수로부터 측면으로 연장되어 연결시킨다.

치수는 인체에서 특수화된 기관으로 형성 또는 발달하는 기능, 영양 기능, 감각 기능, 방어 또는 보호 기능의 4가지 기능을 한다.

첫째, 형성기능은 조상아세포에 의해 1차와 2차 상아질을 형성한다.

둘째, 영양기능은 혈액에 의해 조상아세포와 그 돌기에 영양과 수분을 공급하는 것이다.

셋째, 감각기능은 감각 신경섬유에 의해 치수안에서 통증을 전달한다. 상아질 수용기는 모든 자극에 대한 동통으로만 반응한다. 치수는 열, 촉감, 압력, 화학적 자극을 구별하지 못한다. 운동섬유는 치수의 순환을 조절하기 위해 혈관 근육의 반사를 시작한다.

넷째, 방어기능은 기계적, 열, 화학적, 미생물 자극에 대한 반응과 우선적으로 관련이 있다.

치수강의 외형과 크기는 치아 외형에 따른다. 개인마다 그리고 같은 구강 내에서도 크기는 치아마다 다르며 나이가 들수록 치수강의 크기는 감소하고, 나이가 들수록 일반적으로 치수는 섬유가 많아진다.

보존 시술시 우선적인 목적은 건강한 치수를 보전하는 것이다.

4) 백악질(cementum)

백악질은 해부학적 치근을 덮고 있는 경 조직으로 상아질보다 덜 단단하고, 45~50%의 무기질과 50~55%의 유기질과 수분으로 구성되어 있다. 색은 옅은 노란색이고 상아질보다 약간 밝다. 석회화된 조직 중에서 가장 많은 불소를 함유하고 일생동안 형성된다.

백악질은 법랑 질과 백악법랑경계를 형성하는데, 이를 치경선(cervical line)이라 한다.

5) 치근막(periodontal membrane)

치아가 치조골에 연결 되도록 하는 교원성 결합조직섬유(sharpey' s fiber)로 구성된 골막과 비슷한 막으로, 치근을 싸고 있는 백악질과 치조벽 사이에 존재하며, 치조내의 치아를 지지하는 동시에 강한 교합력과 저작압이 가해졌을때 완충작용의 기능을 담당하고 기타 외부로부터 받는 기계적인 압력에 대하여 치아를 보호한다. 치근막 속의 혈관은 치근막과 백악질에 영양을 공급한다.

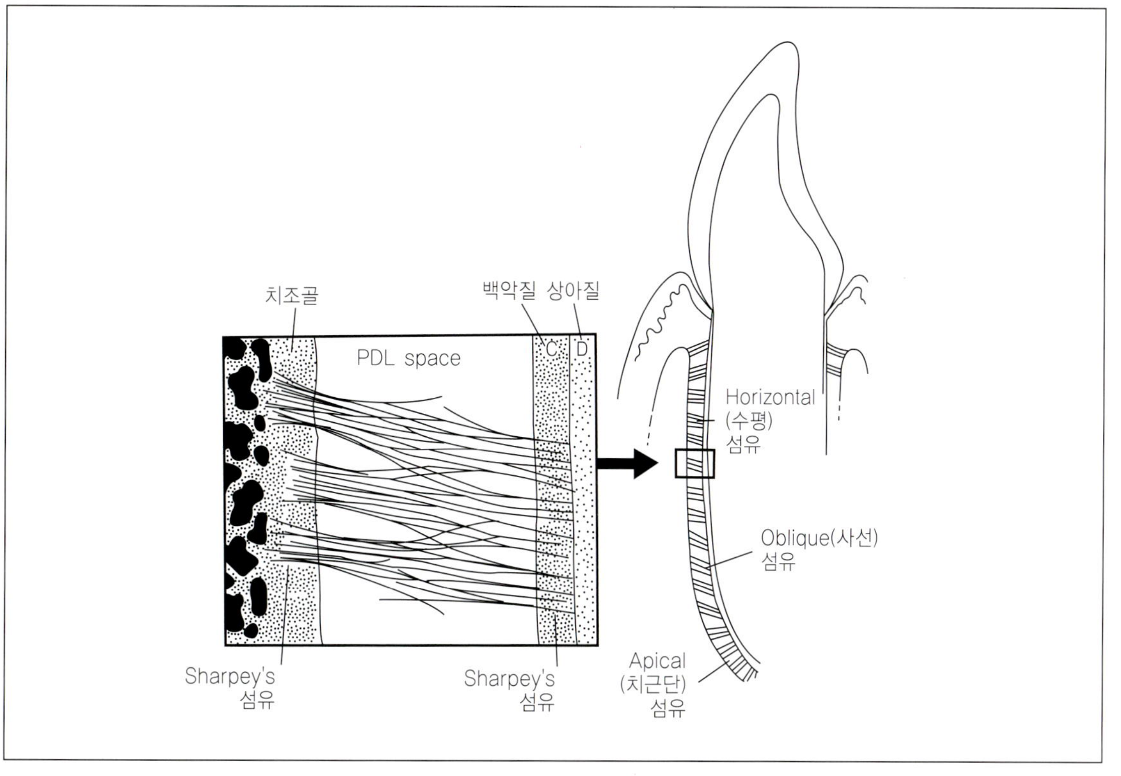

그림 1-6 치근막 단면도

6) 치조골(alveolar bone)

치조부를 구성하고 있는 뼈를 말하며 상 · 하악골에 치아가 식립되어 있는 골부이다. 치아를 지지하는 악골부분인 치조돌기(alveolar process) 내에 치근이 식립되기 위한 함입부인 치조와(alveolar fossa)가 있으며 치아의 상실과 더불어 점차 없어진다.

7) 치은(gingiva)

상악과 하악의 치조돌기를 덮고 있으며, 치아의 치경부를 둘러싸고 있고 치주인대(periodontal ligament)와 구강점막(oral mucosa)과 연속되는 섬유성 상피조직이다. 치은의 색은 염증, 혈류 감소, 비정상적 색소침착 등으로 인해 선홍색에서 검붉은색 등으로 변할 수 있다.

치은은 유리치은(free gingiva)과 부착치은(attached gingiva)으로 나뉜다. 유리치은은 치아의 치경부 주위에서 치아에 직접 부착되어 있지 않고 떨어져 있는 가동성(可動性) 치은이다. 부착치은은 유리치은 또는 변연치은에서 치은점막 경계부위까지의 중간부위 치은으로서 치조점막과 경계를 이루며 견고하고 치밀하며 골막 · 치아 · 골 등에 단단히 부착되어 있다.

- 해부학적 치관 : Cervical line 이상의 치관(백악 법랑질의 경계)
- 임상 치관 : 육안으로 보여지는 치관

Check point

1. 유치, 영구치의 형태와 기능의 차이는.
2. 치아의 구성조직은(경조직과 연조직).
3. 해부학적 치관과 임상적 치관의 차이는.
4. 법랑질, 상아질의 성질과 역할은.

I. 총론

3장 치과 보철물의 분류

| 학습 목적 |

치과 보철물을 분류하고 치관의 일부 수복을 위한 충전법을 여러 기준을 통해 이해한다.

1. 치과 보철물의 분류
2. 치관 일부 수복 보철물의 종류

3장 치과 보철물의 분류

1. 치과 보철물의 분류

1) 고정성 (fixed types)

- 구강 내에 있는 치아에 보철물이 부착되거나, 고정되어 있는것
  ① Inlay
  ② Crown
  ③ Crown Bridge or fixed partial denture
  ④ Treatment splint

2) 가철성 (removable types)

- 구강 내 · 외에 착탈 할 수 있는 치과 보철물
  ① Removable partial denture
  ② Complete or full denture

3) 임플란트 (dental implants)

- 악골에 매식되어 있는 매식의치

4) 악안면 보철 (maxillo-facial prosthesis, obturator)

- 악골과 안면의 보철물 구개 파열장치, 악골과 안면의 보정및 치료를 하기 위한 보철물과 구개파열 환자에게 해주는 보철물.

2. 치관 일부 수복 보철물의 분류

1) 재료에 의한 분류

Gold inlay, Porcelain inlay, Composite resin inlay 등

2) 수복 형태와 피개정도에 따른 분류

Inlay, Onlay, Pinledge, 1/2관, 3/4관, 4/5관

3) 치료방법에 따른 분류

(1) 직접법

- 충전 filling
  ① 박충전(foil filling) 및 스폰지 충전(sponge filling)
- Gold foil, Platinum foil,
  ② 연성 또는 성형 수복(plastic filling)-와동 내에서 성형되면서 충전 후 경화 되는 것
- Cement restoration, Silicate cement
- Composite resin
- Amalgam

(2) 간접법

- 금속 주조체
  ① inlay (Gold inlay)
  ② Pinledge inlay
  ③ Three-quarter crown
  ④ Half crown
  ⑤ Onlay
- Composite resin inlay
- Porcelain inlay, porcelain laminate veneer

4) 재료의 내구성에 의한 분류

(1) 영구 수복 (永久 修復, Permanet restoration)

- Gold, Platinum, Amalgam, Silicate cement, Porcelain, Composite resin 등

(2) 임시수복(臨時修復, Temporary restoration) 또는 가봉(假縫, Temporary sealing)일시적 수복

- Zinc oxide eugenol(Z.O.E) cement : 치수진정 및 2차 상아질 유도
- Gutta percha stapping : 근관치료 내원기간동안 임시충전재료 사용
- Light curing temporary : filling material : lnlay의 제작기간까지 임시충전
- Flexible direct resin : lnlay의 제작기간까지 임시충전

5) 재료의 수에 의한 분류

(1) 단일수복

- Gold inlay, Direct gold foil, Composite resin inlay, Porcelain inlay 등

(2) 복합수복

- 연합 접합 수복(combined restoration), 혼합 수복(mixed restoration)

Check point

1. 치과 보철물을 분류하고 그 종류를 나열 할 수 있는가.

2. 치관 일부 수복물의 종류는.

3. 치관 일부 수복물의 종류 중에서 박충전과 연성충전의 차이는.

4. Inlay 재료 중 이상적인 것은.

I. 총론

4장 수복 와동의 명칭과 분류

| 학습 목적 |

치아의 경조직 또는 기타의 여러 가지 원인으로 그 실질이 결손된 부분이 있을 때, 결손된 부분을 수복하기에 적절한 형태로 형성한 와동에 대하여 이해하며 Black's 와동분류를 숙지한다.

1. 수복와동의 명칭
2. 와동의 분류
3. 기타의 와동
4. 치아면의 명칭에 따른 분류
5. 관련된 치면의 수에 의한 분류

4장 수복 와동의 명칭과 분류

1. 수복와동의 명칭

수복와동(operative cavity)이란 치아 경 조직에 dental caries 또는 여러 가지 원인으로 실질 결손 된 부분을 수복하기에 적절한 형태로 와동을 형성하는 것으로 형성와동(prepared cavity)이라고 한다. 그러나 관내와동(intra coronal cavity)나 관내외와동(intra-extra coronal cavity)의 경우와 달리 내면의 삭제 없이 치관의 표면만을 삭제 형성하였을 경우에는 형성치(prepared tooth)라고 한다.

와동의 명칭과 와동의 분류를 이해하기 위해선 치과 해부학에서 쓰이고 있는 용어를 먼저 이해해야 하며, 와동의 명칭과 와동의 분류에 쓰이는 용어는 치아의 부위에 대한 용어와 밀접한 관계가 있기 때문에 관련사항을 완전히 이해하기 위해서는 치아 면들이 쉽게 정의되어야 한다.

용어란 전문 분야에 종사하는 사람들의 상호이해를 증진하기 위해 주로 쓰는 말을 체계적으로 갖추어 놓은 것이라고 할 수 있다.

설명하건데 Line angle(선각)이나 Point angle(점각) 그리고 와동벽(cavity well)을 명칭 할 때는 치아표면을 나타내는 치아 해부용어가 쓰이며, 2개 이상의 표면으로 구성된 용어는 앞단어의 -al을 o로 고친다. 그래서 전치의 설면(lingual)과 절단면(incisal)이 이루는 각(angle)을 표현 할 때는 절단 설면(linguoincisal)의 line angle이라 하고, lingualincisal이라고는 하지 않는다. 마찬가지로 mesial, lingual, incisal을 합쳐 부를 때는 mesiolinguoincisal이라고 한다. 구치의 mesial과 occlusal도 mesioocclusal로 부른다.

와동의 분류와 설명에서 자주 나오는 용어들

1) 와벽 (cavity wall)

(1) 외벽 (side wall)

외벽(측벽, side wall)은 주위의 치면과 연접되는 부분으로는 협면벽(buccal wall), 설면벽(lingual wall), 근심벽(mesial wall), 원심벽(distal wall), 치경벽(cervical wall), 절단벽(incisal wall) 등이 있다.

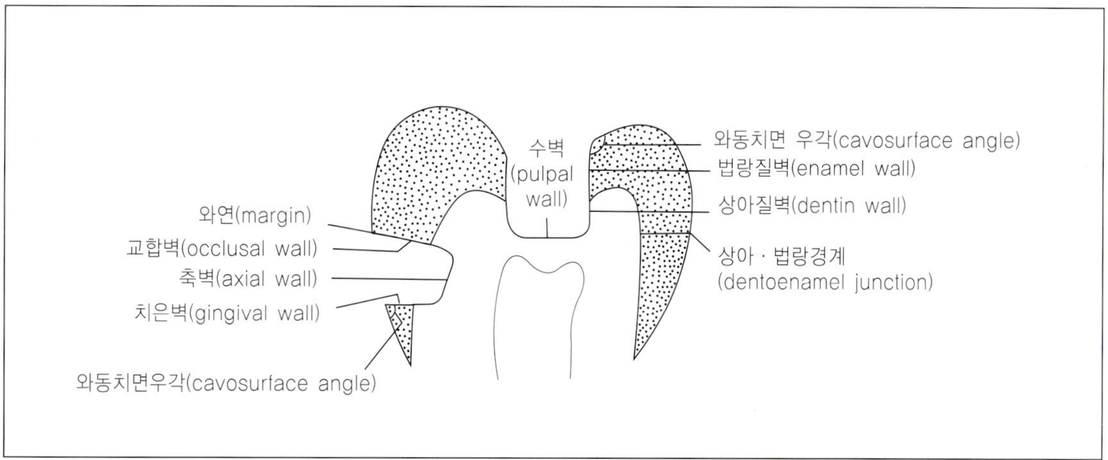

그림 1-7 Cavity wall의 명칭

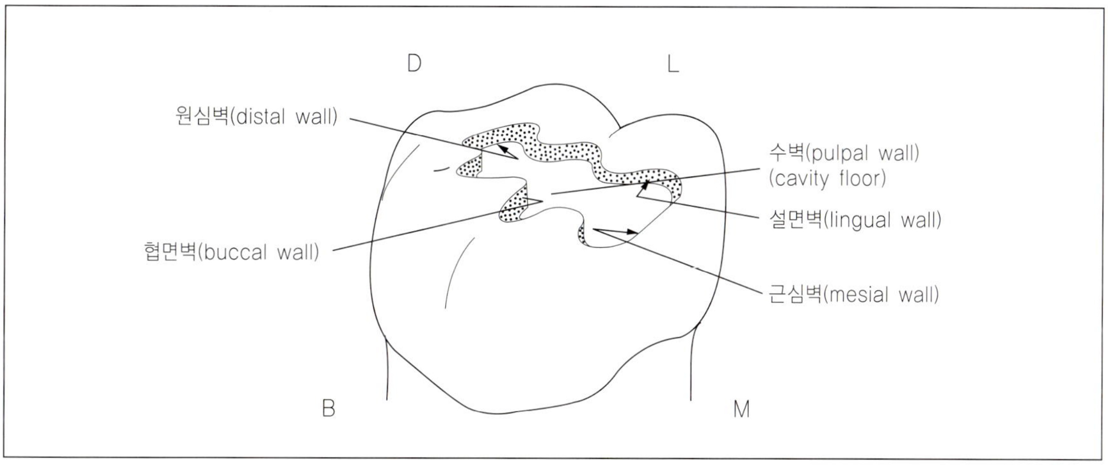

그림 1-8 1급 와동에 나타나는 Cavity wall의 종류와 명칭

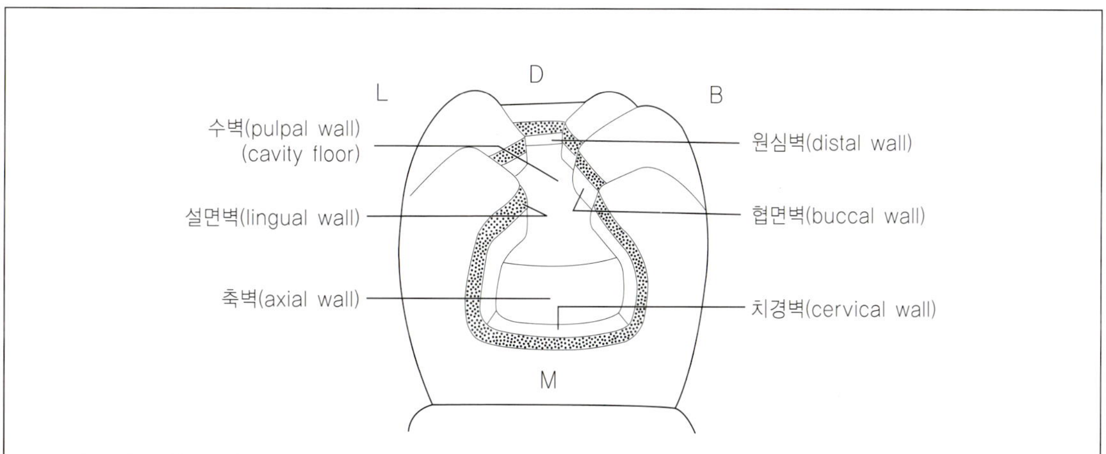

그림 1-9 2급 와동에 나타나는 Cavity wall의 종류와 명칭

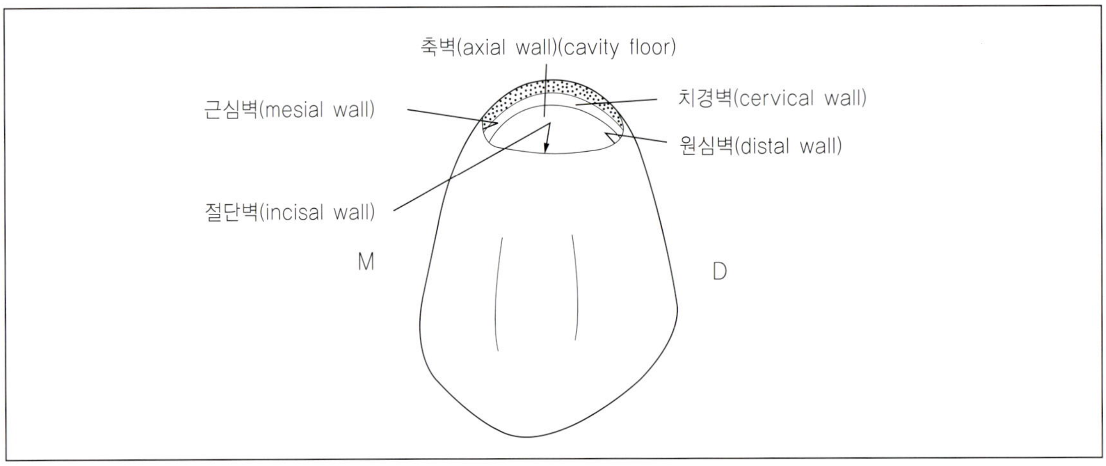

그림 1-10 5급 와동에 나타나는 Cavity wall의 종류와 명칭

① Enamel wall은 와동형성물의 벽이 법랑질로 구성된 부분이다.
② Dentin wall은 와동형성물의 벽이 상아질로 구성되어 있다.

(2) 내벽

내벽(와지, cavity floor)는 pulpal side(치수측)에 위치하는 와벽으로서 와동(cavity)의 저면에 해당되며 측벽(side wall)과 연접되며 수벽(pulpal wall), 축벽(axial wall)이 있다.

① 축벽(Axial wall)은 치아 장축과 평행한 내부 와동면이며 인접면(proximal), 치경(cervical), 협면(buccal), 설면 와동(lingual cavity) 등의 저면(floor)이되며 수벽을 이룰 수 있다.
② 수벽(Pulpal wall)은 구치의 치아의 축과 직각인 내부 와동면으로 occlusal cavity의 floor가 된다.
③ 저면(Seat or floor)은 축벽이나 치수벽에 덧붙여서 복잡와동형성물의 치은벽과 같이 단순와동형성물이나 복잡와동형성물에서 깊게 천공된 바닥이나 벽이다.

2) 우각(Cavity angle)

(1) 와벽과 연접

\- 와벽이 연접하여 이루는 각을 명칭하는데 Line angle, Point angle등이 있다.

① 능각, 선각(Line angle) : 두개의 와벽이 서로 연접하여 두 면이 일치하는 것으로 각각 양 인접면의 명칭을 붙여서 협면수벽능각(bucco-pulpal line angle), 수벽축벽능각(pulpo-axial line angle) 등이라 부른다.
② 첨각, 점각(Point angle)은 한 점에 세 면이 합해지는 것으로 각각 세면의 명칭을 붙여서 (lingo-pulpo-axial point angle), 협면치경축벽점각(bucco-cervico-axial point angle) 등이 있다.

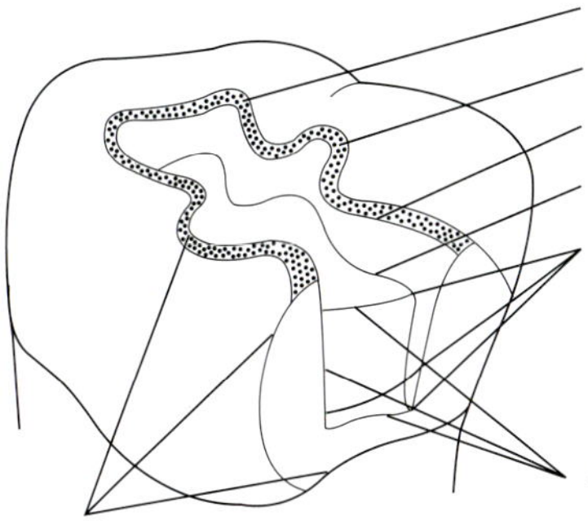

그림 1-11 2급 와동에 나타나는 Angle의 종류와 명칭

(2) 와연(Cavity margin)

- 치아를 삭제하는 내면과 치아외면이 결합하는 선각(line angle)으로 와동형성물의 벽과 치아외면이 결합하는 곳으로 사용할 수복재료의 성질에 따라 일정한 와동치면우각(cavo-surface angle)을 주기 위하여 와동의 측벽(side wall)과 치면 사이에 와연사면(margin bevel)을 형성한다.
  ① Cavo-surface angle(와동치면우각)은 와동형성물의 벽과 치아의 외면이 만나 이루는 각으로서 와연우각(margin angle)이라고도 한다. 와연과 치면이 만나서 이루는 선각(line angle)이다.(180°-cavo-surface = 수복체의 margin angle)
  ② Margin bevel angle(와연경사각)(사면우각, bevel angle)은 측벽(side wall)과 변연경사(margin bevel)가 만나서 이루는 선각(line angle)이다. 수복물 재료의 물리적 성질에 따라 그 각이 변한다.
  ③ 와연경사(margin bevel)는 와동의 측벽이 와면과 이루는 경사면으로 와연(선각)에 의해서 각을 이루며 이는 와연 경사각(margin bevel angle)을 이룬다.
  ④ 사면우각(bevel angle) 와동의 내면에 있는 각으로 와연경사(margin bevel)와 내측면이 이루는 선각(line angle)이다.

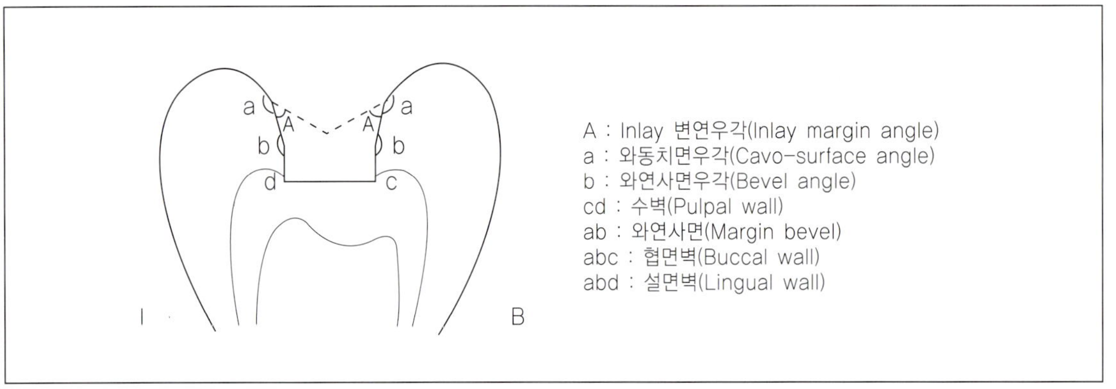

그림 1-12 와연 각부의 명칭

(3) 수복된 치관부의 단면도

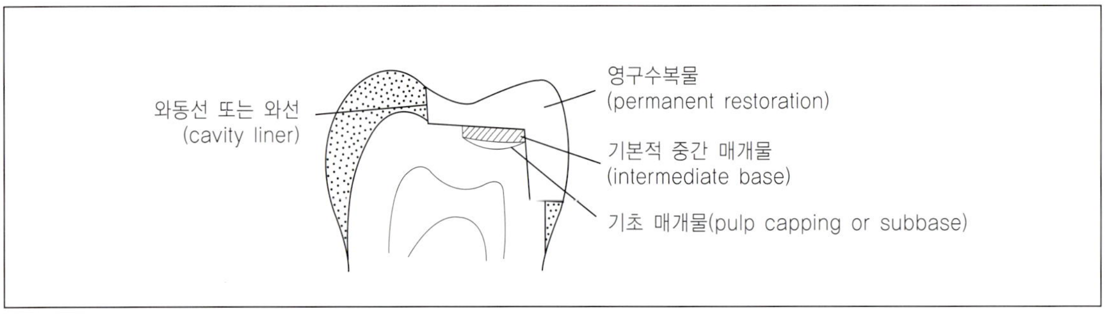

그림 1-13 수복된 치관부의 단면도

2. 와동의 분류

와동을 분류하는 방법에는 와동이 치 면을 점유하는 것에 따른 몇 가지가 있다. 가장 간단한 분류는 관련 표면의 수에 따라 분류하는 것으로 단순(simple) 와동에는 하나의 표면만이 들어가고 혼합(compound) 와동에는 2개가 그리고 복합(complex) 와동에는 세가지 이상이 들어가게 된다. 이 분류법은 상당히 광범위하게 분류해 놓은 식이다.
두 번째 분류법은 관련 치아의 표면이름을 따서 분류하는 것으로 전치의 clinical crown에는 5개의 표면, 즉 순면(facial), 설면(lingual), 절단연(incisal), 근심면(mesial), 원심면(distal)이 있어 와동을 표면이나 관련 표면에 따라 distal 또는 mesiolingual 식으로 분류하게 된다.
그런 식으로 분류할 때 D나 ML 같이 약자로 쓰기도 한다. 구치(posterior) 용어도 마찬가지 방식으로 하는데 구치도 clinical crown에 buccl, lingual, occlusal, mesial, distal의 5개 표면이 있기 때문이다. facial이나 mesioocclusodistal은 F나 MOD로 생략해 쓰기도 한다.이런 와동 분류법을 따라서 치아를 언급해야지 와동의 정확한 위치와 범위를 별 의심없이 받아들일 수가 있다.

치료형태에 따라 와동을 분류하는 것에는 해부학적으로 관련된 지역까지 들어간다. 와동분류의 대표적인 것은 Black 와동분류법으로 Class I, Class Ⅱ, Class Ⅲ, Class Ⅳ, Class Ⅴ로 나뉘어 로마 숫자로 표기했으며 후에 Davis VI를 포함하게 되었다.

와동 Class I이 소와와 열구의 와동인 반면 나머지 Class는 평활면 와동이다.

1) 제1급 와동 (class Ⅰ cavity)

- 소와와 열구의 모든 와동
- 소구치, 구치의 교합면, 전치의 설면구에 있는 와동
- 구치의 협 · 설면 2/3지점에 위치된 와동
- 구치의 교합면(Occlusal surface)의 소와(fossa), 열구(groove)에 또는 협면구(buccal groove),설면구(lingual groove)에 걸쳐 형성된 와동, 와동 Class I 이 소와와 열구의 와동인 반면 나머지 Class는 평활한 와동이며 전치의 설면구(lingual groove)에 형성된 와동(cavity)도 이에 포함된다.
  예) O cavity, B.O cavity, L.O cavity, B.O.L cavity 등

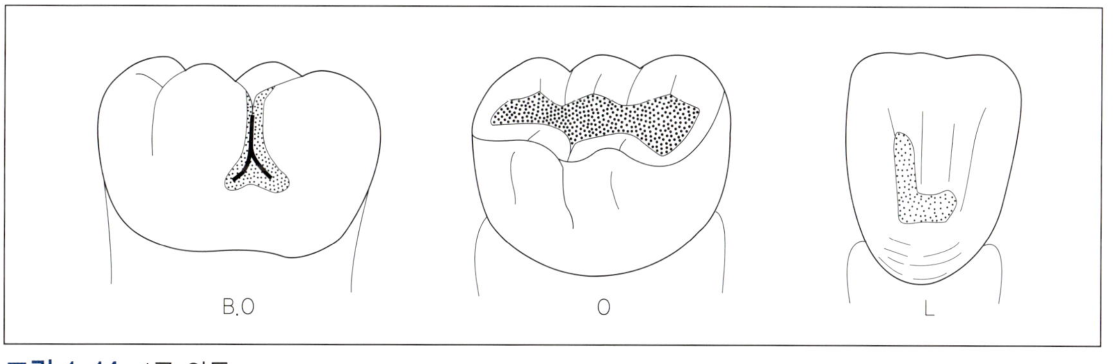

그림 1-14 1급 와동

2) 제2급 와동 (class Ⅱ cavity)

- 구치 인접면 와동
- 소구치와 대구치의 인접면 와동 : 구치의 인접면(proximal surface)에 있거나 인접면(proximal surface)을 포함하는 와동이다.
  예) M.O cavity, O.D cavity, M.O.D cavity 등

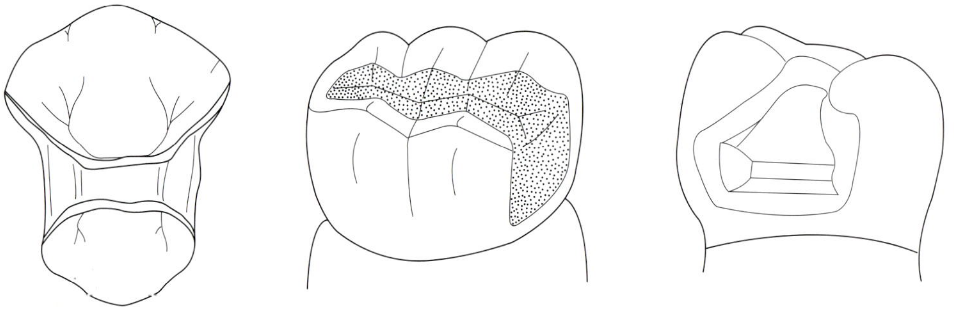

그림 1-15 2급 와동

3) 제3급 와동 (class Ⅲ cavity)

- 전치의 인접면, 인접면과 순면 · 설면을 포함
- 전치 인접면 와동으로 절단면을 포함하지 않는 와동.
- 전치(Frontal teeth)의 인접면(proximal surface)에만 있거나 순면(labial)이나 설면(lingual surface)에 연장되어 포함하는 와동으로 전치의 와동(cavity)이다.
  예) Mesio-labial cavity, Mesio-lingual cavity, Disto-labial cavity, Disto-lingual cavity 등

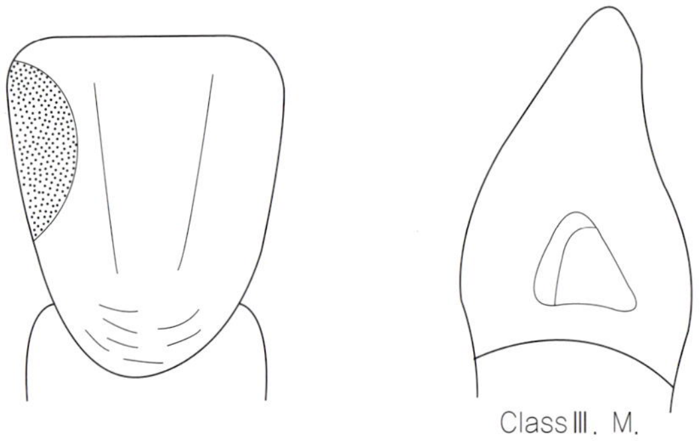

그림 1-16 3급 와동

4) 제4급 와동 (class Ⅳ cavity)

- 전치 절단면 와동
- 절단면, 절단면과 인접면을 포함하는 와동
- 절단우각(Cutting edge angle)을 포함한 절치와 견치의 인접면(Proximal surface)와동.
- 전치(Frontal teeth)의 인접면(proximal surface)및 절단우각을 포함하는 와동이다.

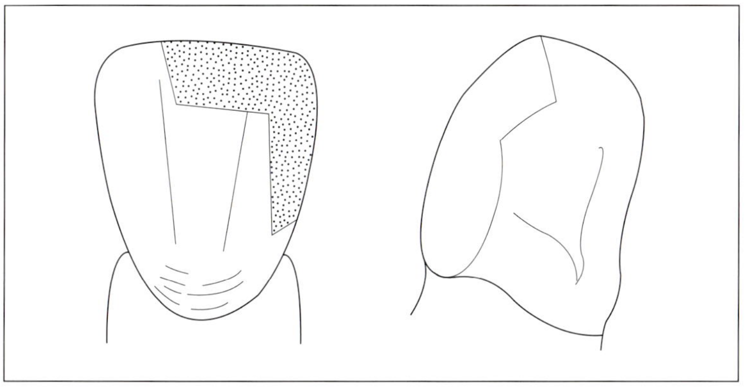

그림 1-17 4급 와동

5) 제5급 와동 (class Ⅴ cavity)

- 치경면 와동
- 순면 · 협면 · 설면의 치경부 와동 〈치경 1/3부위, 인접면 제외〉
- 전치의 순면(labial), 구치의 협면(buccal) 또는 설면(lingual surface) 등의 치경부 (cervical area) 1/3부위에 형성된 cavity이다. 전치아의 치경 1/3 정도 부위에 마모 또는 우식 등에 의한 결손부가 발생하였을 때 형성한 와동 소와나 열구가 아닌 와동이다.

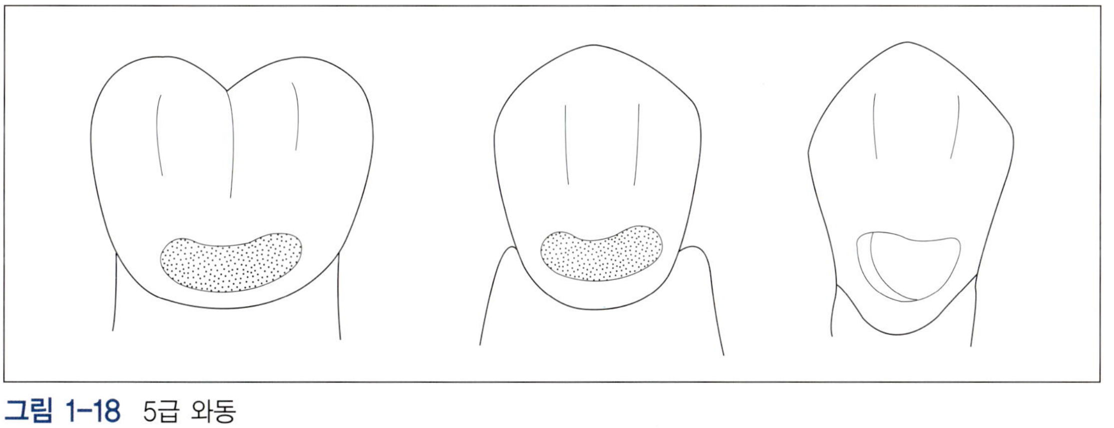

그림 1-18 5급 와동

3. 기타의 와동

1) 제6급 와동 (class Ⅵ cavity, Davis cavity)

소모성 와동으로 일명 Onlay cavity라고도 하며 Davis에 의해서 ClassⅥ cavity로 추가되었다. 구치의 전체 교합면 또는 전치의 전체 절단부 등이 교모(attrition)나 외상(trauma), 침식(erosion) 등으로 결손된 부분에 형성하는 와동이다.

= 전치의 incisal edge상의 와동이나 구치부의 교합교두 높이에 있는 외동.

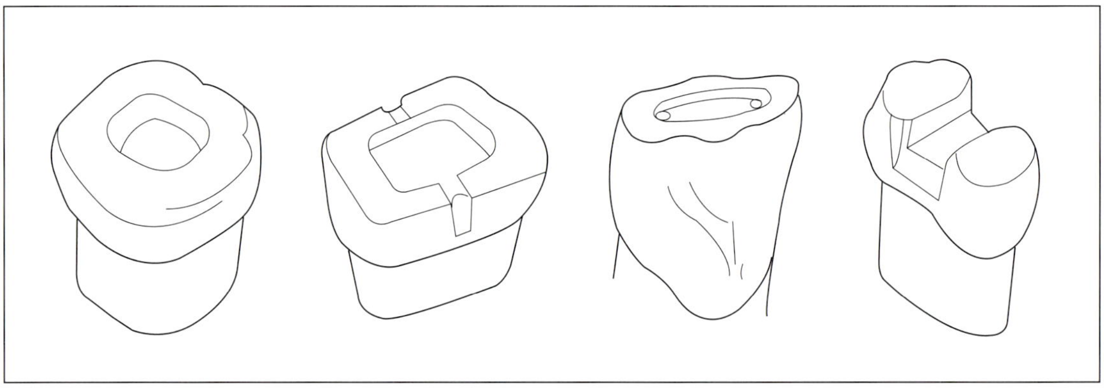

그림 1-19 6급 와동

표 1-1 치료형태에 따른 와동분류표

<table>
<tr><th>분류방법</th><th colspan="2">명 칭</th></tr>
<tr><td rowspan="5">치료형태</td><td>Class Ⅰ</td><td>O, BO, LO, BOL 등</td></tr>
<tr><td>Class Ⅱ</td><td>MO, OD, MOD 등</td></tr>
<tr><td>Class Ⅲ</td><td>ML, ML(labial) 등</td></tr>
<tr><td>Class Ⅳ</td><td>MI, DI 등</td></tr>
<tr><td>Class Ⅴ</td><td>Onlay (소모성 와동)</td></tr>
<tr><td>형성치관</td><td colspan="2">3/4, 4/5, 1/2 등</td></tr>
</table>

2) 와동이 점유하는 형성치관정도에 따른 분류

(1) 4분의 3 와동 (3/4 crown, three-quarter crown)

전치의 순면(labial surface) 이외의 세개의 전면에 걸친 와동이다.

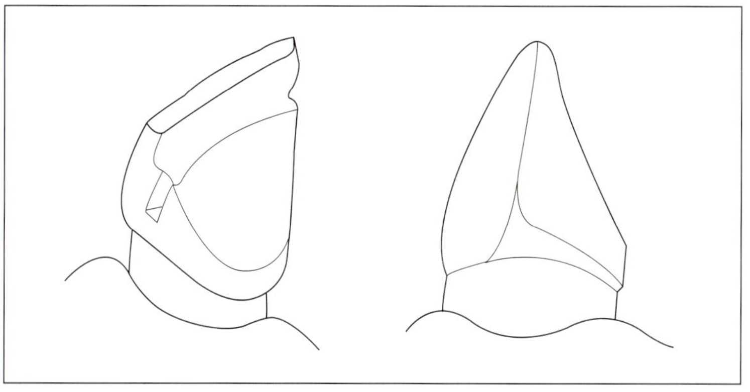

그림 1-20 3/4 와동

(2) 5분의 4 와동(4/5 crown, four-fifth crown)

구치의 협면(buccal surface) 이외의 나머지 네개의 전면에 걸친 cavity이다

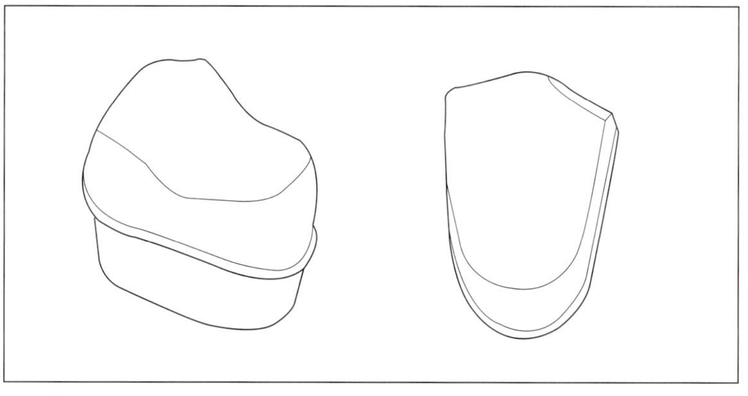

그림 1-21 4/5 와동

(3) 1/2 와동(half crown)

4. 치아면의 명칭에 따른 분류

와동이 점유하는 치면의 명칭에 따라 치아의 형태학적 용어에 따른 것으로 치아형태의 치관의 용어는 일반 해부학에서 사용하는 방향용어를 그대로 치아에 응용 할 수도 있지만 치아에는 특유의 용어를 사용하고 있다. 치면은 그 면이 향하는 방향에 따라 명명하며 면의 한계를 연 또는 변연이라 하며 치면과 치면의 경계부위가 된다. 연의 명칭은 연이 향하고 있는 방향의 용어를 따서 부른다.

(1) 교합면 와동(occlusal cavity)
(2) 순, 협, 설면와동(labial cavity, buccal cavity, lingual cavity)
(3) 치경면 와동(cervical cavity)
(4) 인접면 와동(proximal cavity)
(5) 근심-교합-원심면 와동(mesio-occluso-distal cavity, M.O.D. cavity) 등
(6) 근심 또는 원심교합면와동(mesio or disto -occlusal cavity, M.O or O,D cavity)

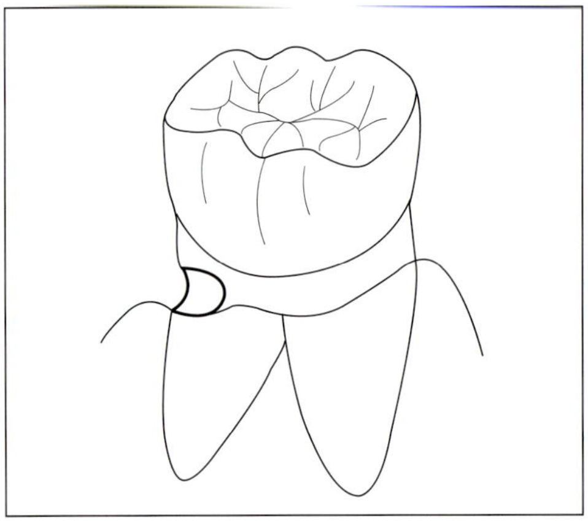

그림 1-22 치근치경면 와동

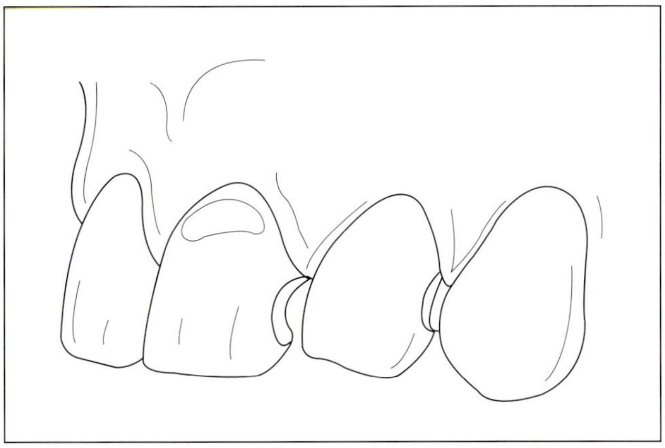

그림 1-23 치경면 인접면 와동

5. 관련된 치면의 수에 의한 분류

와동이 점유하는 표면의 수에 따른 것으로 가장 간단한 분류법으로 광범위하게 분류해 놓은 것으로 단순 · 복잡복합 와동으로 분류해 놓았다.

1) 단순 와동(simple cavity)

와동이 점유하는 표면의 수에 따른것으로 와동이 단일치면에 국한된 와동(cavity)이다. 즉, class Ⅰ, class Ⅲ, class Ⅴ 등의 와동(cavity)으로서 occlusal, proximal, cervical, lingual cavity 등이다.

2) 와동(Complex cavity)

와동이 점유하는 표면의 수에 의한 것으로 2면 이상의 치면 또는 절단면을 포함하는 와동으로 MI, LO, DO, MO, MOD, BO등이 있다.

Check point

1. 형성와동이란.
2. Black' s 와동분류를 도해하고 특징을 설명하면.
3. 치경면 와동이란.
4. Onlay가 Inlay와 다른점은.
5. 와벽의 종류는.
6. Cavity anlge의 종류는.
7. 와동 치면우각은.
8. 와연을 도해하고 각 부의 명칭을 설명하면.
9. 축벽(Axial wall)과 와동분류와의 관계를 설명하면.

5장 와동 형태

| 학습 목적 |

와동을 형성할 때 갖추어야 하는 제반 소요형태 즉, 와동외형, 유지형태, 저항형태, 편의형태 등을 이해한다.

1. 와동외형(outline form)
2. 유지형태(retention form)
3. 저항형태(resistance form)
4. 편의형태(convenience form)
5. 와연(cavity margin)

5장 와동 형태

와동의 형태는 치료실에서 수복물을 위한 와동을 형성(preparation) 할 때에 형성되는 것이므로 치과기공사의 경우는 직접 관장하는 업무는 아니지만 기본적인 술식을 이해하여 수복물 제작 시에 와동과 수복물의 물리적 역학 관계를 이해하고 정확히 인식하여야만 보다 질 높은 수복물을 제작 할 수 있겠다.
와동형성의 대표적 질환인 치아우식은 임상적으로 소와 및 열구 우식과 평활면 우식의 두 가지로 나눈다.
일반적으로 와동형성의 목적은 모든 soft dentin을 제거하고 치수에 필요한 보호조치를 해주며, 수복물 변연의 위치는 가능한 한 보호하는 선에서 잡아주고 와동은 확실하게 형성을 해주어서 저작력이 가해지더라도 치아나 수복물이 파절되거나 변위되지 않도록 하여 수복물을 심미적이면서 기능적으로 형성해 주는데 있는 것이다. 특히 와동의 가장자리인 와동치면우각은 와동형성벽과 치아의 외면이 접하는 선각으로서 수복시 주의를 해야 할 부분이다. 이 각은 치아의 위치 와동형성벽에서 법랑소주의 방향, 수복물 재료의 종류에 따라서 다양한 형태로 설정되어야 수복물이 그 기능을 다 할 수 있다.
그 형태로는 Bevel, Bevel shoulder, Chamfer, Shoulder, Knife, Feathter edge 등 다양한 형태로 와동 형성단계에서 부터 수복물에 알맞은 형태로 형성되어야 한다.
소와와 열구는 발육상태에 있는 치아에 법랑질이 불완전하게 융합되어 생긴다. 대체로 우식이 빈번히 진행되는 곳이나, 저작력이 지지받지 못하는 법랑질을 파절시키기 전까지는 임상적으로 눈에 잘 띄지 않는다. 우식이 소와와 열구의 기저에 있는 법랑질에 조그마한 천공을 만드는데, 법랑 상아질의 접합부에 이르러서야 넓게 퍼지게 된다.
여기서 상아질 세관을 타고 치수쪽으로 상아질을 침범하게 된다. 즉 법랑질에 우식이 눈에 띄게 나타났다면 그 하부의 치아구조인 상아질은 이미 전체적으로 상당히 우식이 진행되었다고 볼 수 있다.
평활면 우식은 습관적으로 깨끗하지 못한 부위에서 생겨난다. Black은 평활면 우식에 와동을 형성할 때 수복물을 정상적인 자가청정지역(self cleansing area)까지 확대해 우식의 재발을 방지해야 한다고 서술했는데, 이 원리는 '예방확대' 라고 알려져 왔다.
그러나 사실상 잔존 법랑질 홈집을 제거할 때도 이 용어를 쓸 만큼 이 용어는 광의적으로 해석되었다. 예를들면 소구치와 대구치의 교합면에 있는 소와와 열구를 제거할 때와 대구치의 협면과 설면의 교합 2/3 지점에 생긴 소와와 열구를 제거하는 경우 등이다.
예방 확대 이론은 불소나 구강 청결제 그리고 적절한 식이요법 등으로 인해 평활면의 우식에는 어느 정도 면역성을 갖기 때문에 변화되어 왔다. 이것은 확대 결정요인이 우식이나 상처의 범위, 수복용 재료,

치아형태, 치아위치 그리고 인접치의 위치 등이라고 주장하는 보호적인 이론을 양성화 시키게 되었다. 그러므로 음식의 잔사 위험이 있는 평활면은 우식이 잘 일어날 수 있는 곳으로 간주할 수 있다. 언급한 내용을 볼 때 우식에 면역되어 있는 지역은 각 치아마다 서로 다르며 표면에 좌우되는 것이 아니라 주변환경에 좌우된다는 점을 알 수가 있다.

1. 와동 외형(outline form)

와동 형성의 가장 기본이 되는 outline을 설정할 때 고려해야 할 사항은 다음과 같다.

1) Outline은 언제나 건전한 법랑질에 설정되어야 하며 파절되지 않게 한다.

① 변색(discoloration) 또는 탈회(decalcification) 등을 이룬 법랑질 부분이 제거된 건전한 법랑질에 설정되게 한다.

② 유리 법랑질(free enamel)은 완전히 제거한다. 즉 기저부가 침해된 모든 법랑질을 제거해야 한다.

③ 교두의 정상이나 접촉점을 이루는 풍융부에 변연이 접근하지 않도록 한다.

2) 예방 확대(preventive extension 또는 enlargement for immunity)가 충분해야 한다.

① 치경연(cervical margin)은 치은연하(subgingiva)에 도달해야 한다.

② 인접면 와동(poximal cavity)에 있어서는 자정작용이 잘되는 치간 공극(embrasure)까지 충분히 확대해야 한다.

③ Cavity에 연접해 있는 accessory groove는 전부 포함시켜 연장 확대해야 한다.

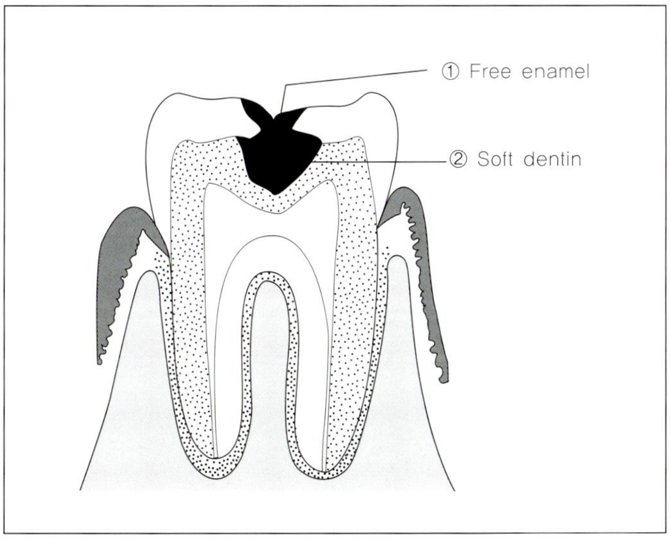

그림 1-24 Caries는 enamel에서 보다 dentin에서 더 크게 진행 되어 soft dentin과 free enamel을 형성하고 있다.

3) 심미성을 고려한다.

① 원래의 치면외형에 조화되게 끔 설정해야 한다.

② 외관에 많이 노출되는 부분은 가급적 피하거나 적게 확대해야 한다.

③ Out line은 완만한 curved line을 이루어야 한다.

④ Out line은 가급적 적게 해야 한다.

2. 유지형태(retention form)

외력에 의하여 충전물이 cavity로부터 탈출하지 않도록 형성하는 cavity form으로 반드시 강인하고 탄력있는 건전한 상아질 내에 설정하여야 한다. 특히 inlay의 경우에 갑상형태(box form) 또는 설상형태(mortise form)가 필요하다.

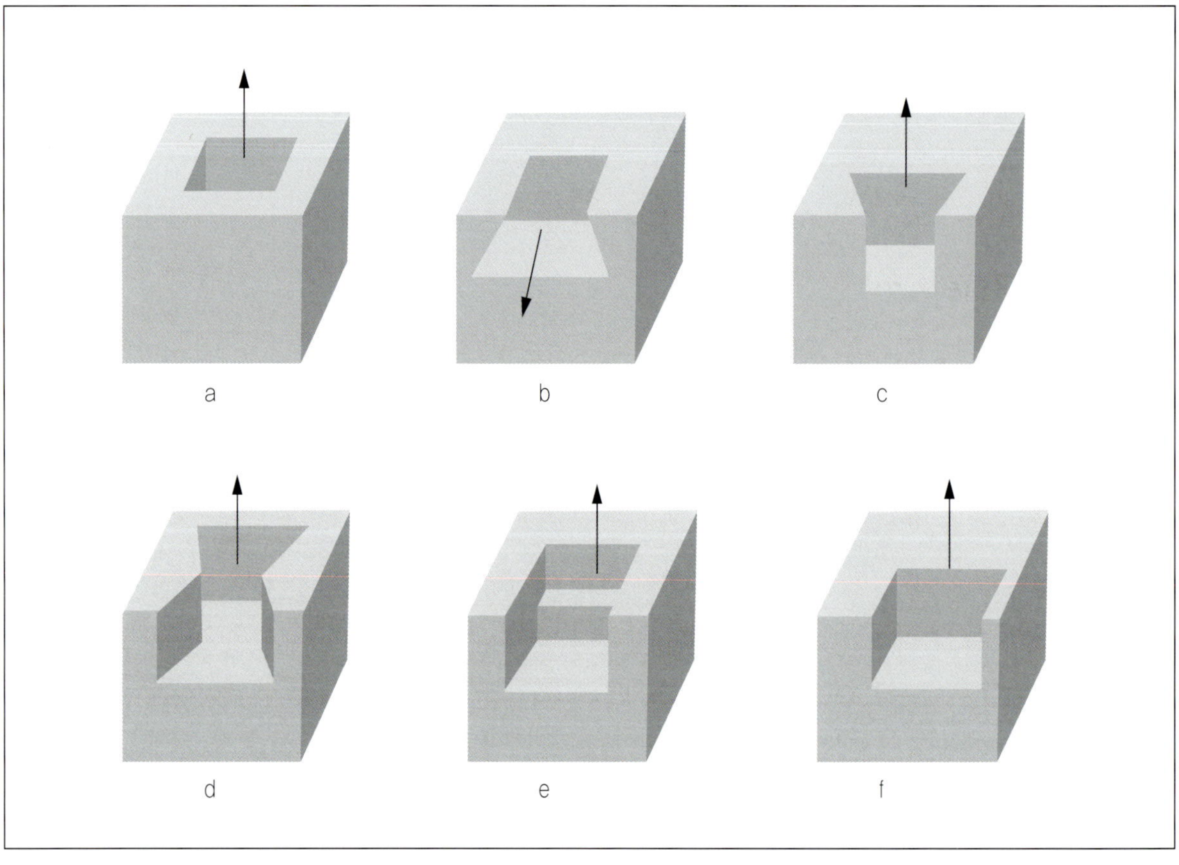

그림 1-25 각종 mortise form(a~f)
a. Box form b. c. d. Mortise form e. f. Non mortise form

1) 측벽유지 즉, 마찰적인 파지(frictional grasping retention)

Cavity의 side wall은 inlay의 탈출력에 대해 저항적으로 작용하도록 형성하여야 하는데 inlay cavity의 retention form을 보다 효과적으로 하려면 다음 조건에 최대한 접근하는 것이다.

① 측벽은 대벽 간에 가급적 평행하거나 경미한 경사로 형성한다.
② 마찰적 파지(frictional grasping)이 가능한 측벽 면적이 가급적 넓어야 하며,
③ 일정한 측벽면적을 가진 cavity에서는 그 대벽간의 거리가 좁을수록 유리하다.
④ 또 cavity의 깊이가 깊을수록 얕은 것 보다 유지력이 좋다.

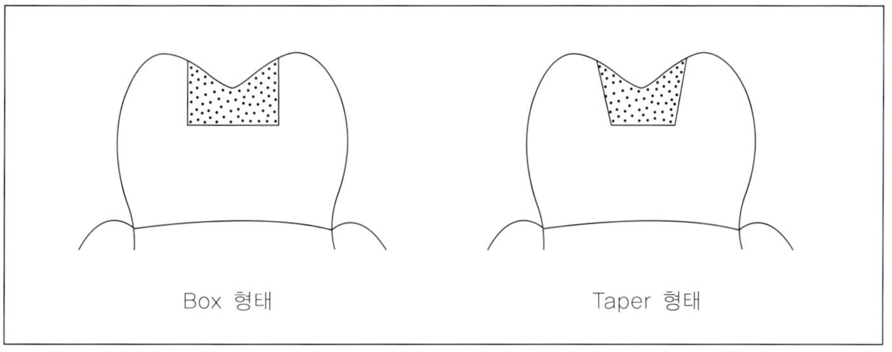

그림 1-26 측벽 유지 형태

2) 단계유지(step retention)

Cavity floor를 일평면으로 하지 않고 2면 이상으로 단계를 지어 형성하는 것으로 cavity floor의 총면적은 변함없으나 side wall의 면적 증가로 유지력의 증대를 가져 온다.

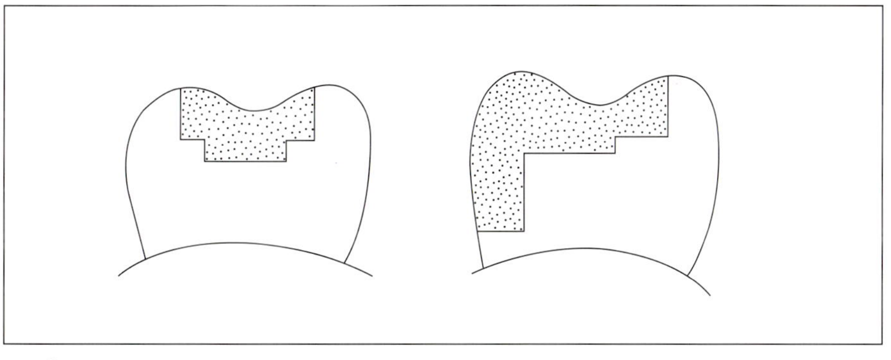

그림 1-27 step retention

3) 점상유지(point retention)

Cavity floor에 1개 이상의 점 상태의 작은 hole을 다수 형성하여 유지를 보강하는 것이다.

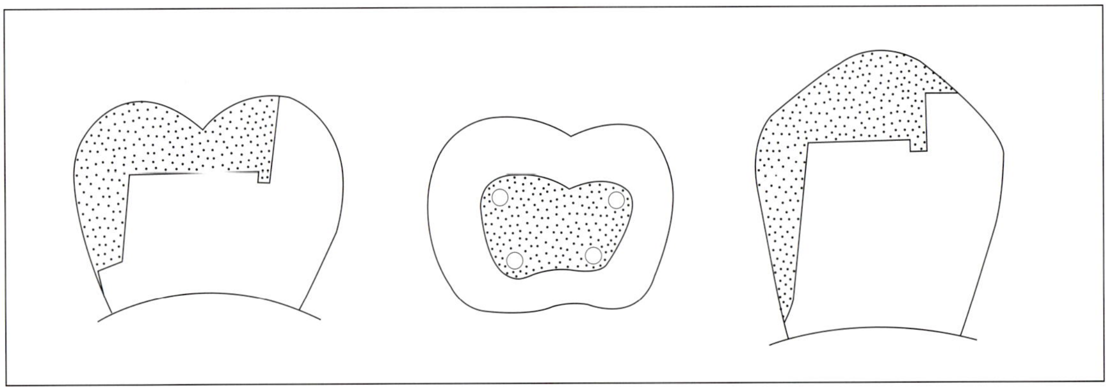

그림 1-28 point retention

4) Pin ledge retention

서로 평행한 몇 개의 pin hole(또는 post hole)을 작성하여 여기에서 전적으로 유지를 얻는 것으로 생활치수(vital pulp)를 가진 전치의 설측에 주로 이용되는 retention form이다.

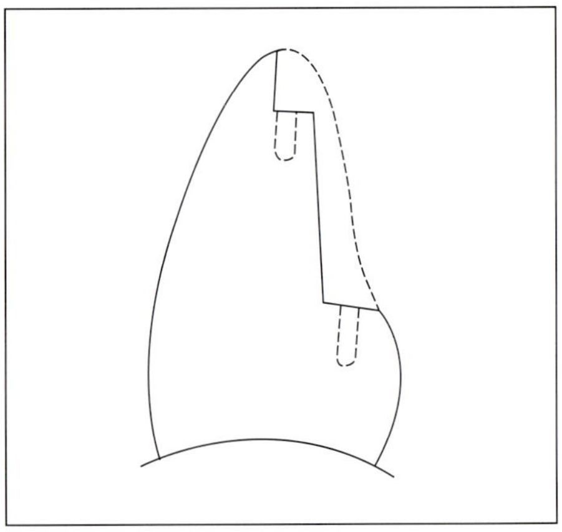

그림 1-29 pin kedge retention

5) Groove retention

3/4 또는 4/5 crown에 이용된다. 양 인접면에 가급적 평행한 groove를 형성하여 유지를 얻는 retention form이다.

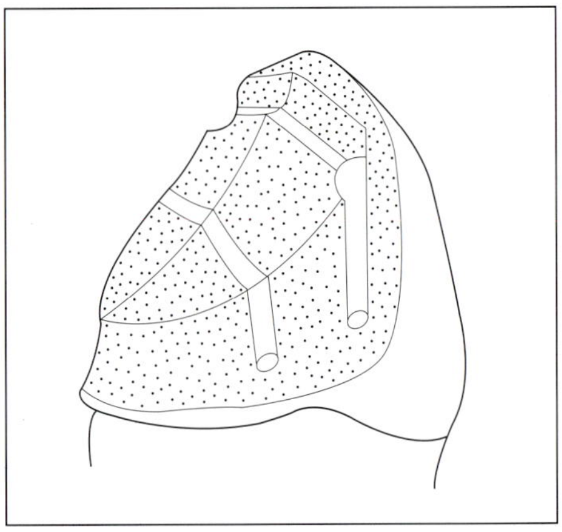

그림 1-30 3/4 crown을 위한 groove retemtion

6) Pin ledge 와 Groove combined retention

Pin ledge와 groove를 같이 형성하여 유지를 얻는 retention form이다.

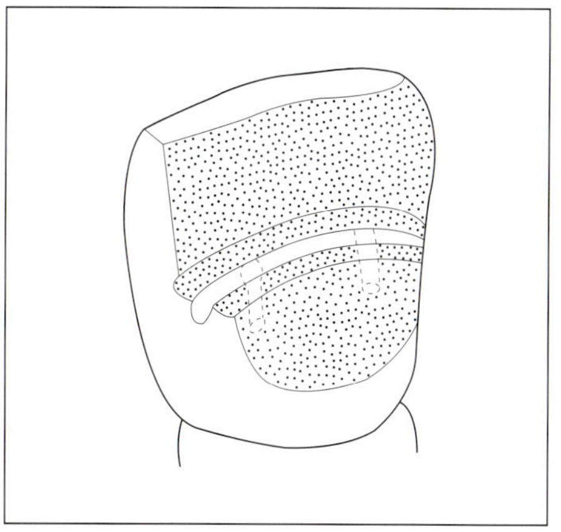

그림 1-31
pin ledge & groove retention

7) Post retention

실활치아에서 root canal에 post hole을 형성하는 것이다.

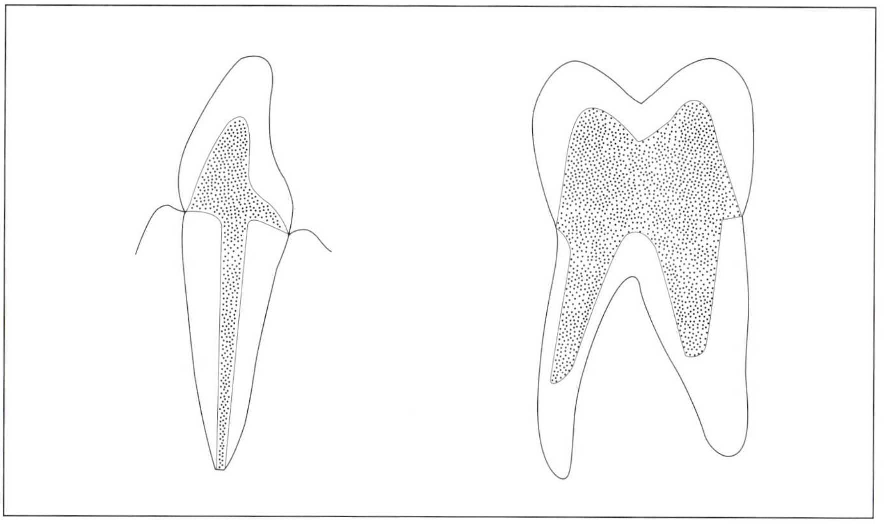

그림 1-32 post retention

※이상의 7번까지의 유지는 간접법으로 사용이 가능하다.

8) 구미형 유지 (dovetail retention)

직접법에 이용되는 각종 filling에 있어서는 대벽이 서로 평행할 필요가 없을 뿐 아니라 cavity floor를 와동의 입구보다 넓게 하기 위하여 상아질 층에서 dovetail form을 형성하는 것이다. 구치 교합면을 filling 할 경우에 이용된다.

내벽(Cavity floor)을 와동표면(Cavity surface)보다 넓게 형성하는 retention form이다.

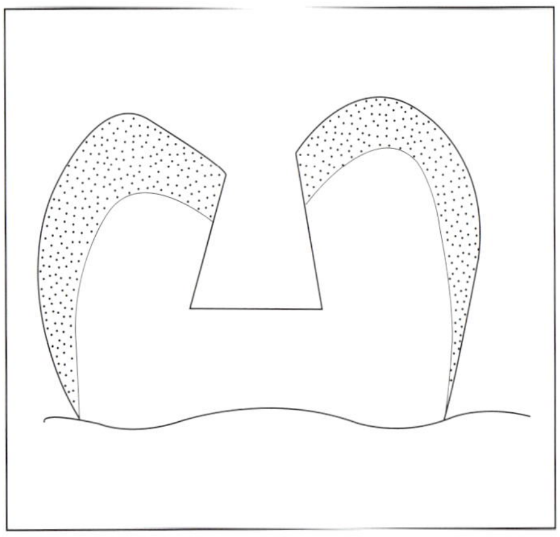

그림 1-33 dovetail retention

9) Undercut retention

Plastic filling cavity에 사용되는 것으로 side wall과 cavity floor와의 line angle 부의전부 또는 일정 부위에 undercut을 형성하는 것이다. 인접면에 주로 이용된다.

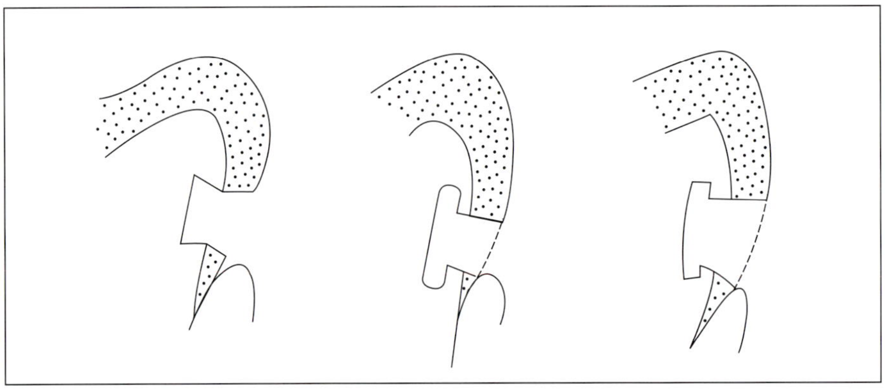

그림 1-34 undercut retention의 여러 형태

10) 선골유지(wire frame retention)

전치 절단부의 파절인 경우 파절면의 상아질 내에 서로 undercut이 되는 pin hole을 파고 이에 적합한 wire를 구부려 그 양단을 각 pin hole에 넣어 이것을 유지장치로 하여 plastic filling을 한다. 이와 유사한 방법은 유치에서도 응용된다. 특히 전치 우각부위의 경우는 심미성의 이유로 금속 inlay 대신 plastic filling이 사용되므로 치아와 plastic의 접합을 cement로 이룬다면 차후 resin 우각이 떨어져 나갈 우려가 높으므로 선골유지형태는 유용하다.

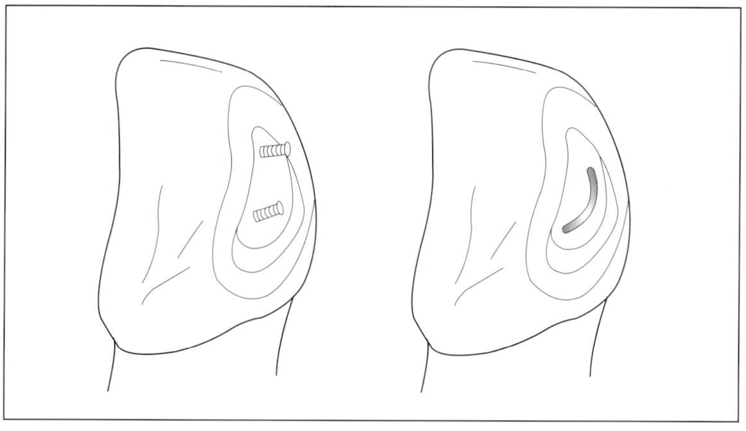

그림 1-35
wire frame retention

11) 접착유지(adhesive retention)

Inlay를 cement로 접착시켰을 때나 resin을 충전하였을 초기에는 상당한 접착력이 있지만 시간이 지남에 따라 그 접착력은 약해진다. 그러나 최근에 많이 사용되는 composite resin인 hard resin filling을 할 때에는 cavity의 enamel wall을 강산으로 부식(etching)시켜 그 면을 거칠게 하고 cavity surface 전면에 접착제(bonding material)을 도포한 후 hard resin filling을 하면 압입효력과 더불어 강한 접착유지를 얻을 수 있다.

3. 저항형태(resistance form)

모든 시술에 있어서 특히 inlay의 경우에 있어서 주조된 inlay body을 구강 내에 시적(adaptation) 또는 cement 합착(cementation) 할 때나 또는 cementation을 모두 끝내고 환자가 그 치아를 오랫동안 사용 중인 충전물 또는 특히 치아 위에 가해지는 파괴성의 외력(strees)에 대해서 파절되지 않고 충분히 저항할 수 있는 형태를 부여하여 주는 것으로 아래 사항이 필요조건이다.

(1) 와동을 확대시킬 경우에는 필요불가결한 부분만 미치도록 최소한으로 확대할 것.
(2) 와동의 외벽은 유리 법랑질(free enamel)이 아닌 상아질층이 지지되는 건강한 법랑질 층에서 이루

어지게 할 것.

(3) 치면의 융기된 부분(convexed area) 즉 교두나 ridge를 가급적 많이 잔존시켜서 cavity margin이 여기에 접근하든 지 또는 이것을 포함하지 않도록 할 것.

(4) Line angle을 지나친 sharp angle 보다는 약간 곡선을 이루게 할 것.

(5) 와동의 내벽은 외벽과 가급적 직각이 되도록 하며, 성형충전 할 때에는 내부 선각이나 점각을 round하게 형성하여 응력의 집중점이 생기지 않도록 한다.

(6) 복잡와동에서 두면간의 연결부의 외동깊이가 너무 얇지 않게 형성한다.

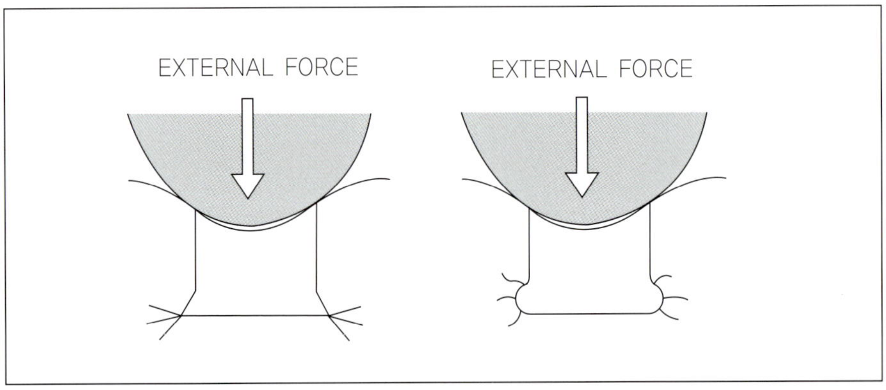

그림 1-36 Angle의 형태가 치아에 미치는 영향

4. 편의형태 (convenience form)

와동은 언제나 모든 충전조작에 있어서 그 조작을 편하게 할 수 있는 형태로 형성되어야 한다. 즉, 관찰과 접근이 용이하고 와동을 쉽게 형성 · 수복 할 수 있도록 하는 것이다. 와동의 깊숙한 부분까지도 수월하게 접근할 수 있도록 근심이나 원심 벽, 설 측벽을 확장해 줄 필요가 있으나 미관상 순 측으로 확장되는 것은 피하는 것이 좋다.

(1) Inlay 와동의 경우에 있어서 cavity preparation을 할 때는 물론 납형(Wax pattern)을 취득하는 경우나 직접 구강 내에서 조각을 할 때 또는 주조된 inlay를 적합하거나 cementation을 할 때 그것을 빼다 끼웠다 하는데 장애를 받지 않는 편리한 상태라야 한다.

(2) Gold foil filling, amalgam과 같은 각종 충전에 있어서 그 고실(固實, condensation-다져 넣는 것)은 반드시 그 와벽에 직각으로 instrument가 조작되기 때문에 이러한 조작에 장애가 되지 않도록 와동을 형성하여야 한다.

5. 와연 (cavity margin)

1) Cavity margin이 조정되어야 하는 목적은 다음과 같다.

① 충전물 변연과 치질과의 접합을 정밀히 하기 위하여
② 충전 조작 중 또는 충전 후의 cavity margin의 파절을 예방하기 위하여
③ 충전물 자체 margin의 파절을 방지하기 위하여

이상과 같은 목적을 위한 cavity margin의 설정 방법은 다음과 같다.

(가) 적절한 와동 치면 우각 (와연 우각 ; cavo - surface angle)을 설정할 것.
어떠한 filling cavity도 충전재에 따라서 cavity margin은 일정한 line angle을 가져야 한다. 또 cavity margin을 설정할 부위는 특히 enamel rod(혹은 enamel prism)의 하단이 반드시 건전한 상아 질로 지지되어 있는 곳을 택한다.

(나) Cavity margin은 충전물의 물리적, 화학적 성질에 따라서 일정한 와연경사(margin bevel)를 부여한다. 즉 filling body의 변연은 충전재의 강도 혹은 경도에 따라서 그 변연을 파절적인 외력 혹은 화학적인 작용으로부터 보호하기 위한 일정한 변연 경도가 필요하다. 그러므로 변연 경도가 강한 물질일수록 그 bevel에 의해서 형성된 cavo-surface angle은 wide angle을 갖게 되고, 반대로 그 변연 경도가 약한 재료일수록 직각에 가까운 cavo-surface angle로 형성되어야 한다.

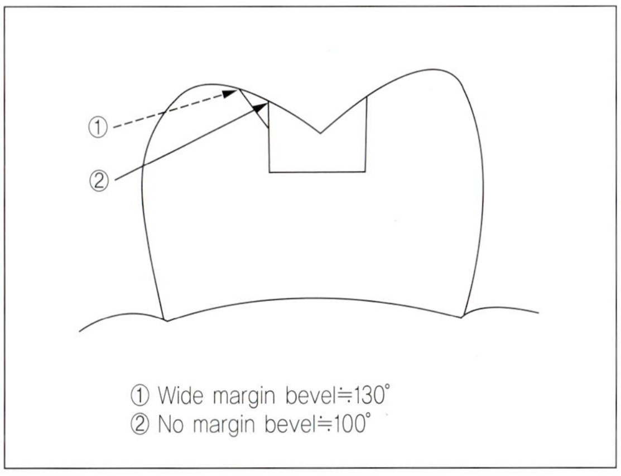

그림 1-37 와연 경사 각도

2) 수복재료에 따르는 와동 치면 우각

① 변연 경도가 가장 큰 gold foil의 경우에는 가장 큰 각(wide angle)이 될 수 있도록 bevel을 주는데, 이때의 cavo-surface angle이 약 135°~150°(일반적으로 135°~140°) 정도의 각이 될 수 있도록 bevel을 줄 수 있다.

② 변연 경도가 강한 gold inlay의 경우에는 120°~135° 정도의 cavo - surface angle을 형성할 수 있는 bevel을 준다.

③ Amalgam의 경우, 특별히 margin bevel을 형성하지 않고 법랑질의 enamel rod의 수행에 일치하게 하든지 혹은 90°~120° 이내를 준다.

④ Porcelain inlay의 경우에는 pass way를 충분히 형성해주기 위해서 언제나 변연부분은 inlay body의 기저 부(bottom) 즉, axial wall 쪽 보다는 약간 넓게 side wall 자체를 경사지게 해주거나 또는 적어도 enamel wall 전층에 걸쳐 약간의 bevel을 준다.(거의 90°에 가깝게)

⑤ 변연 경도가 가장 적거나 약한 te cement나 Composite resin계의 경우에 있어서는 margin bevel은 대체적으로 법랑소주(enamel rod)의 주행에 일치하게 하거나 또는 직각 정도로 하게 된다. 그리고 측벽(side wall)의 기저부에 유지를 위한 약간의 undercut를 준다. 근래에는 대부분의 경우, 산 부식 법(acid ethching)을 이용하여 유지를 증진 시키고 있다.

이상에서 특히 치과기공실에서 조작할 수 있는 gold inlay의 경우에는 cavity의 외벽은 가급적 서로 평행하게 하되 그 cavity margin의 부분에서는 법랑질에서 특별히 전술한 margin bevel을 줄 것이고, Porcelain inlay의 경우에는 cavity의 저면부터 변연에 이르기까지 일직선으로 외벽이 하나의 margin bevel의 형태를 가지고 내협외확(內狹外擴 - 안쪽은 협소 바깥쪽은 확대)되는 형태로 cavity가 형성되는 것이 일반적인 형태라 하겠다.

3) 일 평면의 치 면과 충전물 연결부

Cavity margin 형태는 치면과 충전물의 연결 부분이 언제나 평면으로 이행되어야 할 것이며, 또한 외형선은 언제나 완만한 곡선을 이루게 해야 한다. 만약 불규칙한 돌출부의 형태가 되면 이것은 곧 변연의 전연장선이 길어진다는 것이며, 그 만큼 심미적인 면에서 보기 흉할 뿐만 아니라 변연 적합이 잘 안

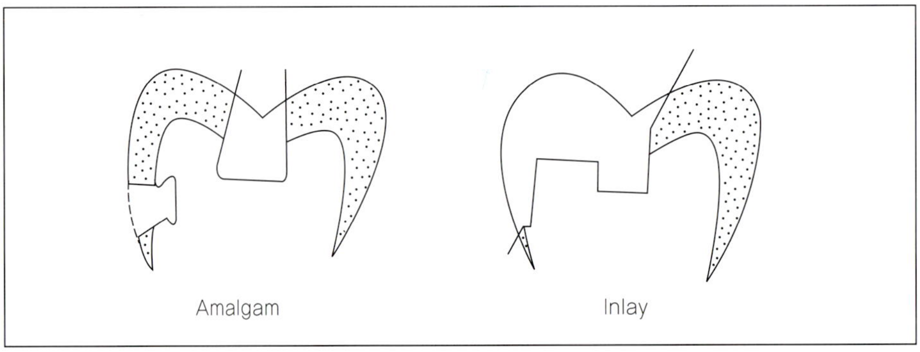

그림 1-38 와동 형태와 수복재료와의 관계

될 수 있는 요소를 포함하기 때문에 변연은 언제나 cavity의 외벽과 비슷한 또는 치아의 외형과 비슷한 곡선으로 그리고 가장 짧고 완만한 곡선으로 이루어져야 한다. Bevel angle line은 enamel층 1/3 부위에 위치하게 한다.

4) 치경연(cervical margin)의 종류

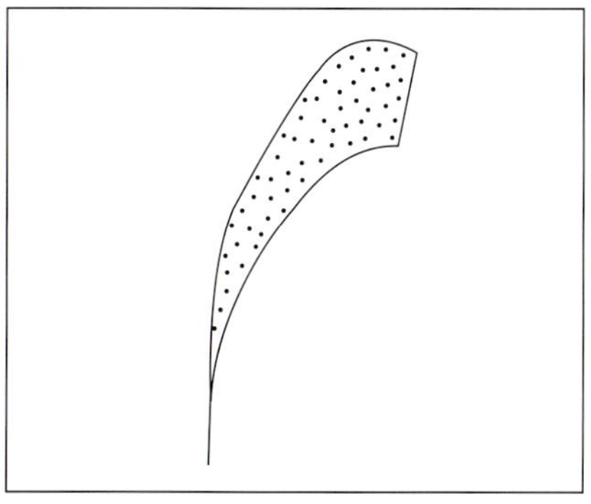

그림 1-39 Feather edge

① Feather edge

Full crown 형성 치에 흔히 사용되는 형태로써 치질의 삭제량이 적어 복원된 crown의 변연은 매우 얇아져 구부러지거나 톱니상태로 만들 우려가 많아서 수복와동에서는 사용하지 않는다.

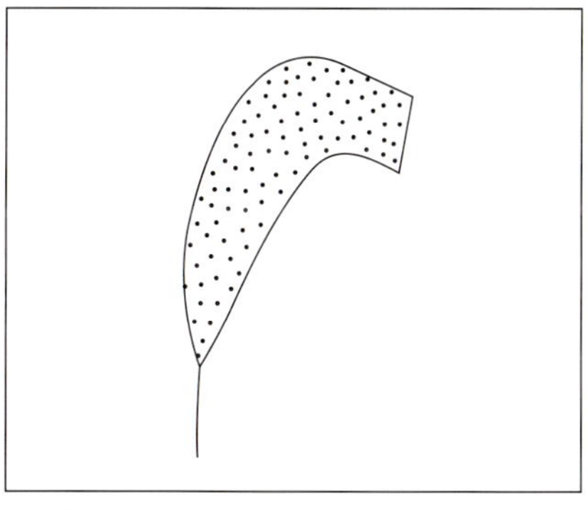

그림 1-40
Chisel edge 또는 knife edge

② Chisel edge 또는 knife edge

Feather edge와 비교하여 변연을 비교적 두껍게 할 수 있으나 별 차이가 없다.

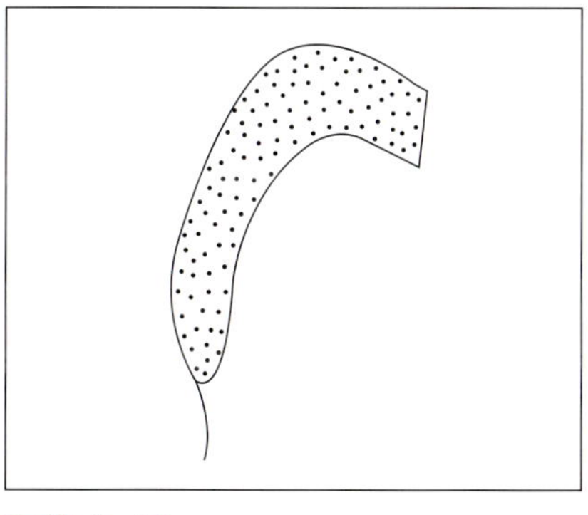

그림 1-41 chamfer

③ Chamfer

곡선인 경사를 주는 방법으로 변연이 충분한 두께로 될 수 있으므로 납형제작을 비교적 용이하게 해주며 금속 수복물에 가장 바람직한 형태이다. Inlay, full crown에서 사용되며, PFM(Porcelain fused to metal crown)의 설 측 변연 형태로 이용된다.

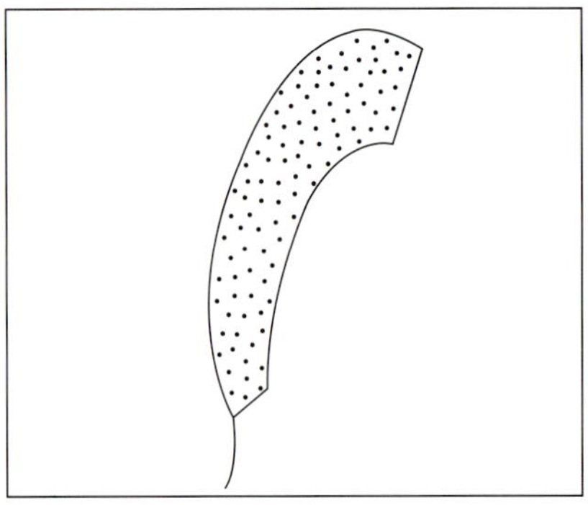

그림 1-42 Bevel

④ Bevel

지대치 와동에 Chamfer를 형성 않고 옅은 경사(bevel)를 주는 형태로 지대 치와 주조체의 적합을 양호하게 하며 chamfer와 같은 효과로 inlay에 주로 사용된다.

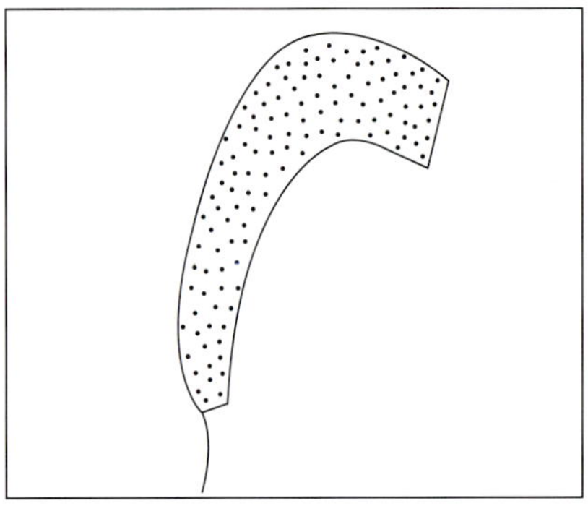

그림 1-43 Shoulder

⑤ Shoulder

지대치의 치은 부분에서 선반처럼 일정한 폭을 갖는 계단 형태로써 치질의 삭제 량이 많다. 그러나 변연 경도가 약한 재료를 사용하는 도재관이나 레진 관에서는 edge의 충분한 강도를 얻기 위해 선택되는 형태이다.

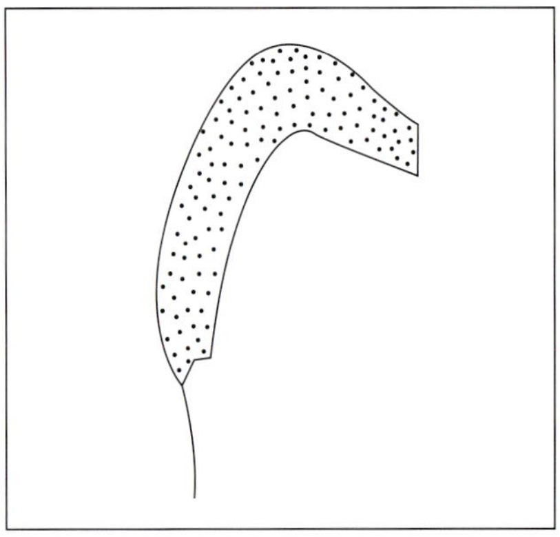

그림 1-44 Beveled shoulder

⑥ Beveled shoulder

Shoulder margin에 다시 bevel를 형성하는 형태로서 PFM(Porcelain fused to metal crown)의 metal부위로 인한 금속노출(black line)이 되지 않게 형성한다. 삭제 량이 형성된 변연 중 가장 많으므로 구치부의 협 측 변연에 주로 사용된다.

Check point

1. 와동외형의 설정원칙은.
2. 유지형태의 종류는.
3. 저항형태와 편의형태는.
4. 수복재료에 따르는 와동 치면 우각은.
5. 치경연의 적용 증은.
6. Cavity margin의 중요성은.

I. 총론

6장 치아의 생리적 형태와 기능

| 학습 목적 |

치아의 생리적 만곡, 인접면과의 접촉관계, 상 · 하악의 교합관계 및 치궁의 관계를 이해한다.

1. 생리적 치아만곡(외형)
2. Embrasure
3. 변연융선
4. 인접면 접촉부위
5. 상 · 하악 치아의 교합면 형태
6. 상 · 하악 치궁(齒弓)의 관계

6장 치아의 생리적 형태와 기능

이상적인 치과충전물(inlay)을 제작함에 있어서 여러 조건 중에 하나인 저작기관의 건강과 그 조직 간의 기능적 조화를 유지시켜 주어야 하는데 이를 위해서는 치아의 생리적 형태와 그 기능 및 대합치아와의 기능적인 접촉관계를 잘 알아야 한다. 이외에도 T.M.J의 구조, 하악골의 운동, 저작근육 및 이들의 상호관계 등을 알아, 이들이 기능을 할 때 서로 생리적으로 모순을 일으키지 않고 조화를 이루도록 수복시켜 주어야 한다. 이 항에서는 다음 사항들을 기술하고자 한다.

① 외형(axial contour)
② 치간 공극(embrasures)
③ 변연융선(marginal ridge)의 관계
④ 접촉부(contact area)의 형태, 크기 및 위치
⑤ 치아의 교합 면 형태
⑥ 상하 치궁(齒弓)의 관계
⑦ 하악골의 기능운동과 치아의 교합관계

1. 생리적 치아 만곡(외형)

개개 치아는 그 측면에 최대 풍융부가 있고 이를 중심으로 상하 좌우로 만곡을 이룬다. 이 최대 풍융부와 그 만곡 도는 개개 치아마다 특징이 있으며 특히, 상하 방면의 만곡은 생리적으로 중요한 기능을 갖고 있다.

1) 협 · 설면

① 전치 부(前齒部)

모든 전치의 순 · 설면 최대 풍융부는 치경 1/3 부위에 위치하고 있다.

② 상악 구치부

협 · 설면의 치경 1/3 부위에 위치하며 협면보다 설면에서 최대 풍융도를 나타낸다. 이는 설측

교두정의 위치가 교합 면에서 보았을 때 협측 교두정보다 교합면 중앙에 가까이 위치하고 설측 교두의 면적과 협측 교두 면적의 비율은 6:4의 비율을 나타낸다. 상악구치부의 설측 교두를 기능교두라고 한다.

③ 하악 구치 부

협면의 최대 풍융부는 치경 1/3부위에 위치하나, 설측에서는 중앙과 교합면 1/3 부위에 위치하고 최대 풍융도는 협측에 있다. 이는 협측 교두정이 설측 교두정보다 교합면 중앙에 가까이 위치하고 그의 비율 또한 6 : 4를 나타내어 기능교두 역할을 한다.

이를 확인하기 위하여 모형 상에서 상악 및 하악 협 측 교두정과 각 교두의 근 · 원심 융선에 평행측정기로 측정해보면 쉽게 나타나며 역시 설측 교두에도 같은 방법으로 측정한다. 이 측정선에서부터 협면 및 설면의 만곡 도를 비교하고 협설 교두정의 협설 위치를 비교해 보면 그 위치가 하 악에서는 협측 교두가 교합 면으로 치우쳐 있고 설측 교두는 설면에 가까이 위치하여 그 만곡도가 협 측에서는 더욱 풍융 함을 볼 수 있다. 상악에서는 하악의 반대 모양을 볼 수 있을 것이다.

치아의 만곡도는 치아 간에 따라 다르며 때로는 cervical ridge가 그 치관의 최대 풍융부 와 일치하고 음식물 저작시에 직접적으로 음식물에 의한 손상을 막음으로써 치은을 보호하고, 치은의 자연적 massage로 조직의 활동을 유지시키는 기능적 역할을 한다.

- 납형 제작시에 이 생리적 만곡 도를 정확히 재현하여 주어야 하나 over contouring이 될 경우는 치경부에 음식물 잔사의 저류와 생리적 massage의 결여로 유리 치은연에 염증을 가져오게 하며, under contouring이 되었을 경우에는 음식물에 의한 외상적 충돌이 유리치은연(遊離齒銀緣)에 생겨 역시 염증을 가져오게 된다.
- 최근 치주학계의 연구 보고에 의하면 최적의 외형, 즉 본래 자연치의 풍융 도와 유사하 게 수복함이 이상적이지만 그렇지 못한다면 외형을 과잉 돌출되게 하여 치은연에 염증을 가져오게 하기보다는 이상적인 풍융도보다는 약간 작은 풍융도를 부여하는 것이 유리하다고 한다.

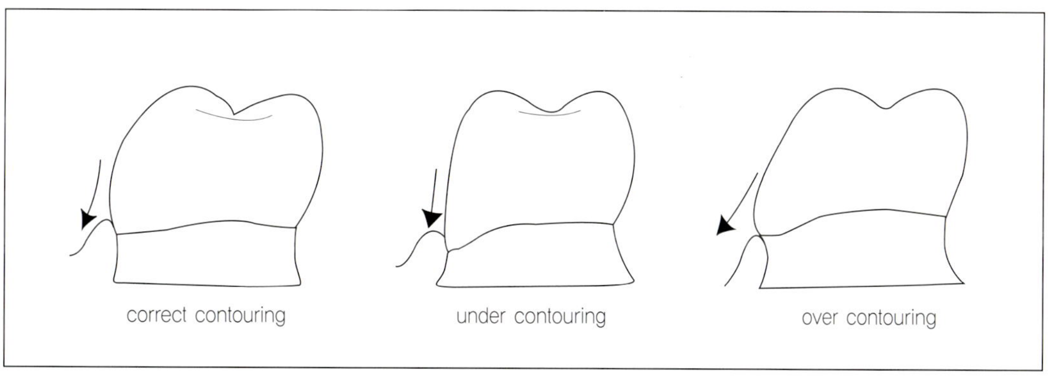

그림 1-45 치경 만곡의 풍융도

2) 인접면

변연융선과 cemento-enamel junction 사이의 면으로 협설 방향으로는 평면 또는 concave한 형태를 이루고 상하 방향으로는 중앙 1/3 또는 교합 면 1/3부위에 풍융 부가 있다. 인접면과 접촉점 사이에는 치간 유두(interdental papillae)와 치은(gingiva)이 존재하고 있다.
그러나 이 부위는 치태의 저류가 용이하여 조직의 건강을 약화시킬 수 있으므로 조직의 건강을 유지하기 위해서는 수복시 지나친 concavity나 over contour가 되지 않도록 주의해야 한다.

3) Axial transitional line angles

mesiobuccal, distobuccal, mesiolingual, distolingual 형성시, mesio-lingual과 disto-lingual line angle이 인접 접촉점에서 치경 선까지가 오목하므로 이 부위에 undercut이 생기지 않도록 주의해야 하며 조각시에는 만곡도를 유의하여 line angle이 over contour가 되지 않게 해야 한다.
Over contour는 치간 공극(embrasure opening)을 폐쇄하게 되므로 치주조직 건강을 해롭게 한다. 참고로 초심자에게서 가장 많이 나타나는 현상으로써 매번 주문을 하여도 수정되지 않음은 안타까울 뿐이다. 당부하건데 정확한 형태를 취해야 할 것이며 또한 over contour는 하지 않도록 하는 것에 세심한 주의를 바란다.

2. Embrasure

Embrasure란 같은 치궁에 있는 인접된 두 개의 치아들 사이에는 만곡 된 인접 면과 접촉부에 의하여 삼각형 형태의 공간을 형성하는데 이를 embrasure라 한다. 이 공간은 음식물 배출로가 되므로 spill ways 라고도 한다. 이는 개개 치아의 형태, 배열, 크기 및 접촉부의 위치 또는 크기에 의해서 달라진다.
그 종류에는 4가지가 있다.

1) 협(순)측 치간 공극(齒間 空隙)(Buccal or Labial embrasure)

교합 면(절단면)에서 볼 때 접촉부위를 중심으로 협측 또는 순 측에 있는 embrasure를 말하며, 이는 인접 면과 순면 또는 협 면에 의해서 생기는 axial angle의 형태에 따라 모양이 결정된다.

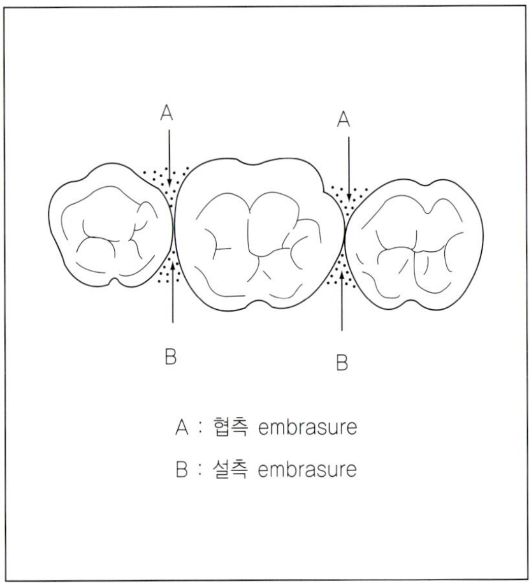

그림 1-46 교합면측에서 본 embrasure

2) 설 측 치간 공극(Lingual embrasure)

교합면(절단면)에서 볼 때 접촉부위를 중심으로 해서 설면에 있는 embrasure를 말하고 이는 인접면과 설면에 의해서 생기는 axial angle의 형태에 따라 모양이 결정된다.

3) 교합면(절단) 치간 공극 (Occlusal or incisal embrasure)

순(협)면에서 볼 때 접촉부위와 절단 또는 교합면 쪽에 양 인접치의 변연 융선에 의해서 형성되거나 전치의 경우 근 · 원심 우각의 형태에 따라 생기는 embrasure이다.

4) 치은 치간 공극(Gingival embrasure)

순(협)면에서 볼 때 접촉부위에서 치은 쪽으로 치아의 만곡 된 양 인접 면에 의해서 형성된 삼각형의 공간을 말하며 일반적으로 lingual embrasure가 buccal embrasure보다 넓은데 이는 설면의 convexity와 axial angle의 특징 때문이다. 또 gingival embrasure는 occlusal or incisal embrasure 보다 크다.

Embrasure의 기능은 치간 인접면 부위(interproximal area)의 자정작용(Self cleaning, 自淨作用), 음식물의 마찰로 생기는 외상(frictional trauma)으로부터 치간 유두(interdental papilla, 齒間乳頭)의 보호 및 치아에 가해지는 응력(stress)의 감소 등이다.

- 치아의 axial angle과 인접면의 만곡도 및 변연 융선의 형태 및 위치는 이들 embrasure의 형태를 좌우하므로 납형 제작 시 이들을 잘못 형성하면 embrasure 본래의 형태가 변화되어 치주 조직에 염증성 병변이 일어날 수 있다.

  치열상태에서 embrasure의 크기를 해부학적인 형태로 나타낼 수 있다면 치형을 정상적으로 재현할 수 있으므로 치아형태 점검에 유용하다.

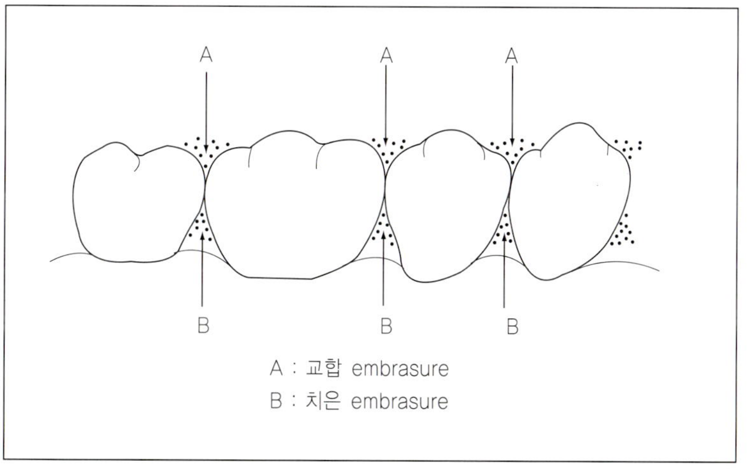

그림 1-47 순면(협면)측에서 본 embrasure

3. 변연융선

이 변연융선의 형태와 양 인접치아 변연융선의 높이 및 위치는 occlusal embrasure의 구성요소이며 marginal ridge type occlusion에서 저작 및 음식물의 배출로 역할을 한다.
보철 물 제작 시 인접해 있는 치아의 변연융선과 동일한 높이로 해 주는 것을 원칙으로 한다.

4. 인접면 접촉부위

인접면 접촉부위는 치아의 근심면이나 원심면의 인접면 외형 높이의 부위를 나타낸다. 이것은 같은 치궁내에 인접 치에서 생긴다. 치아가 맹출하여 근심이나 원심의 인접 치와접촉할 때 접촉점이 시작된다. 접촉점은 일생동안 치아의 생리적 기능을 하는 동안 생기는 인접면의 마찰, 마모에 의해 그 크기가 증가하고 넓어진다.
적절한 형태와 위치를 가진 인접면 접촉은 치간 공간(interproximal space)을 채우는 치간 유두(interdental papilla)의 정상적인 건강을 부여하므로 매우 중요하다. 적절한 접촉을 하면 음식물이 치아 사이에 끼거나 저류하여 치주 병, 치아우식, 치아 이동 등을 초래 할 수 있다. 또한 음식물의 잔사는 생리적으로 나쁘고 음식물이 분해되어 생기는 구취를 생성하게 된다. 같은 치궁 내 모든 치아의 인접면 접촉과 대합 치와의 교합접촉은 치궁을 유지시키고 안정시킨다.

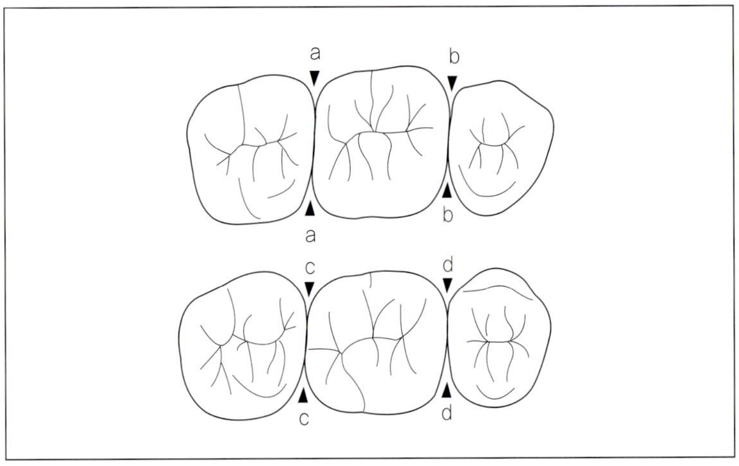

그림 1-48 embrasure 형태

a. 자극이 부족하여 건강하지 못한 치은을 초래하는 수복물의 over contouning 에 의한 부적절한 embrasure 형태
b. embrasure 크기 감소를 초래하는 접촉면의 마모
c. 적절한 embrasure form
d. embrasure form이 좋으면 지지조직이 저작시 적당한 자극을 받는다.

상악과 하악의 절치에서는 인접면 접촉부위가 인접면의 절단 1/3에 있고 이것은 인접면의 순면, 설면의 중심부위에서 약간 순면 쪽에 있다. 전치에서 구치로 갈수록 접촉부위는 절단 또는 교합면 측 에서 중앙 1/3의 경계 또는 인접면의 중앙 1/3에 위치한다. 그러므로 이 접촉은 점차적으로 치경 부 쪽으로 위치하게 되어 절단과 교합면 치간 공극(Embrasure)이 커진다. 수복 시 치아간의 올바른 인접면 접촉 관계를 유지하기 위해서는 인접 치아나 상대의 동명 치에 의한 정보에 의해서 재현하는데 일반적으로 인접 면 접촉부위는 최대 풍융부가 된다.

5. 상 · 하 악 치아의 교합면 형태

치아의 교합면은 모든 방향으로 둥글게 만곡된 선상(線狀)의 융선과 어떤 경사각을 갖는 교두 및 깊고 좁은 V자형의 발육구(developmental groove) 또는 보조구 (부구, secondary groove) 등으로 나타낸다. 교합면이나 절단면이 평편한 각을 이루었을 경우 이는 마모나 외상에 의하여 나타나는 결과이다.

치궁의 치아가 마모되지 않는 상태에서 서로 교합을 하면 그들의 만곡된 면은 하나의 점에서 또는 극히 제한된 면에서 교합점을 갖는다. 치아가 서로 움직임에 따라서 그들의 만곡된 면은 절단하는 가위 날의 작용을 한다.

발육구(developmental groove or supplemental groove)는 음식물의 배출로가 되고 교합면의 삼각융선과 함께 섬유성 음식물을 잘게 부술 수 있게 하며 이들의 구(groove)는 하악골 운동 시의 융선이나 교두정의 활주로의 기능을 한다. 교합면이 마모되면 저작효과는 마모의 정도에 따라 감소된다. 교합면을 회복해 줄 때는 대합치가 허용하는 범위에서 기능적 형태를 부여하는 것을 기본으로 하며, 때로는 대합치를 재 형성해 주거나 수복해서 교합면을 변경시켜 줄 필요가 있다.

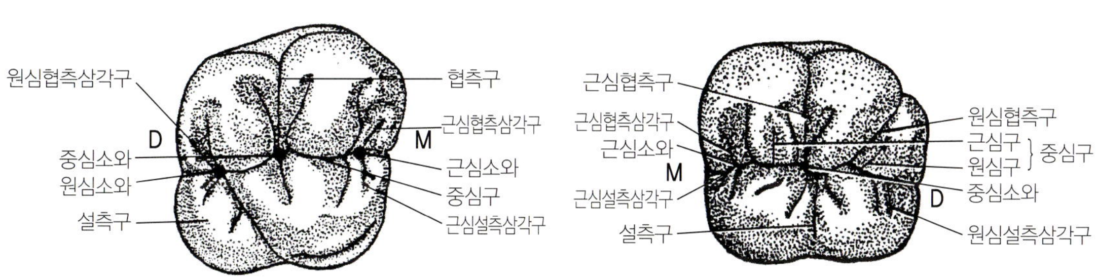

상악우측제 1 대구치 교합면(구, 소와)　　하악우측제 1 대구치 교합면(구, 소와)

그림 1-49 교합면의 형태

6. 상 · 하악 치궁(齒弓)의 관계

상악과 하악은 각각의 치궁을 갖으며 정상적인 치열을 가진 치궁은 인접치와 서로 접촉 지지하며 치궁을 안정시킨다.

의치궁은 대칭적인 만곡을 형성하는데 상악치궁의 만곡은 하악치궁의 만곡보다 약간 크다. 이런 치궁의 관계 때문에 수평 피개(overjet, horizontal overlap)와 수직 피개(over bite, vertical overlap)가 치아 사이에 존재하게 된다. 상악 치아의 협 측 교두와 하악치아의 설측 교두 사이의 over jet는 폐구 시에 입술, 볼, 혀의 교상(bite wound)을 방지하고 하 악의 전진 또는 측방 운동 시에도 치아의 교합관계를 이루도록 한다.

중심 교합시에 치아의 중심교두는 대합하는 치아의 교합 면과 융선에도 교합한다. 정상 치궁에서 하악의 중절치와 상악의 제3대구치를 제외하고는 한 치궁의 치아들은 대합 치궁의 두 개의 치아와 접촉하고 있다.

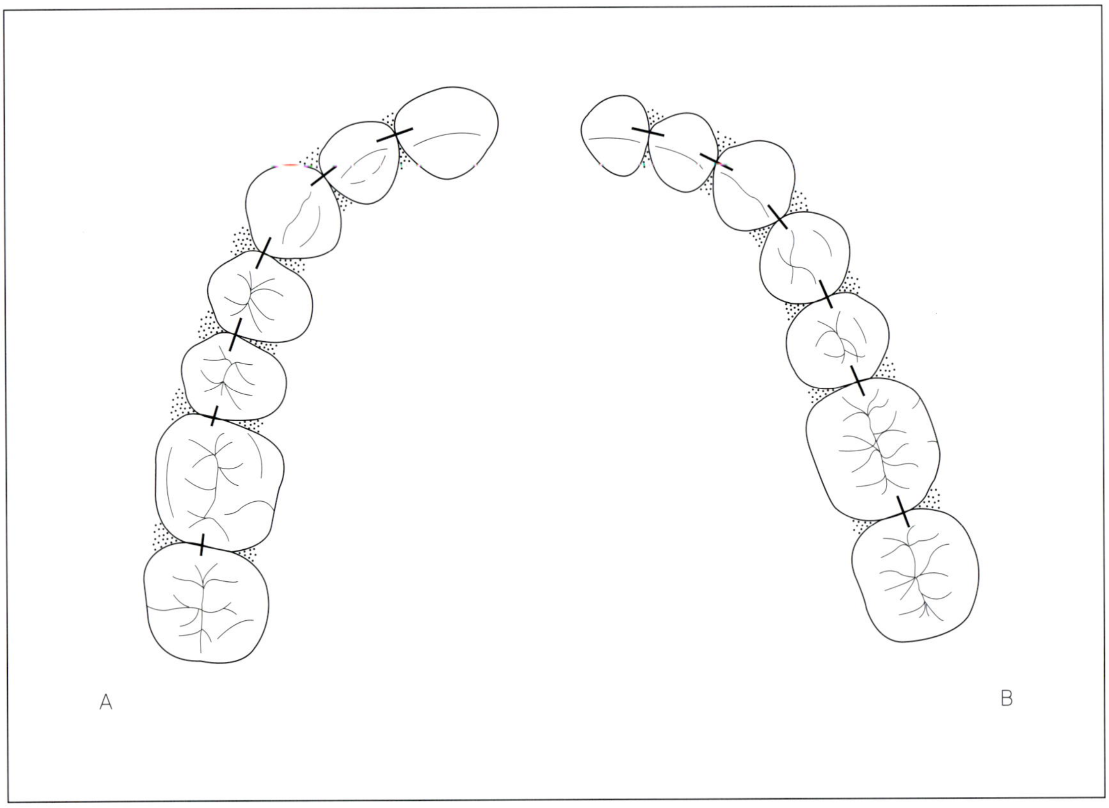

그림 1-50 인접접촉부위. 이중 검은 선은 협측 · 설측으로 접촉의 위치를 보여준다
A. 상악치, B. 하악치. 협 · 설측 embrasure가 표시되어 있다.

Check point

1. 생리적 치아만곡이란.
2. Embrasure의 종류와 그 기능은.
3. 인접 면 접촉부위를 회복 시 크기와 위치의 결정 요소는.
4. 인접 면 접촉부를 표시 할 수 있는가.

I. 총론

7장 충전물의 형태

| 학습 목적 |

수복물의 형태는 환자 각각의 구강상태와 악골의 기능운동의 양상에 따라 차이가 있으므로 교합기에 부착된 모형상에서 그 환자의 구강상태를 면밀히 관찰 분석하여 최적의 납형을 제작해야 하므로 수복물의 형태를 기능적이고 이상적으로 수복하여야 한다.

1. 충전물 변연의 형태
2. 충전물 교합면의 형태
3. 충전물 접촉면의 형태

7장 충전물의 형태

충전물의 형태를 학습하기 전에 먼저 인식해야 할 것은 치아형태는 자연치를 중심으로 하는 것이 원칙이다. 그러나 수복 물은 치아의 형태에서 오는 기능을 재현하기 위해서 약간의 차이가 생길 수 있다. 초심자의 경우는 이러한 기능을 분별하여 수복 물에 재현하여야 하는 것을 인식하여야 하는 것이다.

1. 충전물 변연의 형태

1) 충전물 변연과 와동관계

(1) 치아와 충전물의 경계 부는 1평면을 이루어야 한다. 충전물의 변연에 음식물이 체류되지 않도록 치면과 1평면을 이루어 평탄하게 이행되도록 마무리 지어져야 한다.

만약 부족하게 되면 층이 생겨 음식물이 체류하게 된다. 반대로 완연부에 충전물이 과잉돌출(overlapping)되어도 안 된다. Overlapping 되기 쉬운 부분은 groove 끝부분인데 어떤 재료의 경우에는 overlapping된 부분은 자칫하면 교합 압에 의하여 파절돼서 cavity margin과의 사이에 step을 만들어 2차 우식(secondary caries)의 원인이 된다.

치질과 동색인 resin은 특히 overlapping되기 쉬운데, resin은 비교적 변연 경도가 강한 편이므로 그 부분이 쉽게 파절되지는 않지만 와연에서 들떠 일어나서 그밑에 오물이 체류하면 2차 우식(secondary decay)의 원인이 된다.

Metal inlay의 경우도 이와 같이 엷게 overlapping된 부분은 cementation 시에 cement에 의하여 들떠 두터운 cement line을 만들며, 이와 같이 노출된 cement line은 곧 쉽게 용해되어 간격이 생기든가 또는 파절되기 쉽다.

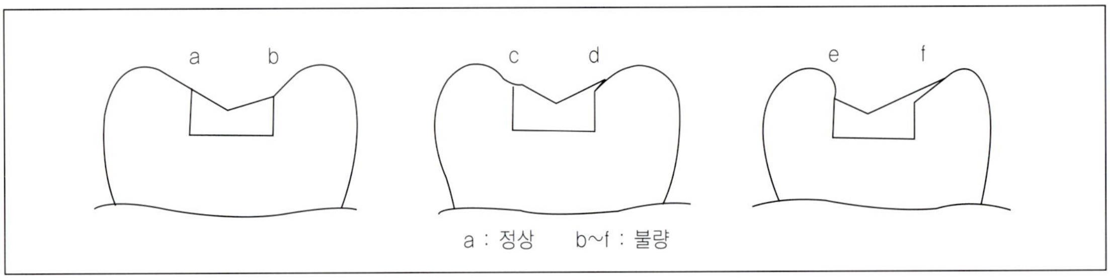

그림 1-51 수복체 변연의 형태

(2) Gingival margin은 잘 적합되어야 한다.

Gingival wall에서 충전물 변연의 과부족이 있으면 그곳에 오물이 저류되어 역시 caries를 유발하고, 특히 치은염(gingivitis) 또는 치주질환(periodontal disease)을 유발하는 수가 많다.

2) 치경부 풍융

크게 수복하는 충전물이나 Crown에 있어서는 협 면 또는 설면에 적당한 풍융도를 주어서 gingival margin tissue를 보호해 주어야 한다. 이때 치은 퇴축(gingival recession)이 경미할 때는 문제가 없지만 퇴축이 심할 때에는 충전물의 풍융도 형성에 유의하여야 한다.

과도한 풍융도로 형성하면 음식물에 의하여 잇몸을 massage하는 자극이 부족한 경우 또는 치경부에 치석(dental plaque)이 잘 끼게 되는 경우가 있고, 또 풍융도가 부족하면 음식물로 인한 치은조직(gingival tissue)에 충돌하여 치은염을 일으킬 염려가 많다.

2. 충전물 교합면의 형태

1) 교두 및 교합면의 형태

① 교합면 접촉 교합점은 다른 치아들이 교합할 때와 같은 강도로 대합치와 접촉 되도록 하여야 한다. Occlusal relation이 너무 높을 경우에는 교합시교합력의 부담과중에 의하여 치주조직(periodontal tissue)이 지나치게 소모되어 퇴축 또는 상해(trauma)를 입게 되고, 반대로 너무 얕을 경우에는 저작이 불가능하고 시일이 경과되면 접촉이 이루어질 만큼 대합치가 서로 정출(extrusion)된다.

② 교합 시 교합사면은 조기 접촉(premature contact)이 없도록 한다. 그러기 위해서는 교합평면에 대하여 충전물 교합면상의 모든 교합사면이 기능적 교합운동을 할 때 교합사면과 일치하도록 조각되어야 한다.

③ 교합 시에 협점막(buccal mucosa)과 혀(tongue)가 교상되지 않도록 제작하여야 한다.
그러기 위해서는 centric occlusion 시 정상적인 피개가 되도록 하여야 한다.

2) Fossa, groove의 형태

교합면이 대합치와 넓은 면적으로 긴밀하게 접촉하게 되면 저작한 음식물이 빠져나갈 공간이 없고, 절단의 효과가 떨어지고 교합 면에 대한 음식물의 저작저항이 커져서 잘 저작되지 않는다. 충전물 교합면에 적당한 fossa, groove를 부여해주므로 저항을 경감시키는 역할을 해서 저작이 원활하게 된다.

Fossa, groove의 깊이는 허용하는 한도 내에서 해야 하나 반드시 자연치아와 같이 그대로 할 필요는 없다. 고도의 마찰(attrition)에 의하여 교합사면 경사도가 0°에 가까울 정도로 평면상태일 경우에는 교합사면에 관계치 말고 원래의 groove의 위치에 약간의 groove를 형성해 주어야 한다.

Groove의 수는 가급적 단순한 형으로 통합정리 해야 하며 특히 미세한 accessory groove은 부여하지 않아도 좋다. 그러나 cavity 변연 부 치면에 있는 accessory groove는 filling body로 계속 연장되도록 형성해 주어야 한다.

3) 변연융선(marginal ridge) 부의 형태

① 변연융선의 높이는 인접치 변연융선의 높이와 같게 형성하여야 한다. 그 높이가 같지 않으면 음식물의 삽입(food impaction)을 조장하게 되고 교합운동에 방해하는 수가 많다.

② 변연 융선부에 인접 측으로 너무 넓은 외사면을 형성해 주면 역시 음식물 끼는 것(food impaction)을 용이하게 할 우려가 많다.

③ 경도가 취약한 재질을 사용할 때에는 변연 융선부가 얇고 예리한 모양으로 형성되어서는 안 된다. 너무 얇게 형성되면 교합 시 파절(fracture)되기 쉽다. Amalgam이나 porcelain 등이 이에 속한다.

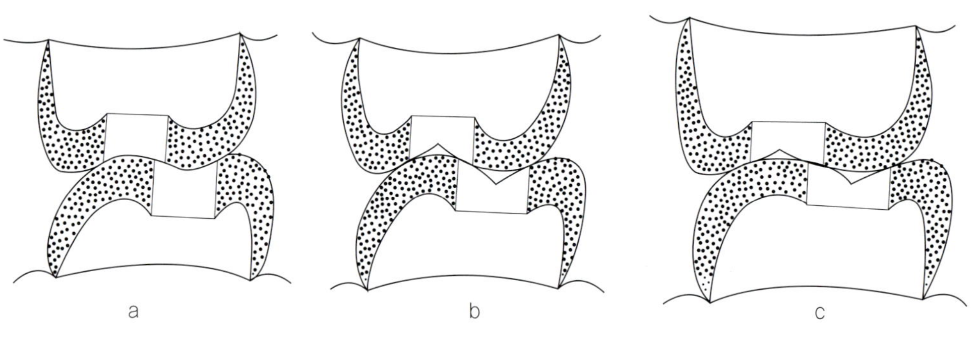

그림 1-52 수복물의 occlusal fossa, groove의 형태

3. 충전물 접촉면의 형태

1) 인접면 접촉점(Proximal contact point)

인접면 접촉점은 근접한 치아가 서로 접촉한 부분으로서 이것은 인접면 우식(proximal caries) 및 치아주위 질환(periodontal disease)의 처치 혹은 예방을 위하여 중요한 역할을 한다. 수복물에 의하여

접촉점이 부여되어야 할 경우, 특히 class Ⅱ의 구치 인접면 와동 또는 전치의 인접면 와동인 class Ⅳ cavity에 인접면 우식이 쉽게 발생 할 수 있으므로 보철물의 인접면 접촉점을 이상적으로 형성해 주어야 한다.

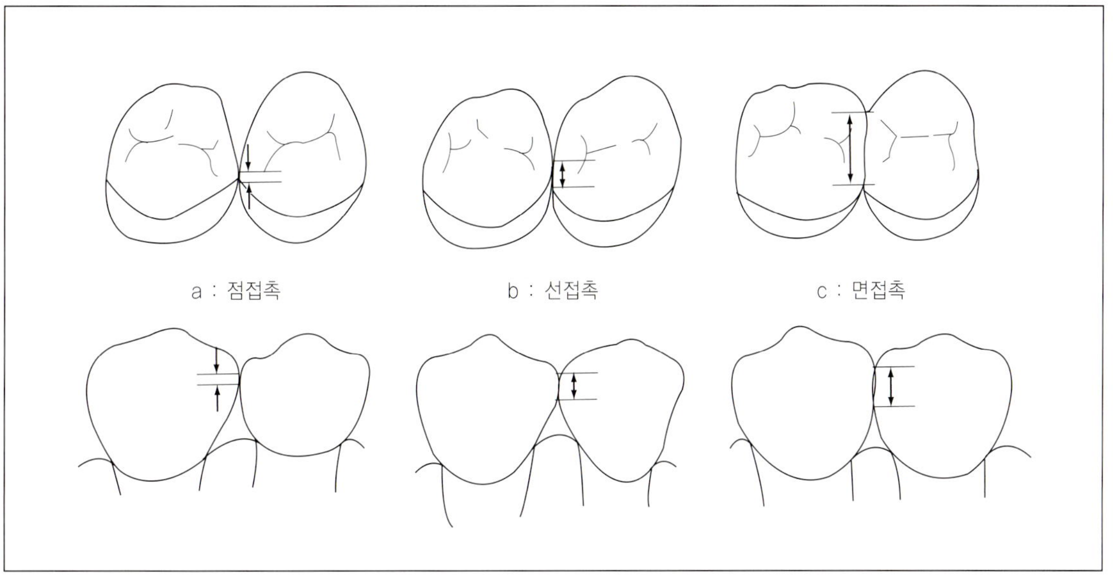

그림 1-53 접촉부의 접촉형태

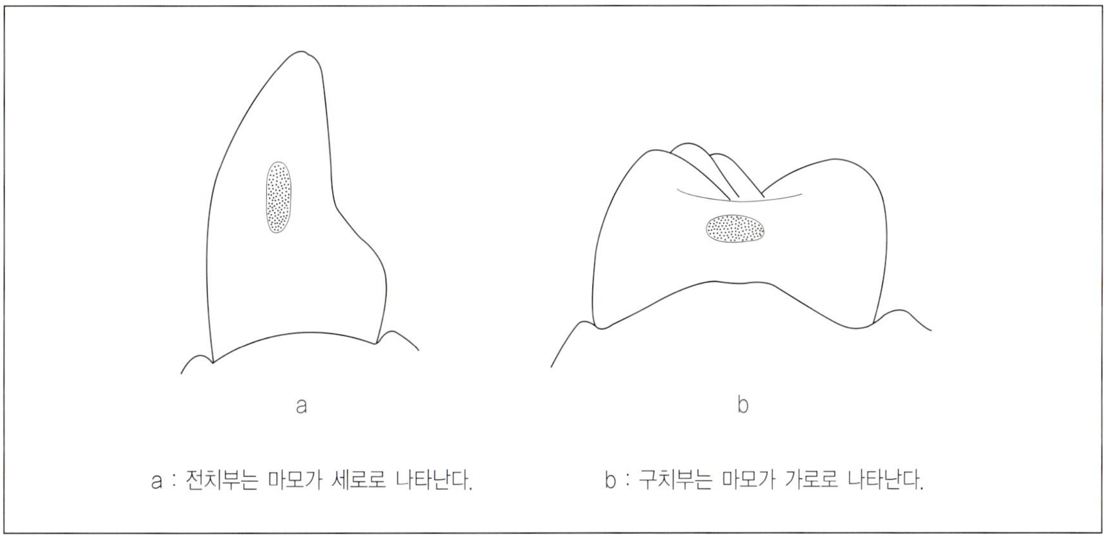

그림 1-54 접촉면의 마모형태

(1) 인접면 접촉점의 정상적인 위치

개인에 따라 차이는 있으나 일반적으로 치관의 직경(diameter)이 가장 긴 부분은 근 · 원심적으로 인접 치아와 접하는 면에서 이루어지게 된다.

a) 상 하적 위치 ; 이것은 일반적으로 교합 면보다 약간 낮은 위치(치관장의 교합면 측 1/5~1/3 부)에 가장 큰 풍융부가 형성되는데, 이것을 최대 풍융부라고 하며 이 부분에서 접촉되게 된다. 충전물에 부여하는 접촉점의 위치는 자연치와 접촉할 경우에는 서로 같이 하되 inlay나 보철물끼리 서로 접촉할 경우에는 약간 높게 형성한다. 그 위치가 너무 낮으면 food impaction이 용이하게 된다. 반대로 너무 높으면 food impaction의 염려는 적지만 접촉점 하부의 음식물 정체구역(impure zone)이 넓게 되므로 인접치가 자연치인 경우에는 우식을 유발하기 쉽다. 요컨데 인접치도 인공 수복물인 경우에는 접촉점이 다소 높아도 좋다.

b) 협 설적 위치 ; 구치의 경우 구치의 교합면의 협 설적인 방향에서 볼 때 협측 교두의 정상을 연결한 선과 교합면의 중심 열구(central groove), 즉 교합면의 중심부를 연결한 선과의 중간을 통과하는 가상선상에서 서로 접촉점을 이루어서 접촉하게 되는 것이 상례이다. 이 가상선은 일반적으로 협 설경을 3등분할 때 협측 3등분선과 대략 일치한다.

그렇게 함으로써 lingual embrasure는 buccal embrasure 보다 휠씬 넓게 된다.

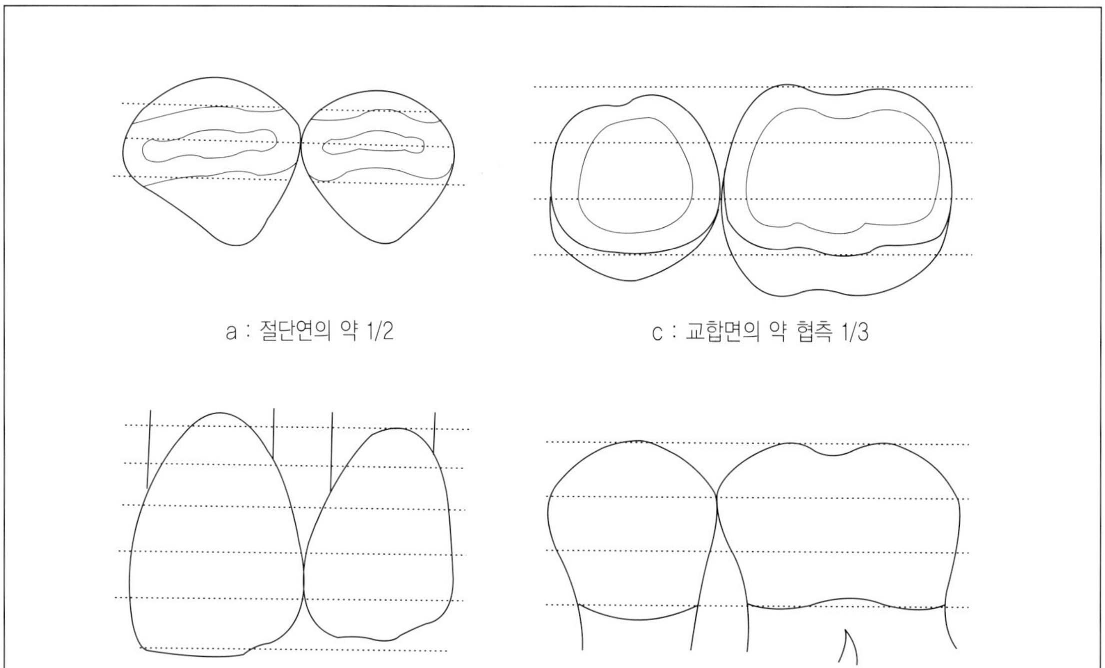

그림 1-55 정상 접촉점의 일반적 위치

(2) 인접면 접촉점의 기능(function of contact point)

a) 인접치(proximal tooth)와 서로 측방지지를 하는 역할을 한다.

치아는 언제든지 접촉점을 가지고 인접 치와 접촉해서 서로 의지해감으로써 정상적인 자기 위치를 고수할 수 있는 것인데, 만약에 filling body나 각종 보철적인 crown을 제작할 때에 이 정상적인 접촉점을 재현시켜 주지 못하여 접촉관계가 너무나 긴밀하면 반대 방향으로 그 치아는 밀릴 것이고 또 반대로 너무 느슨한 접촉 또는 전혀 접촉이 안 되었을 경우에는 접촉되는 방향으로 서로 양쪽에서 경사되므로 치아가 이동됨과 동시에 이로 인하여 dental caries나 periodontal disease가 발생할 우려가 있는 것이다.

b) 인접치아의 사이를 이루고 있는 치간 유두(interdental papilla)를 보호한다.

인접치 간에는 접촉점을 정점(top)으로 하고 치간 유두를 저변으로 하는 삼각공극(triangle space)이 형성되는 것인데 만약 접촉점이 느슨하게 되었거나 혹은 전혀 접촉을 못하게 서로 떨어져 있을 경우에는 음식 저작 시에 음식물이 이 치간의 접촉부분을 통과해서 용이하게 치간 삼각공극(interdental triangle space)에 체류하게 되므로 그 부분에 염증을 일으킬 우려도 있고 또한 dental caries를 일으킬 우려도 있다.

c) 접촉관계는 이루어졌지만 점상의 적은 면끼리 상호 접촉되지 못하고 넓은 면으로 접촉했을 경우에는 일단 이 접촉부분에 음식물 특히 섬유성 물질이 끼었을 때는 그것이 용이하게 접촉부를 통과하지 못하므로 interdental triangle space에 도달하지 못하게 되어 접촉면 사이에 점점 다량의 음식잔사(food debris)가 끼이게 된다. 이것은 치아를 양측으로 압박한다든지 또는 그 부분에 장기 체류한 음식물 잔사의 발효에 의해서 접촉부에 우식이 생기기 쉽고 또 음식물 잔사가 점점 치간에 축적되어서 치간유두를 압박하므로 여기에 점점 염증을 일으키게 된다.

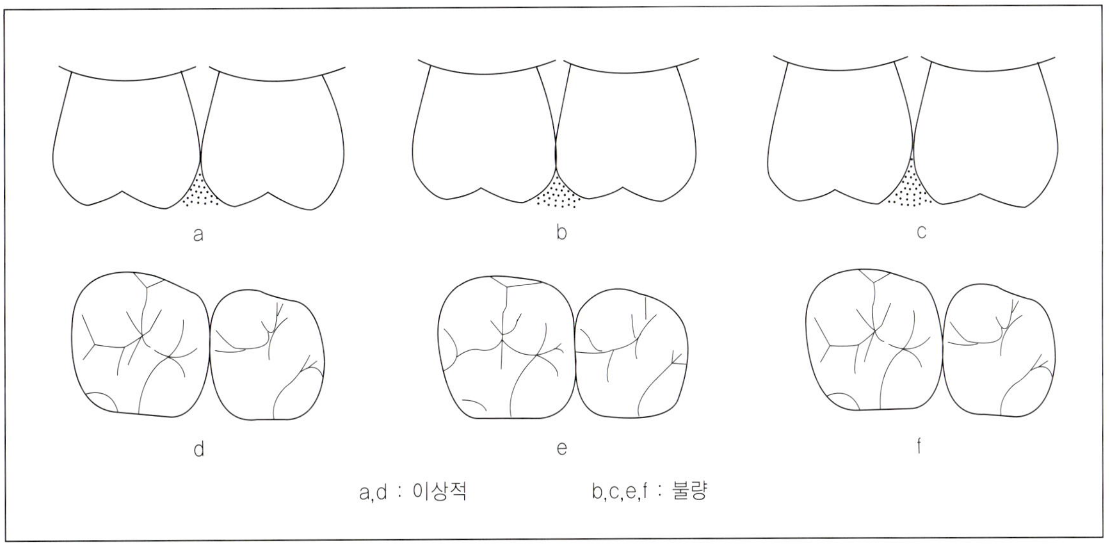

그림 1-56 contact relation

(3) 접촉점의 구비조건

이상과 같은 접촉점의 기능을 살펴 볼 때 접촉점은 적어도 다음과 같은 네가지 조건을 반드시 구비해야 한다.

a) 접촉점은 정상적인 위치에 설정되어야 한다.

b) 접촉이 견고하게 되어 있어야 한다. 저작시의 음식물 혹은 이물의 침범을 방지해서 그 하부에 있는 치은연 조직을 보호할 수 있어야 한다.

c) 접촉은 반드시 인접치의 접촉될 면의 상태와 유사한 형태의 완만한 돌면(突面) 끼리의 접촉에 의하여 이루어지는 점(point) 상태 내지 적은 면 상태로 되어야 한다.

d) 접촉점 부분은 절대로 매끈하게 형성되어야 한다. 그 면이 아무리 점상이라 할지라도 매끈하지 못하면 음식 잔유물 혹은 치석 또는 치태 등이 여기에 체류해서 발효하므로 역시 근접치에 dental caries를 일으킬 우려가 충분하다.

Check point

1. 수복물 변연과 와연과의 관계는.
2. 수복물 협 · 설면 풍융도의 형태는.
3. 교합면의 교두와 교합과의 관계는.
4. 수복물의 교합면 형성시 주의사항은.
5. 교합면의 fossa와 groove 형성, 변연융선부 형성을 설명하면.
6. 접촉부의 협설에서 본 상.하적 위치는.
7. 접촉점의 기능과 구비조건은.

Ⅱ. 각론

1장 금합금 inlay 제작

| 학습 목적 |

주조에 의한 금합금 inlay 제작을 위한 제작과정과 inlay wax와 금합금의 규격을 이해하며 inlay 수복물의 특성을 이해한다.

1. 주조에 의한 gold inlay 수복물의 제작
2. metal inlay의 장 · 단점

1장 금합금 inlay 제작

1. 주조에 의한 Gold inlay 수복물의 제작

1) Gold inlay 제작 과정

Gold inlay 보철물의 전 제작과정을 설명하고자하며, inlay 제작과정은 표 2-1과 같이 나눌 수도 있다.

Gold inlay 보철물 제작은 간접법을 주로 이용하는데 간접법은 환자 구강상태와 똑같은 작업모형을 제작하여 교합기에 부착하여 작업모형상에서 납형을 제작, 채득하는 방법을 말한다.

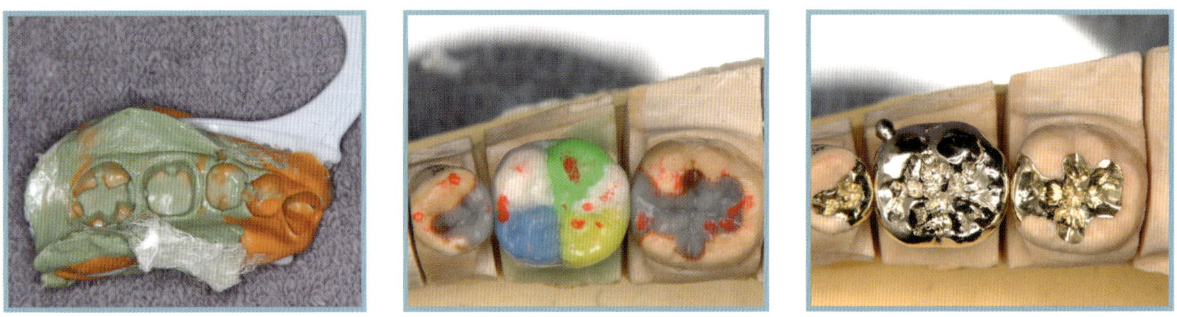

인상체 wax pattern 형성

그림 2-1 inlay보철물 제작

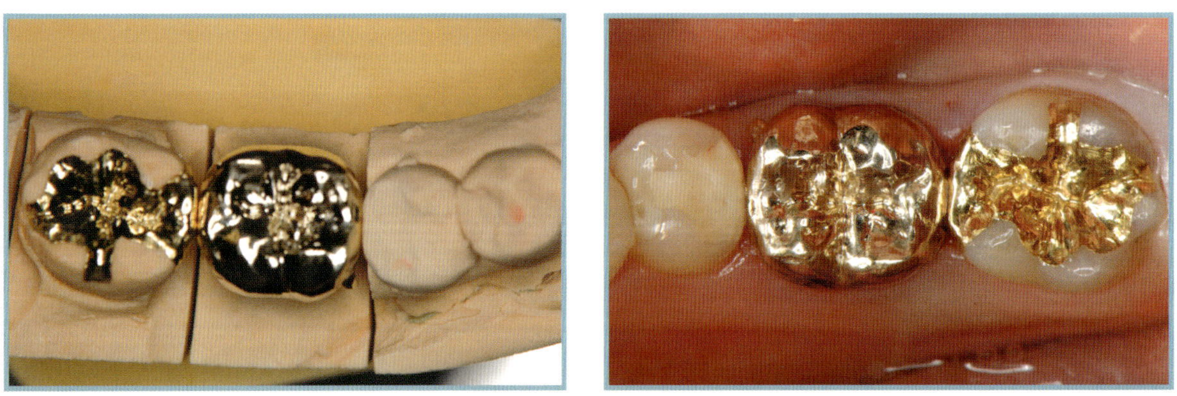

그림 2-2 작업모형상의 완성 inlay와 구강내에 장착된 inlay

표 2-1 Gold inlay 제작과정

순서	기공실 과정	치료실 과정
1		진찰개형 인상(snap impression)채득
2	개인 트레이(individual tray) 제작	연구모형(study cast제작) ① 진단(diagnosis) ② 개인 트레이(individual tray) 제작 ③ 와동형성(cavity preparation) ④ 최종인상(final impression)채득 ⑤ 가봉(假封, temporary sealing)
3	모형재 주입(model material pouring) 모형의 정비(model preparation)	
4	작업모형(working model) 대합치모형(opposing model) 치형분할(die sawing)	
5	모형부착(model mounting)	
6	치형다듬질(die trimming) 표면경화제 도포 die spacer 도포	
7	납형(wax) 제작	
8	주입선 설치	
9	매몰(investing)	
10	소환(burn out)	
11	주조(casting)	
12	급냉(quenching)	
13	세척 및 산욕(cleaning and pickling)	
14	적합(adaptation)	
15	연마(polishing and finishing)	
16	경화열처리(heat hardening treatment)	
17		합착(cementation)

(1) 인상(印象, impression)

구강 조직의 공간적인 관계를 정확하게 기록하는 것으로 인상체는 구강 조직의 음형(陰型, negative index)으로 모형 재료를 부어서 경화시켜 양형(陽型, positive replica)의 모형을 얻는다.

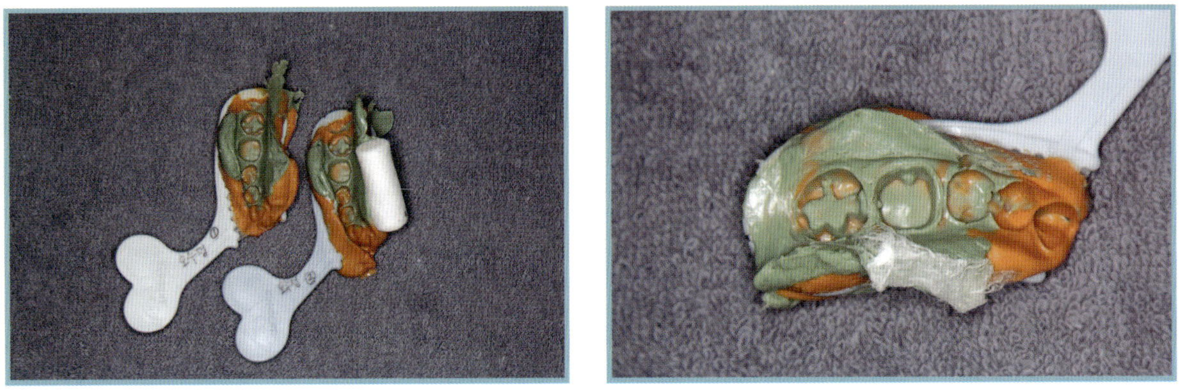

그림 2-3 수복할 와동이 형성된 최종 인상체

(2) 작업모형(作業模型, woking cast)

inlay보철물을 제작할 경우에는 대체적으로 간접법을 이용한다. 보철물의 제작 대부분의 기공과정이 실제 치아를 대신하는 석고 모형 상에서 진행되어진다. 이것은 최종 인상으로부터 얻어지는 모형이며 이 모형으로 작업이 이루어 진다.

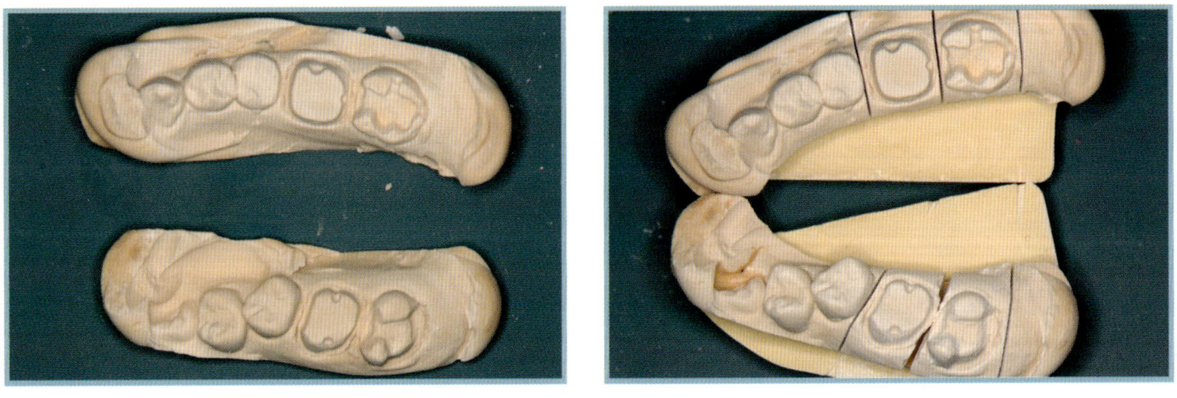

그림 2-4 최종 인상체로부터 제작된 작업모형

(3) 치형 분할(die sawing)

치열 모형으로부터 치형을 분리하거나 끼울 수 있도록 작업하는 과정이다. 지형분할 작업시 지대치와 인접치가 손상되지 않도록 석고 톱 disk등으로 모형을 잘라주는 것.(그림 2-5)

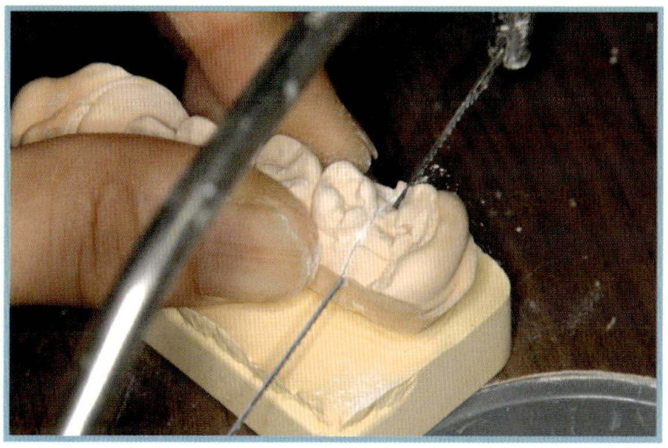

톱을 이용한 분할 (교합면에서)

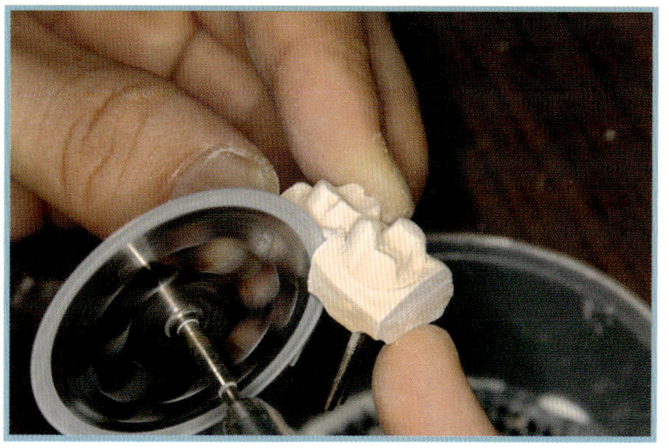

Disk를 이용한 분할 (기저부에서)

그림 2-5 치형분할

(4) 치형 다듬질(die trimming)

치형의 cervical finishing line을 정확하게 노출시키기 위하여 조작하는 과정으로 gingival margin을 정확히 재현하고 납형을 채득할 때 over margin이나 under margin을 방지하기 위해 하는 과정이다. 치형을 다듬질한 다음 변연부가 손상되지 않도록 조심스럽게 making pencil로 margin을 그려준다.(그림 2-6)

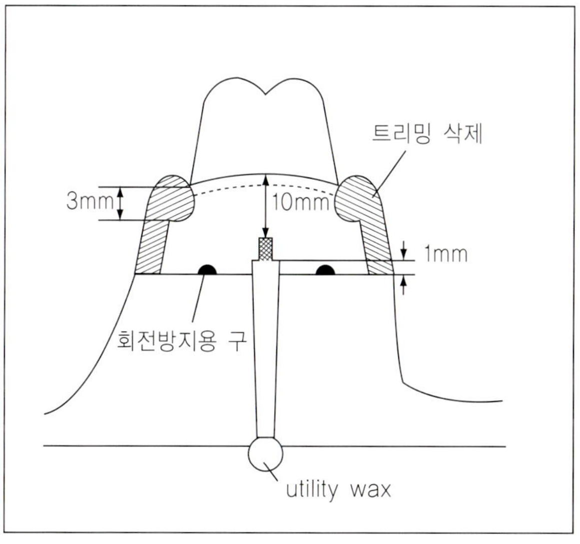

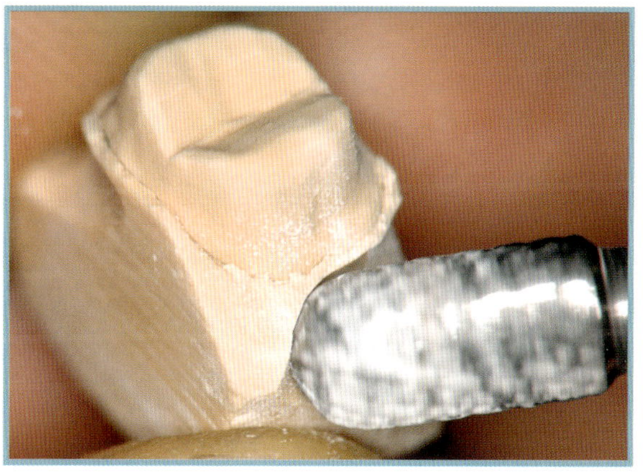

그림 2-6 die trimming하는 과정

(5) 표면 경화제 도포

경석고 치형의 경우 마모에 약하므로 작업과정에서 모형의 손상을 방지하기 위하여 표면에 표면 경화제(die harder)를 도포해 줌으로써 강도를 부여하는 것이다.(그림 2-7)

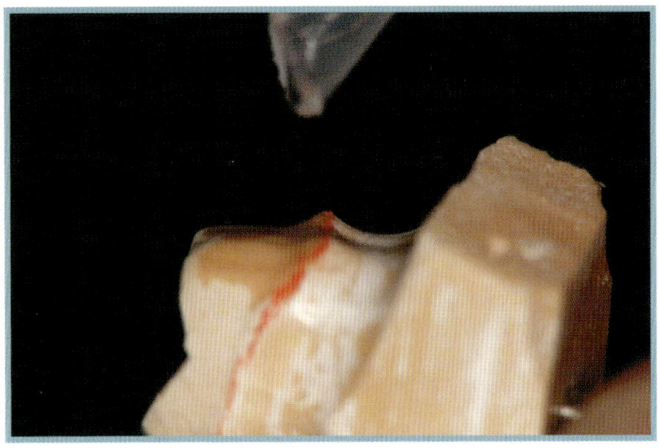

표면 경화제도포

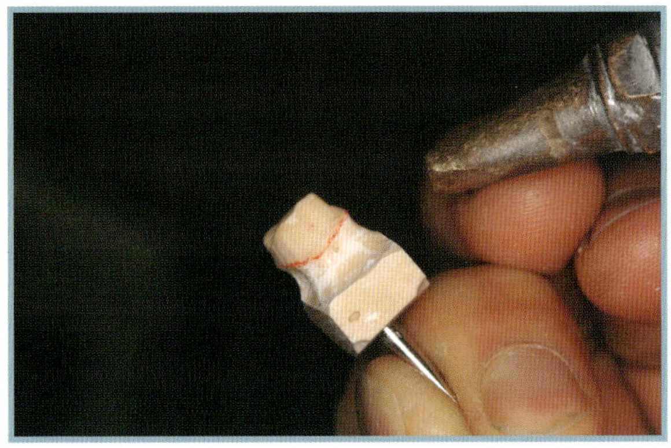

공기분사기로 건조

그림 2-7

(6) 납형(wax pattern)

주조수복물의 전구물로써 inlay wax로 재현한 것(그림 2-8)

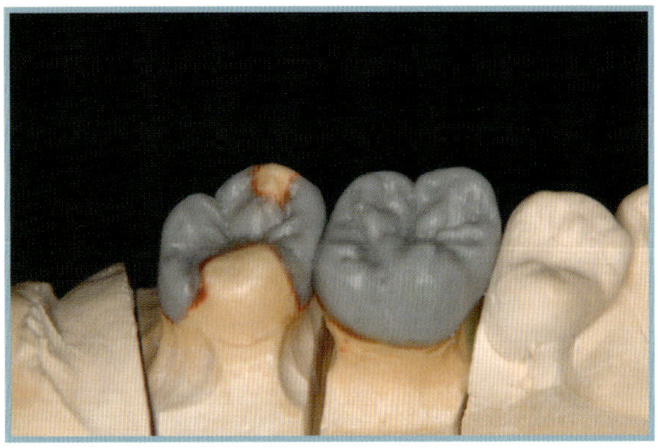

모형에 완성된 납형

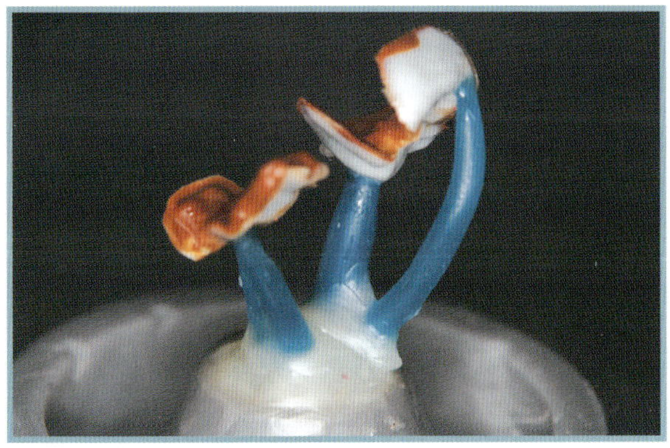

완성된 납형에 주입선이 설치된 상태

그림 2-8 납형채득

(7) 주입선 부착(spruing)

납형 구조물을 주조체로 재형성키 위한 과정 중 주형 내에 용융금속을 주입하기위한 주로를 형성해 주는 설치물의 부착

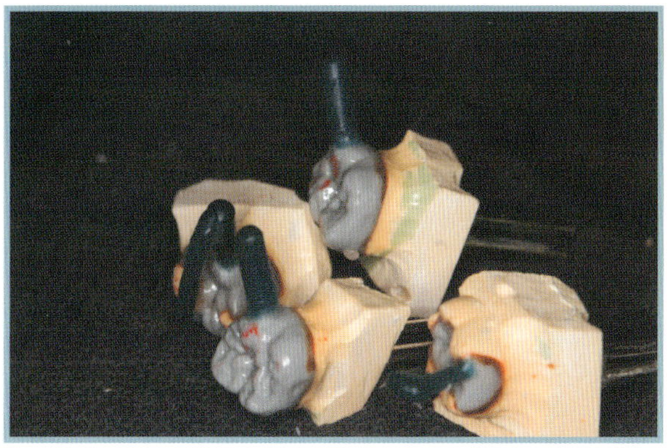

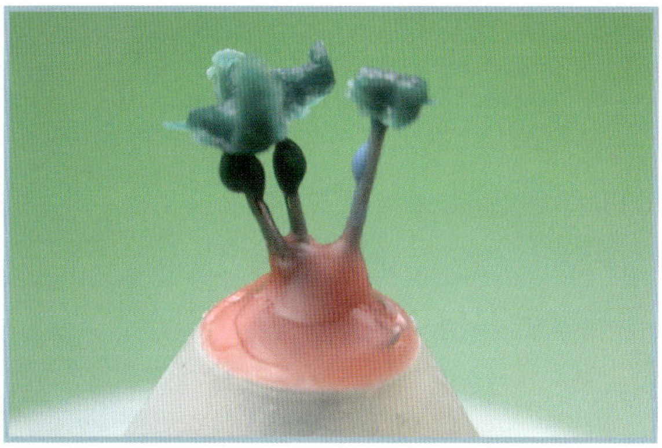

그림 2-9 주입선이 설치된 납형

(8) 매몰(investing)

원추대에 부착된 납형을 주조링 내에 위치시켜 주조링 내면을 내화성 매몰재로 채우는 과정이다.

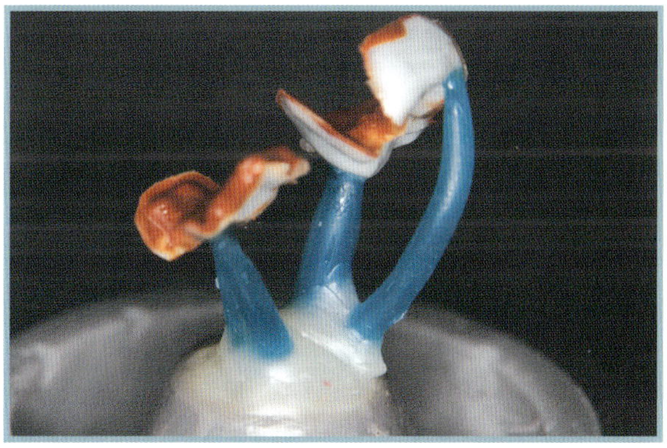

원추대에 부착된 납형

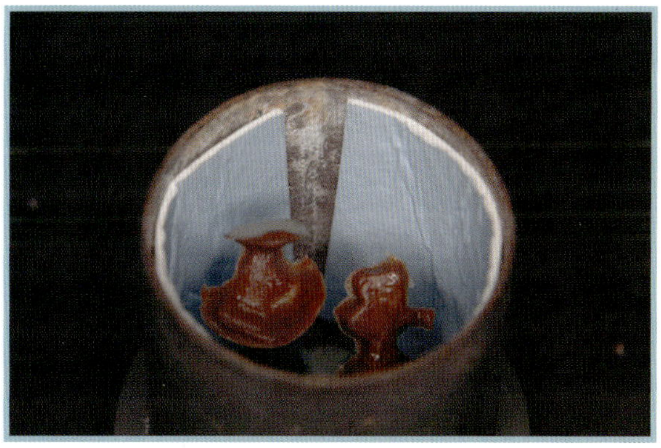

원추대에 ring이 안착된 상태

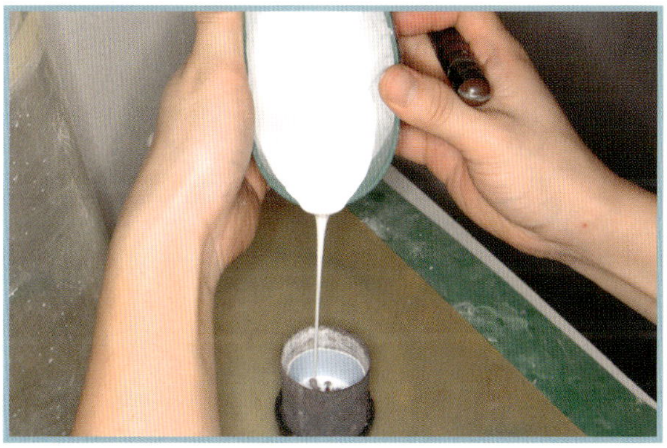

매몰재를 채우는 모습

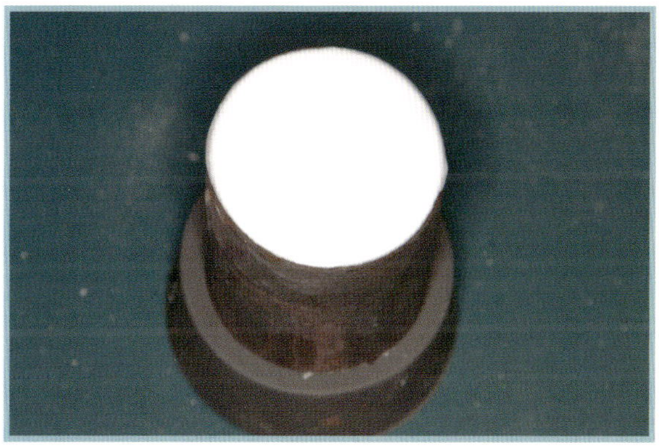

매몰재가 채워진 상태의 완료된 ring

그림 2-10 매몰과정

(9) 소환(burn out)

매몰된 ring에 주조체가 주조되도록 주형을 형성하는 과정

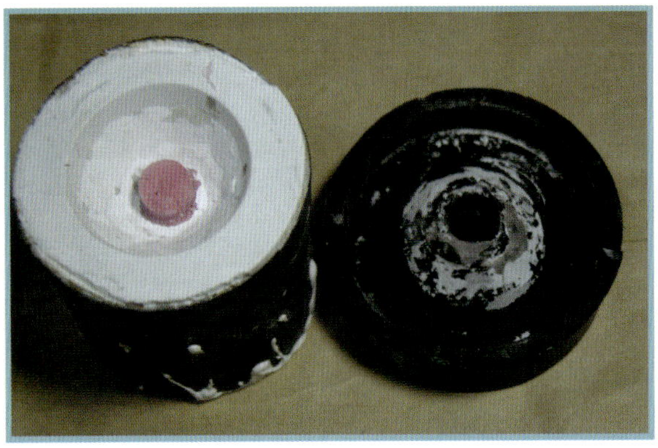
매몰된 ring에서 원추대를 제거

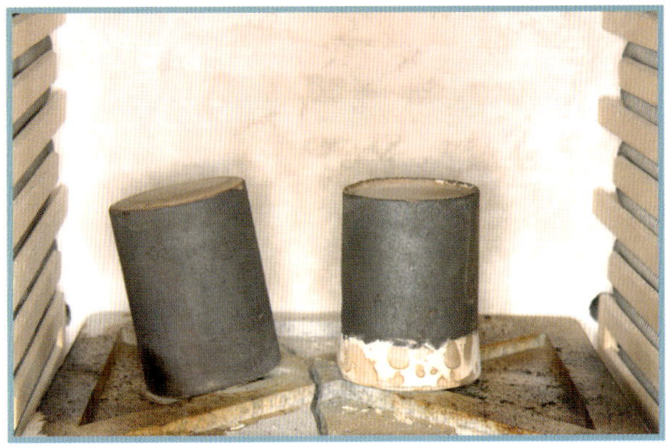
소환로에 안착된 주조 ring

그림 2-11 전기로에 의한 소환과정

(10) 주조(casting)

형성된 주형 내로 용융된 금속을 주입시키는 과정(그림 2-12)

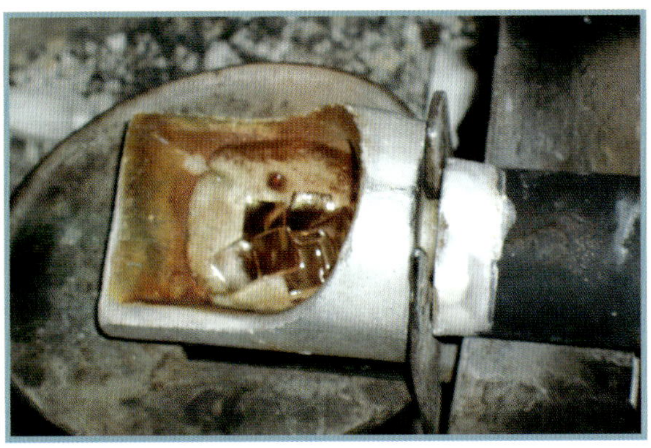
불대를 도가니에 집중시켜 금속을 녹인다.

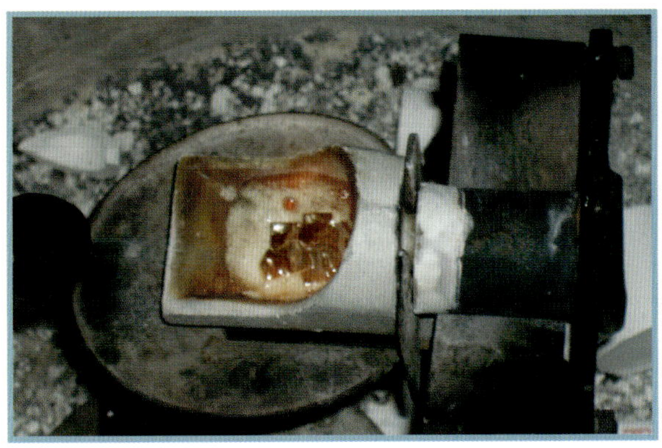
ingot가 무너지면서 그 형체를 잃어간다.

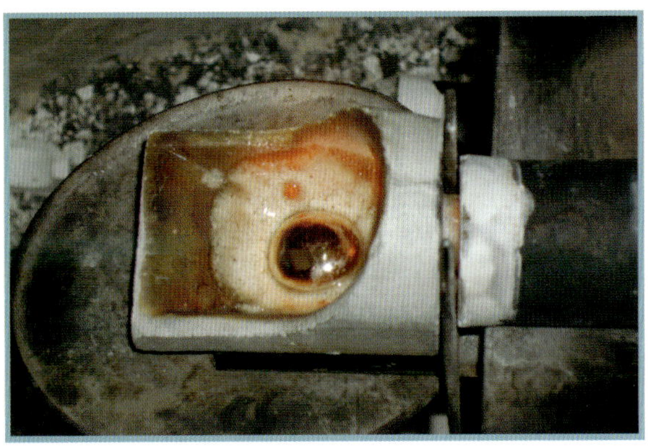
완전히 용융된 금속

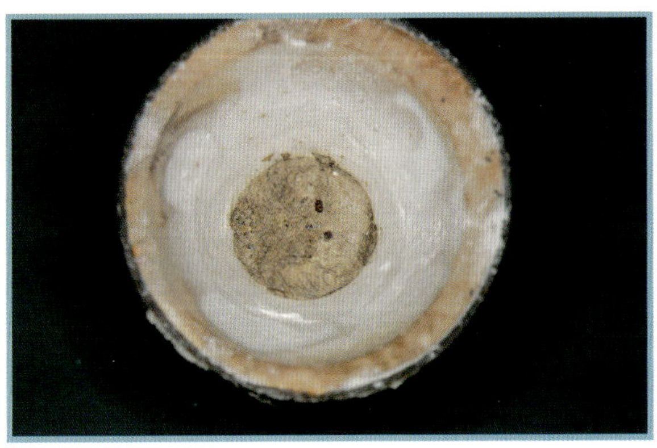
button

그림 2-12

(11) 매몰재 제거

주조 완료후 매몰재 제거

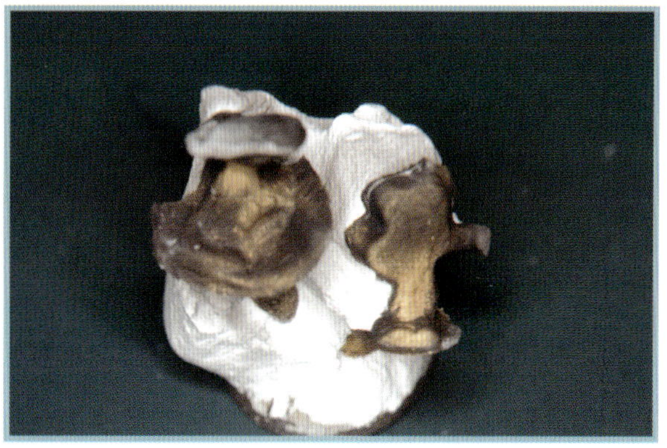

그림 2-13 주조체를 얻기 위해 매몰재 제거

(12) 주조 체 세척

주조 체에 남은 매몰 재 잔유 물과 이물질을 세척

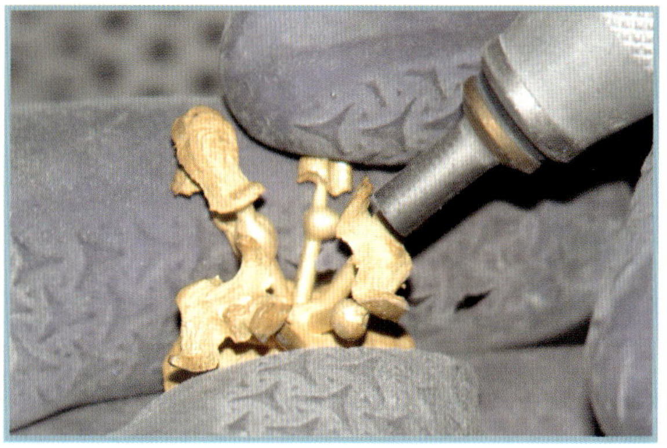

그림 2-14 주조체 잔유물 제거

(13) 산욕처리(picking)

산 용액 내에 주조 체를 넣어 금속표면의 산화 막을 제거하는 과정

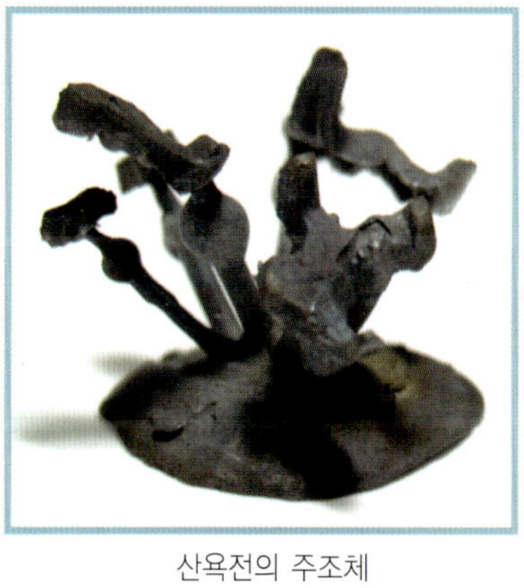

산욕전의 주조체

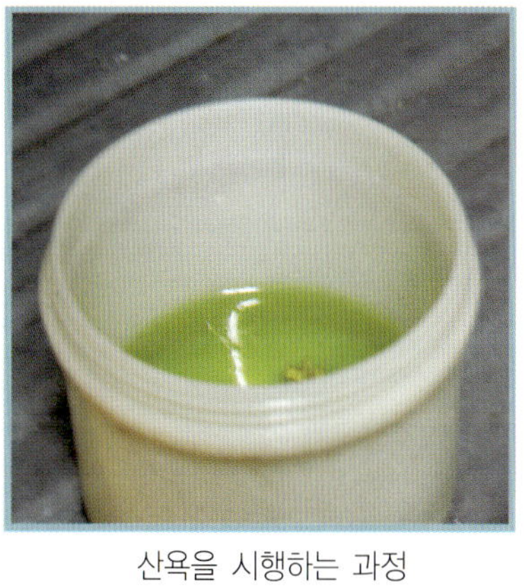

산욕을 시행하는 과정

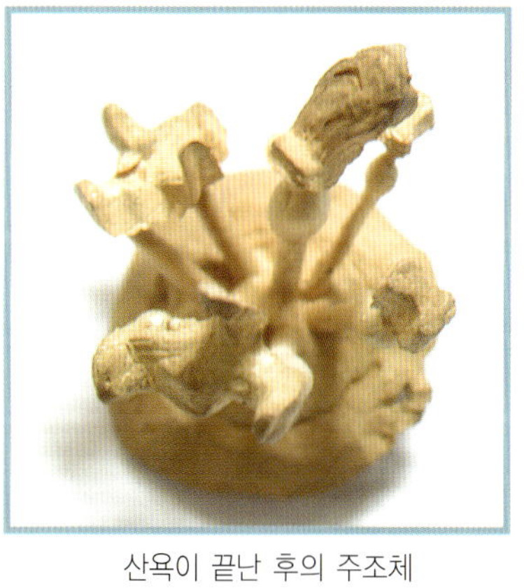

산욕이 끝난 후의 주조체

그림 2-15 산욕처리

(14) 치형 상에 주조 체 시적(trying on the die, adaptation)

주조된 금속 구조물의 주조체가 치형상에 정밀하게 적합되도록 하는 과정

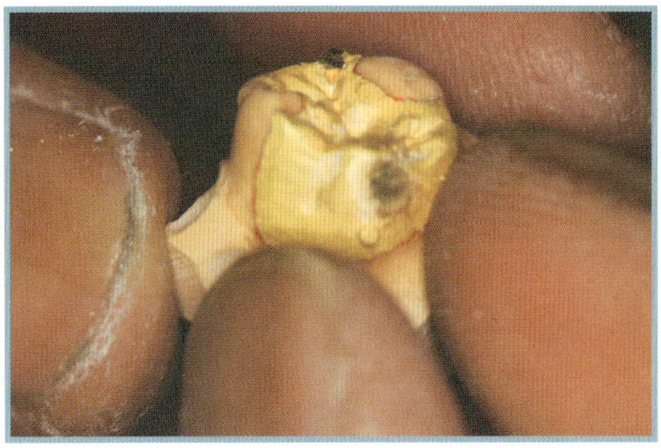

치형상에 시적하여 margin 적합도 검사

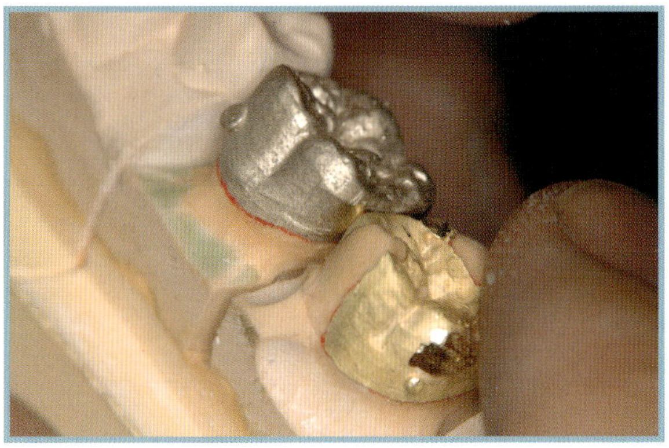

작업모형상에 시적하여 contact 검사

그림 2-16 치형상과 작업모형상에 시적

(15) 연마(polishing)

주조된 주조 체에서 기타 부분을 제외하고 주조체 수복물만을 제거한 것으로 거친 표면의 평활, 광택 등 기능적 재현을 위해 형성 다듬질 하는 것.

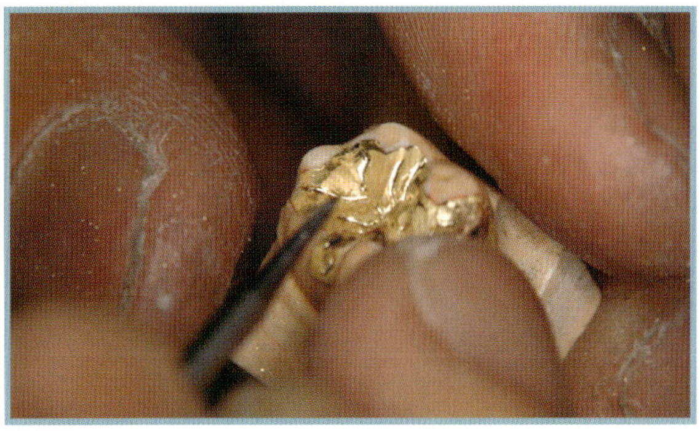

융선 연마

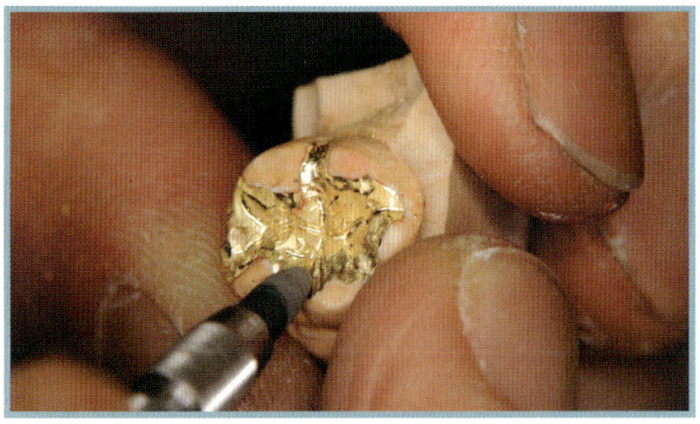

inlay 변연 연마

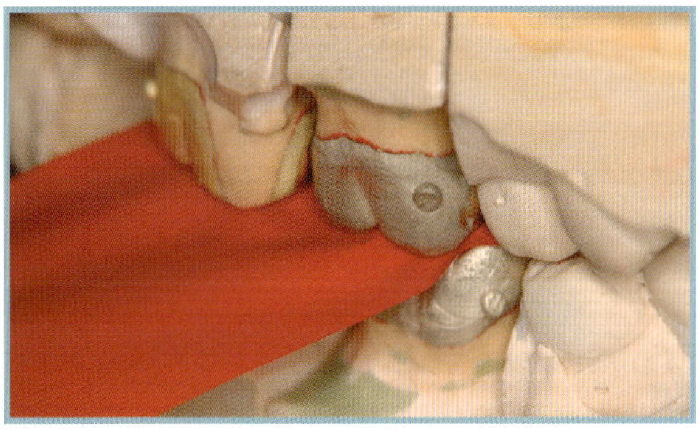

교합지를 이용한 교합교정

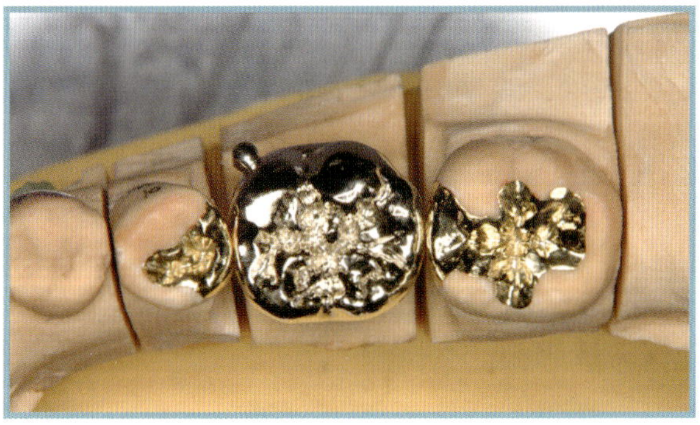

최종연마되어 작업모형상에서 시적된 inlay

그림 2-17 주조체 연마

(16) 구강 내 장착(시적, adaptation)

연마가 완료된 수복물을 구강 내에 적응케 하는 것.

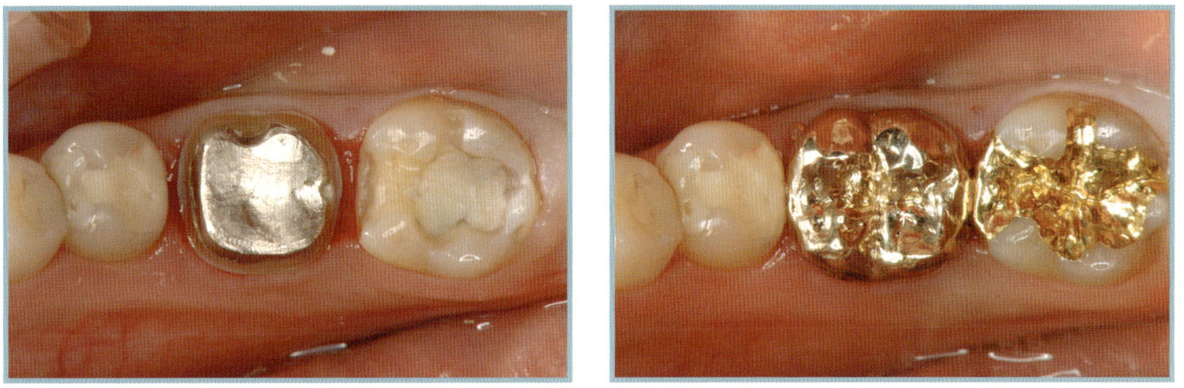

그림 2-18 치료 전의 구강 내와 최종 접착된 상태

대략 이상과 같은 과정을 거쳐서 gold inlay는 제작되어지는데 inlay뿐만 아니라 대부분의 치과보철물들은 양형과 음형을 반복해 가며 제작된다. 제작자는 특히 재료의 물리적 화학적 성질에 대한 지식을 갖추어야 제작과정에서 오는 변형을 최소화 할 수 있을 것이다.

보철물 제작에 있어서 요구되어지는 것은 기능 회복이다. 환자와 치과의사 및 치과기공사의 관계가 얼마나 잘 이루어지느냐에 따라 기능적 회복의 충족 정도가 달라진다. 치과기공사나 치의사는 기술적 관계를 잘 이루어야 하고 치과기공사는 충분한 기초지식을 가지고 숙련되어야 충분한 만족을 느낄 수 있는 치과 수복물을 제작할 수 있을 것이다.

2) Inlay wax와 금합금의 규격

(1) inlay wax : A.D.A 규격 No.4

① type Ⅰ - 직접적으로 구강 내 온도에서 조각용이

② type Ⅱ - 간접적으로 실온에서 조각용이

(2) 주조금 합금 : A.D.A 규격 No.5

① type Ⅰ 80~90%(14K) - 단순와동 inlay

② type Ⅱ 73~83%(18K) - 일반 복잡와동 inlay 또는 single crown

③ type Ⅲ 71~80%(16K) - crown bridge

④ type Ⅳ 62~71%(14K) - partial denture frame

3) Inlay 제작 재료

(1) 금속

① 귀금속 합금

② 비 귀금속 합금

(2) 도재 (porcelain)

(3) dental resin

(4) composite resin

2. Metal inlay의 장 · 단점

1) 장점

(1) 모든 치관일부 수복물 중에서 가장 견고하므로 단순와동(simple cavity)에는 물론 복잡 광범위한 결손부 수복에도 쉽게 적용 가능하며 또한 bridge abutment로 사용하거나 치아 연속 고정용 부목(teeth splinting)으로도 사용된다.

(2) indirect method로 납형을 채득하면 복잡 광범위한 와동이라도 회복이 가능하며 환자의 진료 시간(chair time)을 짧게 할 수 있다.

(3) 형태의 조절이나 polishing 등을 구강 외에서 시행할 수 있으므로 교합(occlusion)이나 접촉관계(contact relation)의 조절, 또는 치경 부 마진(cervical margin) 등의 적합을 용의 주도하게 할 수 있다.

(4) gold alloy은 marginal strength가 강하므로 cavity margin을 훌륭히 보호할 수 있다.

(5) 교합 압(bite pressure)에 강하다.

(6) gold alloy의 경우 치수(pulp)에 대한 열적 반응(thermal reaction)이 양호하다.

(7) gold alloy은 구강 내에서 산화나 부식 등에 대한 화학적인 내구성이 강하다.

(8) gold alloy은 치수(pulp)에 대한 자극이 거의 없고 온도 전도성이 치아경조직과 큰 차이가 없으며 교합시의 금속성 불쾌감도 거의 없다.

(9) gold alloy은 구강 내에서 온열적인 팽창수축이 거의 없다.

2) 단점

(1) 성형 충전(plastic filling)의 경우에 비하여 환자의 내원회수가 많아지고 긴 제작시간을 요한다.

(2) 합착(cementation)을 하였을 때 와벽(cavity wall)과의 사이에 시멘트(cement) 층이 게재하게

된다. 특히 주조 수축 조절이 불충분 하였을 경우 margin부에 시멘트(cement) 층이 뚜렷이 나타날 때에는 이것이 큰 약점이 될 수 있으며 치아우식이나 치질질환의 2차 원인이 되기도 한다.

(3) gold inlay의 color는 자연치아의 색과 다르므로 심미적 우수성이 떨어진다.

(4) undercut retention을 얻을 수 없으므로 성형충전(plastic filling) 등에 비해 외력에 대한 유지력이 약한 경우가 많다.

Check point

1. inlay 제작과정은.
2. inlay 제작용 inlay wax성질은.
3. inlay 제작용 금합금은.
4. metal inlay의 장 · 단점은.

Ⅱ. 각론

2장 인 상

| 학습 목적 |

인상재의 종류와 특성에 관한 전반적인 내용을 이해하며 인상채득 및 인상 트레이의 중요성을 인식한다.

1. 인상 채득
2. 인상 트레이(impression tray)

2장 인상

1. 인상 채득

1) 인상 채득의 개요

인상(impression)이란 날인(imprint)혹은 음각(negative likeness)을 말한다. 사용된 재료에 따라 경화된 인상체가 딱딱하거나 탄성(elastic)이 있다. 주조 수복물을 위해 사용되는 인상 재는 구강에서 제거 시 연성이 있는 것이다. 치아 및 주위 조직의 인상 체를 음형으로부터 양형인 모형(cast)이 만들어진다.

inlay를 제작함에 있어 간접법(間接法,indirect technique)은 치과임상에 큰 혜택이 되어 왔다. 이 방법은 수복물 제작과 관련된 대부분의 기공과정이 치료실 밖에서 즉 실제 치아를 대신하는 모형에서 행해질 수 있게 한다. 수복물이 정확히 맞으려면, 그것이 만들어질 모형은 구강 내에 형성된 와동을 정확히 복제한 와동의 인상체여야만 한다.

인상채득은 수복치료의 한 분야이며, 변형이 쉽게 올수 있는 기초단계로서 인상 체의 부적절한 취급이나 모형제작 과정까지의 시간경과로 인해서 변형되기도 한다.

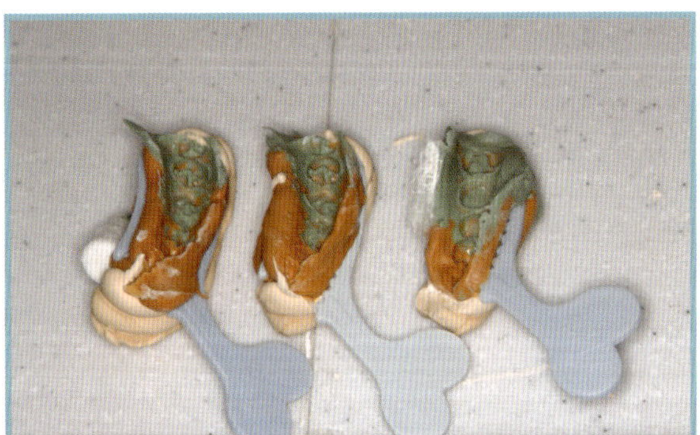

구치부 인상체

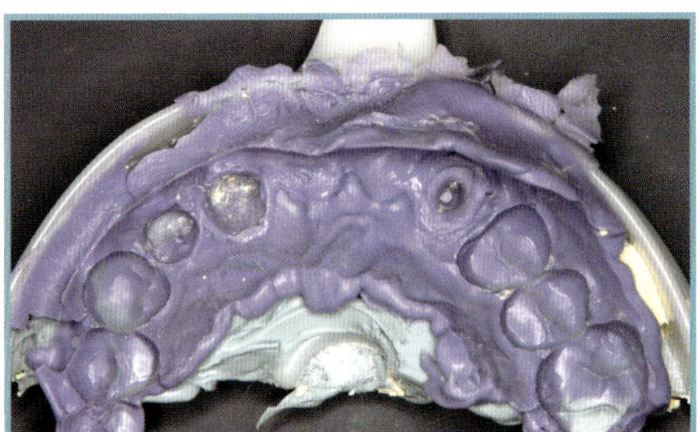

전치부 post crown

그림 2-19

주조 수복물을 위한 인상은 다음 요구조건을 만족시켜야 한다.

(1) 인상은 치과의사나 기공사가 finish line의 위치와 형태를 확실히 알 수 있도록 preparation을 한 다음 uncut tooth surface와 삭제된 치아(prepared tooth)를 정확하게 복제해야 한다.

(2) 적절한 모형의 접합과 수복물의 외형을 얻기 위해 삭제된 치아(prepared tooth)의 인접치아 및 조직 역시 정확히 재현되어야 한다.

(3) 특히 finish line과 다른 치아의 교합면에 기포가 없어야 한다. 인상은 양형 또는 인기된 조직의 모형(model)과 치형(die)을 얻기 위해 채득한다. 생명력을 지닌 보철물을 제작하기 위해서는 정밀하고 정확한 인상채득이 전제되어야 한다.

고도의 기술을 지닌 치과기공사가 보철물을 제작한다 하더라도 부정확한 인상 체에서 얻어진 작업모형으로 제작한 보철물은 보철물로서의 가치를 상실하게 된다. 따라서 치료실에서 도 이 점을 인지하여 인상채득의 기술를 축적하여 심여를 기울리고 있다.

치료실에서는 인상을 채득하기 전에 다음의 내용을 염두에 두어야 한다.

① 어떤 재료를 사용 하는가

② 어느 곳을 인기하는가(무치악, 유치악, 개개치아 등)

③ 인상의 목적이 무엇인가(총의치, 국소의치, 관교의치 , inlay 등)

또한 인상을 채득하기 위해서는 트레이를 반드시 필요로 하는데, 인상 트레이는 구강까지 인상재료를 운반하기 위해 그리고 인기하는 조직면에 재료를 국한시키기 위해 또 인상재가 형태를 갖추면서 경화하는 동안 인상재료를 통제하기 위해 사용하는 장치물이다. 트레이는 기성 트레이와 개인 트레이로 크게 나눈다.

인상을 채득한 후 만드는 모형(model, cast)은 구강 상태와 동일한 양형을 말하며, 모형은 자연치와 지대치, 그리고 인접조직을 포함하는 악궁의 일부를 재생한 양형이다. 보통 모형은 무치악, 유치악 그리고 두 개 또는 그 이상의 치아를 포함하는 유치악의 일부분을 재생한다.

인상은 1차 인상과 2차 인상으로 나누어진다. 1차 인상(first, preliminary impression)은 개형인상(snap impression)이라 하며 2차 인상(secondary, final impression)은 기능인상(functional impression)이라 한다.

치형(die)은 금속 또는 특별히 개량한 초경석고로 구강내의 지대치를 재현한 양형이다. 다시 말해서 치형은 보철물을 제작하기 위하여 치과의사에 의해 지대치로 형성된 한 개 치아의 모형이다.

2) 인상재

(1) 인상재의 요구조건

① 인상재료의 기능은 구강 조직의 공간적인 관계를 정확히 기록하는 것이다.

② 인상 재료는 여러 가지가 있지만 재료마다 적응 사항이 다르므로 각각의 적응 사항에 맞는 재료를 선택하여야 한다. 다음에 열거하는 것들은 이상적인 인상 재료가 갖추어야 할 요구 사항이다.

첫째, 조작이 용이하고 가격이 적당할 것.

둘째, 적당한 유동성(flow properties)을 가질 것.

셋째, 적절한 경화시간을 가질 것.

넷째, 제거하는 동안 찢어지거나 영구 변형되지 않을 정도의 충분한 기계적 강도를 가질 것.

다섯째, 크기의 정확도가 있을 것.

여섯째, 환자에게 거부감을 주지 않을 것.

일곱째, 안전성(독성 및 자극성이 없는 것)이 있을 것.

여덟째, 치형 및 모형 재료와 적합성이 있을 것.

아홉째, 보관성이 양호할 것, 즉 보관 중 변형되지 않을 것.

(2) 인상재의 종류

① 인상재의 경화 기전에 의한 분류

a) 화학적 반응(chemical reaction)에 의해 경화되는 인상재 : 비가역성 인상재(irreversible impression material)

ⓐ plaster of paris

ⓑ zinc oxide eugenol paste

ⓒ rubber base impression material

- polysulfide rubber base
- silicone rubber base
- polyether rubber base

ⓓ Alginate

b) thermoplastic impression material : 가역성 인상재(reversible impression material)

ⓐ reversible hydrocolloid

ⓑ impression compound

ⓒ impression wax

② 인상재의 성질에 의한 분류

a) elastic impression materials : ( )

ⓐ hydrocolloids

- reversible hydrocolloid(agar-agar)
- irreversible hydrocolloid(alginate)

ⓑ rubber base

- polysulfide
- silicone
- polyether

b) nonelastic impression materials : (비탄성 인상재)

ⓐ plaster of paris

ⓑ zinc oxide eugenol paste

ⓒ modelling compound

ⓓ impression wax

③ 경화 반응시 압력의 유무에 따라

a) pressure impression material : (가압 인상재)

ⓐ rubber base

ⓑ alginate

ⓒ modelling compound

b) non-pressure impression material : (비가압 인상재)

ⓐ agar agar

ⓑ impression plaster

ⓒ zine oxide eugenol paste

2. 인상 트레이 (impression tray)

인상 트레이는 구강조직을 인기하는 동안 그 부위에 인상재료를 고정시키기 위해 사용하는 용기이다. 인상 트레이는 기성품(stock tray)을 구입하기도 하고 환자 개인을 위해 맞춤제작(individual 또는 custom tray)을 하여 사용하기도 한다. 유용하게 사용할 수 있는 기성 트레이는 여러 제조회사에서 만들어 시판중이다.

트레이의 형태는 재료에 따라 다르게 제작된다. 예를 들어 alginate를 사용할 수 있도록 설계한 트레이는 인상재료를 결합 유지하기 위해 유지공(perforated tray)을 뚫던가 함몰부위(rim-lock tray)를 형성하여 기계적 결합을 얻게 한다. 반면 인상용 석고와 compound를 위한 트레이는 유지장치가 없다. 또한 가역성 한천인상재를 사용하도록 설계된 트레이는 순환하는 물에 의해 트레이가 냉각(water cooled tray)하도록 tube가 부착되어 있다.

기성 트레이는 금속이나 일회용으로 쓸 수있는 플라스틱으로 제작되어 졌으며 살균 소독 후 재사용할 수 있다. 기성 트레이는 stopper가 없으므로 트레이와 치열과의 사이에 인상재가 들어갈 공간을 고려하여야만 한다. 기성 트레이는 주로 1차 인상채득에 사용되고 개인(맞춤) 트레이는 2차 인상채득에 사용한다. 대부분의 기성 트레이는 모든 환자에게 사용할 수 있으나, 개인 트레이는 한 환자에게만 사용한다.

1) 기성 트레이

평균적인 유치악이나 무치악의 형태에 맞추어 제작되어진 트레이를 말한다. 트레이는 재질, 인상재의 종류, 인상채득 영역 및 치아의 잔존 상태 등에 따라 다양한 종류의 트레이가 사용되어 진다.

(1) 형태에 의한 분류

① 악궁별

- 상악용 트레이 : 구개부가 있으므로 원형, 사다리꼴, 띠모양으로 되어있다.
- 하악용 트레이 : 혀가 닿기 때문에 이 부분을 제외한 U자형으로 되어있다.

② 영역별

- 전악용 트레이 : 상악 또는 하악 전체를 인상할 수 있다.
- 부분악용 트레이 : 부분적인 치열을 인상할 수 있다.
- 개개치형 트레이 : 1개 치아를 인상할 수 있다.

③ 치아의 잔존, 결손 상태별

- 유치악용 트레이 : 치아가 있는 상태의 인상을 위하여 사용된다.
- 무치악용 트레이 : 치아가 없는 상태의 인상을 위하여 사용된다.
- 전치 잔존용 트레이 : 치아가 있는 전치부는 깊고 치아가 없는 구치부는 얕게 형성되어 있다.

(2) 인상재를 유지하는 기구에 의한 분류

① 망(mesh) 트레이 : 가는 놋쇠 선(wire)으로 그물코 모양으로 제작되어 있다.
② 유공(perforate) 트레이 : 다양한 형태와 다수의 구멍이 있다.
③ rim lock tray : 테두리 안쪽에 뚝 모양의 융기부가 있다.
④ 수냉식 트레이(water cooled tray)도 rim lock의 구조를 갖는다.

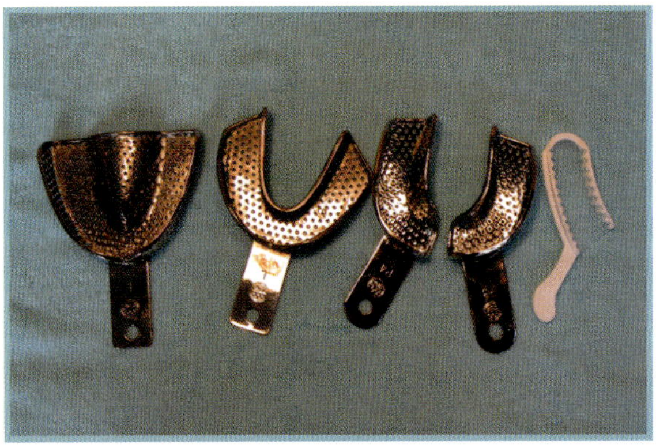

그림 2-20 기성트레이

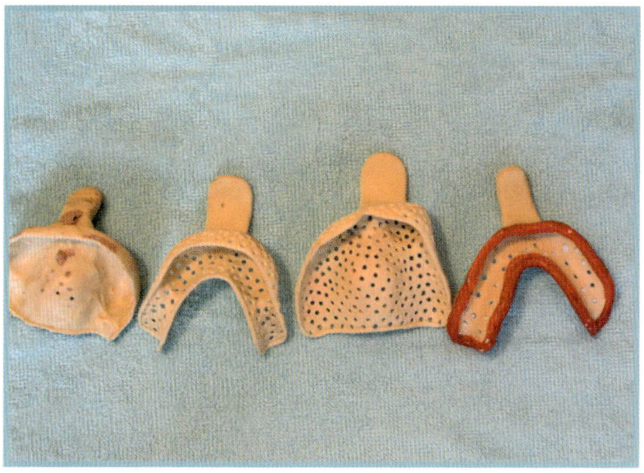

그림 2-21 개인 tray

2) 개인 트레이 (individual tray, custom tray)

개인 트레이는 환자 개개인의 구강에 적합한 구강내 조건에 맞도록 제작한 트레이를 말한다. 각 증례에 따라 치열 지대치, 무치악 인상용 트레이가 있으며 과거에는 copper band나 알루미늄 캡을 이용하여 개개 치아 인상을 채득하였으나 현재는 인상재의 발달로 대부분 한번에 전 악궁의 인상을 채득한다.

(1) 개인 트레이의 종류 및 요구조건

개인 트레이의 제작 재료로는 shellac base plate, modelling compound, acrylic resin 등이 있으나 트레이는 견고하고 변형이 없어야 하므로 현재는 acrylic resin tray가 가장 많이 쓰인다.

현재 개인 트레이는 2차 인상을 채득하기 위해 사용되고 2차 인상재는 비교적 변형이 적은 rubber base가 주로 사용되며 인상재의 두께는 2~3mm의 균일하고 일정한 두께를 가질 수 있도록 제작되어야하며 인상재의 종류에 따라서 인상재 두께가 다르므로 일정한 두께를 가져야 한다.

(2) 개개치형 트레이

copper band, direct resin 등으로 제작하여 개개 치아의 인상을 채득하기 위하여 만들어진 트레이를 말하는 것으로써 과거에는 사용하였으나 현재는 다양하고 정밀도가 높은 인상재의 발달로 거의 사용하지 않는다.

3) 개인 트레이 및 resin cap 제작법

(1) 개요

정확한 모형을 얻기 위해서는 개인 트레이로 인상채득을 해야 한다. 개인 트레이는 인상체를 좀 더 정확히 제작하기 위해 인상 재료의 균일한 두께를 부여하는 유리한 점이 있다.

흔히 개인 트레이는 악궁의 일부분의 인상을 위해서도 만들어진다. 진단모형은 환자의 구강내의 정보를 얻기위해서나 개인 트레이를 제작하기 위해 사용한다. 대부분은 개인 트레이의 제작을 위해 사용한다.

통상적으로 개인 트레이는 자가온성 레진으로 제작하며 모형에 정확하게 적합시키기 위해 병상(dough stage)의 레진을 판상으로 만들어 사용한다. 그 외에도 개인 트레이 제작 재료는 self curing acrylic resin, shellac baseplate, modelling compound typeⅡ 등을 사용한다. 그러므로 여기서는 이들 재료들 중 재료학적 측면에서 가장 좋은 재료로 평가되어 널리 사용되고 있는 레진으로 제작하는 개인 트레이와 개개치형 인상용으로 사용하는 resin cap 제작방법에 대해 서술한다.

(2) 개인 트레이 제작 방법

① 기성 트레이로 1차 인상채득 후 석고를 주입하여 진단모형을 제작하고 트레이의 외형선을 그린다. 트레이의 변연이 불필요한 연조직 하방(tissue undercut) 까지 연장되지 않도록 치아의 치경부 아래 약 3mm 정도까지 설정하는 것이 좋다.

② 트레이 안에 인상재의 공간을 마련하기 위해 모형상에 baseplate wax를 깔아준다. Baseplate wax는 전체적으로 골고루 열을 가하여 모형의 모든 면에 균일하게 적합시킨다. 일반적으로 치아 위에는 baseplate wax 두 장을 깔아준다.

③ Baseplate wax를 트레이의 외형선을 따라 다듬고 지대치로 사용되지 않는 3~4개의 치아 위에 직경 2mm 정도의 구멍을 파서 정지부(stopper)를 만든다. Stopper의 위치는 구강내에서 트레이의 안정을 도모하고, 높이는 인상재의 두께를 결정하게 된다.

④ tinfoil이나 레진 분리제를 baseplate wax 위에 도포하여 baseplate wax와 레진이 접착하지 않도록 한다.

⑤ 트레이 재료는 제조회사 설명서에 따라 혼합한다. 반드시 액에 분말을 넣도록 하고 병상(dough stage)이 될 때까지 뚜껑을 닫아 둔다. 이것은 병상이 되기전에 액이 증발하여 생기는 기포의 발생을 방지하기 위함이다. 레진이 병상이 되면 판 위에 놓고 균일한 두께의 판 모양이 될 때까지 가볍게 두드린다. 판 모양이 완성되면 기구를 사용하여 한쪽 모서리를 들어서 제거한다. 레진을 취급할 때는 맨손으로 만져서는 안되며 셀로판이나 비닐 계통의 재료를 이용해야 한다. 처음 혼합했을 때는 끈적거리지만 곧 조작이 쉽게된다.

⑥ 트레이 재료를 모형의 중앙에 위치시키고 상악인 경우 먼저 구개부위를 형성한 다음 트레이에 얇은 부분이나 구멍이 생기지 않도록 약한 압력을 사용하여 트레이의 가장자리를 적합시킨다. 하악인 경우 먼저 치조골부터 압접하여 트레이의 가장자리까지 적합시킨다.

⑦ 칼을 이용하여 과잉의 트레이 재료를 삭제하여 외형을 다듬는다. 여분의 재료로 손잡이를 만들어 레진액을 적신 다음 트레이에 부착시킨 후 원하는 형태로 손잡이를 완성한다. 모든 손잡이는 작고 잡기 쉬우며 최대한 방해를 주지 않는 범위내에 위치시킨다. 일반적으로 손잡이의 폭은 10mm, 두께는 15mm, 길이는 25mm 정도로 형성하면 조작시 편리하다. 손잡이의 각도는 상악은 45°, 하악은 L자의 90°로 제작한다. 인상 채득시 압력을 골고루 분포시키기 위해 보조 손잡이를 구치 부위에 형성하는 경우도 있다. 보조 손잡이의 크기는 특별히 정해진 바는 없으나 손가락으로 누르기에 편리하도록 약간 돌출 되게 만들어 준다.레진이 중합반응하는 동안 wax를 부드럽게 할 정도의 미열이 발생된 후 트레이가 냉각할 때 모형으로부터 조심스럽게 제거한다. 레진의 반응열에 의해 연화된 wax를 모형과 트레이에서 제거한다. 트레이재료가 온성된 후 찬물로 냉각시키면 wax 제거를 용이하게 할 수 있다. 그렇지만 wax 제거를 완전하게 하는 가장 쉬운 방법은 레진을 적합시키기 전에 wax 위에 셀로판, tinfoil 또는 레진 분리제를 도포하는 것이다.

⑧ 과잉의 트레이 재료는 denture bur 또는 stone wheel로 제거한다. 트레이의 가장자리는

baseplate wax의 가장자리에 의해 정해진 외형선을 따라 삭제하여 날카롭지 않게 다듬은 후 손잡이는 적절히 다듬어서 구강내에서 착탈이 용이하게 한다.

(3) resin cap 제작방법

지대치 한 개만을 인상채득 하기 위해 resin cap을 이용한다. cap을 제작하기 위해 사용하는 재료는 자가온성 레진이다. 레진 cap은 단독으로 인상채득에 사용되지 않으며 기성 트레이 또는 치열 인상용 트레이(통상 개인 트레이)와 함께 사용된다. 그러므로 resin cap을 사용할 경우에는 인상채득을 두번 하는 것과 같은 의미를 지닌다.

① 지대치의 변연부위를 정확히 재현시키기 위해 모형에서 변연부위의 치은조직을 기공용 칼로 삭제하여 변연부위를 노출시킨다. 이유는 인상채득시 정확한 변연부를 얻기 위해서이다.

② 변연 부위를 연필로 표시한 다음 인접치의 undercut을 utility wax로 block out해준다. resin cap 완성후 손쉽게 모형에서 제거하기 위해서 반드시 필요한 과정이다.

③ 지대치에 wax 분리제를 도포한 후 인상재가 들어갈 공간(spacer)을 마련하기 위해 #28 sheet wax 또는 baseplate wax로 이상적인 인상재료의 두께를 확보한다.

④ 절단면 또는 교합면 위의 wax에 직경이 약 2mm 정도 되도록 구멍을 뚫어 2~3개의 정지부(stopper)를 만들어 준다. stopper는 트레이의 알맞은 위치를 잡으면서 안정을 주기 위해 마련함과 동시에 인상재의 두께를 부여해 주는 것이다.

⑤ 인접치 및 지대치 주위에 레진 분리제를 도포한 후 레진을 필적법(brush technique)으로 반복 첨가하여 필요한 양만큼 축성한다. 필요에 따라 손잡이도 만들어 줄 수 있다.

⑥ cap의 방향을 알기 위해 협측(순측)에 약간 돌출 되도록 레진을 첨가해 주는데 제1구치는 한 개, 제2구치에는 두 개를 만들어 주어 구별을 용이하게 한다. 크기는 직경이 약 1~2mm 되도록 한다. 레진이 경화하면 모형에서 제거하여 cap 내에 있는 wax를 뜨거운 물로 제거하고 과잉 부분은 denture bur를 이용하여 다듬는다.

⑦ 순측(협측)과 설측에 기성 트레이나 치열 인상용 트레이에 사용하는 인상재와 유지를 얻기 위해 #2 round bur 또는 #700 fissure bur를 이용하여 가로로 몇 개의 홈을 파서 유지부를 형성한다. 그런 다음 #2 round bur 또는 #700 fissure bur로 cap과 cap 안에 들어가는 인상재의 유지를 위해 정지부(stopper)를 제외한 곳에 몇 개의 유지공을 만들어 준다. 만약 고무인상재인 경우에는 고무접착제를 사용하게 되므로 형성하지 않는다.

Check point

1. 인상(impression)이란.
2. inlay 제작용 인상재는.
3. hydrocolloid계 인상재의 취급법은.
4. alginate 인상재는.
5. 개인 인상 트레이 제작의 목적은.

Ⅱ. 각론

3장 작업용 모형

| 학습 목적 |

1. 인상체의 사전처리 및 모형제작
2. 작업용 모형의 정의
3. 작업용 모형의 의의와 요건
4. 작업용 모형의 종류
5. 작업용 모형의 구성
6. 작업용 모형의 제작

3장 작업용 모형

보철물의 대부분이 간접법으로 제작되어지고 있는 현재 작업모형 제작은 기공조작의 출발점으로서 구강 내에 정확하고 조화된 보철물을 얻기 위해 작업용 모형이 갖는 의미는 치과의사나 치과기공사 모두에게 아주 중요하다. 여기서는 작업용 모형의 재료, 제작과정, 요건, 기본적인 구성에 대해서 설명 하고자 한다.

1. 인상체의 사전 처리 및 모형제작

1) 인상체(impression body)가 송달되면 즉시 인상면에 묻은 타액, 혈액, 음식물 찌꺼기 등을 실온의 흐르는 물에 의해 제거하고, 인상체를 소독시킨다. 소독제로는 glutaladehyde와 요오드 용액이 사용되고 있다. 인상체 표면은 습윤상태에서 모형재를 미세한 부분까지 잘 확산되도록 주입한다. 수성 교질(hydrocolloid)의 인상체인 경우에는 지체없이 모형재를 혼합하여 바로 주입하여야 한다. 부득이하게 즉시 모형재를 주입할 수 없다면 100% 습윤기(humidor)에 보관하여 인상체의 건조 수축을 예방해야 한다.

2) 모형재의 종류

① plaster

② hard stone

③ amalgam

④ acrylic resin

⑤ zinc oxide phosphate cement

3) 석고의 혼수비(water powder ratio)및 연화방법

(1) 일반적인 경석고(dental stone)의 W/P(water/powder ratio)는1.28~0.3 (28~30/100g)정도이며 plaster는 0.5(50cc/100g)정도이다. 기성제품의 발달로 석고마다 각기 다른 혼수비를 가지고

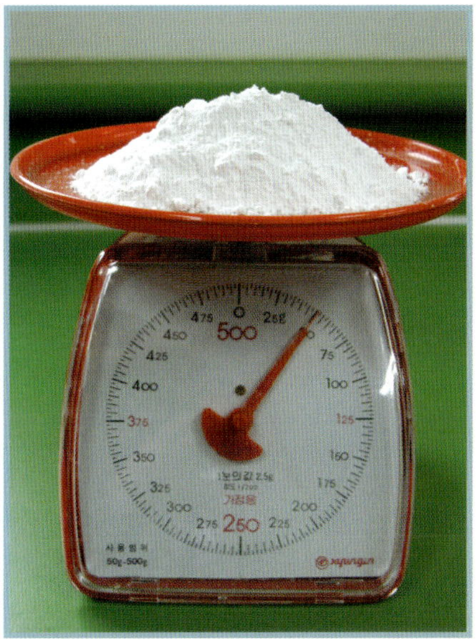

무게에 의한 측정

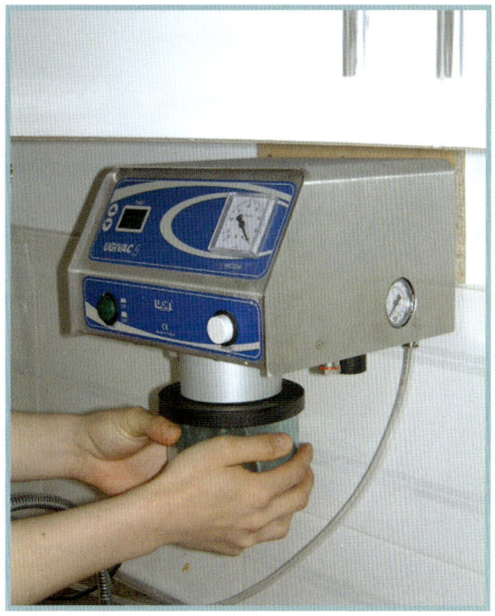

vacuum pump에 의한 교반

그림 2-22 모형재 mixing

있으므로 사용하기 전에는 반드시 제품에 표기되어있는 혼수비를 따르도록 한다.

(2) 교반방법으로는 반드시 물에 석고분말을 섞어서 사용하도록 한다. 석고는 다공성을 가지는 물질이므로 강도에 지대한 영향을 미친다. 그러므로 충분한 강도를 얻기 위해서는 이러한 절차를 지키도록 한다.

① 수동식 (hand mixing) : 약 30~60초간 spatular로 혼합하여 교반한다.

② 반수동식 (mechanical spatular) : 교반용 프로펠라가 붙어있는 레버볼 내에 물과 파우더를 넣고 프로펠라 손잡이 (propeller handle)을 회전시켜서 교반한다.

③ 자동식 : 전동력을 이용하는 믹서 (motor driven mixer)와 진공펌프 (vacuum pump)가 장치된 기계에서 전동에 의하여 진공 하에서 교반한다.

2. 작업용 모형의 정의

작업용 모형은 간접법에 의해 보철물을 제작할 때에 직접 그 모형 위에서 기공작업을 하기 위한 모형이다. 좁은 의미로는 최종 인상에서 만들어진 모형, 즉 그 모형위에서 inlay등의 보철물을 제작하기 위한 모형을 가리키며, 넓은 의미로는 개개치형 트레이와 개인 트레이 제작 등에 이르기까지 기공작업에 필요한 모든 모형을 포함한다. 최근에 새로운 재료와 고도의 기술을 필요로 하는 보철물 제작법등의 개발로 더욱 정밀한 모형의 제작이 요구되고 있다.

또한 금속상의 주조와 내화 모형재 위에서 직접하는 도재 보철물 등과 같이 최종 보철물의 정밀도를 확보하기 위해 여러 개의 작업용 모형을 필요로 하는 경우도 있다. inlay, crown bridge, 국소의치, 총의치 등 제작하는 보철물의 차이에 의해 당연히 작업용 모형의 종류와 제작법은 다르며, 각각의 작업용 모형에 대한 견해도 다르다.

3. 작업용 모형의 의의와 요건

1) 작업용 모형의 의의

보철물의 제작법은 구강 내에서 직접 제작하는 직접법과 모형 상에서 납형(wax pattern)을 제작하여 구강 내에서 조정하는 간접 · 직접법, 모든 조작을 구강외의 모형에서 하는 간접법이 있다. 현재는 inlay, crown, crown & bridge, porcelain implant등 에서 국소의치와 총의치에 이르기까지 보철물의 대부분이 간접법에 의해 제작되고 있다.

(1) 간접법의 장점

① 구강내에서의 조작시간을 단축할 수 있고, 환자의 고통을 줄일 수가 있다.
② 작업시 가시성이 좋다.
③ 구강외에서의 작업이므로 복잡하지만 정밀한 작업을 확실하게 할 수 있다.
④ 보철물의 재제작이 가능하다.

(2) 간접법의 단점

① 작업용 모형의 제작에 많은 시간과 노력을 필요로 한다.
② 여러 단계의 조작으로 인하여 재료 및 기술적인 오차가 생기기 쉽다.

간접법에는 이와 같은 장점과 단점이 있는데, 현재 보철물의 대부분이 간접법에 의해 제작되고 있는 점에 비추어 보면, 작업용 모형의 제작은 기공조작의 출발점임과 동시에 치과의사와 치과기공사의 중요한 접점으로 의의가 깊다. 그러므로 작업용 모형이 갖는 의미는 매우 중요하다.

작업용 모형의 정밀도는 그대로 보철물의 정밀도에 직접 영향을 미치므로 정밀도가 높은 기공조작을 통해 구강과 조화롭고 정확한 보철물을 제작하기 위해서는 작업용 모형의 종류, 제작법, 사용재료의 성질을 충분히 이해한 다음에 각각의 보철물 제작에 적절한 작업용 모형을 제작하는 것이 중요하다

2) 작업용 모형에 요구되는 요건

간접법에 의해 악구강계에 형태적으로나 기능적으로 조화된 정밀도가 높은 뛰어난 보철물을 제작하기 위한 작업용 모형에 요구되는 요건으로서는 여러 가지가 있으나, 기본적인 것을 정리하면 다음과 같다.

① 치형의 정밀도
② 치형과 치열모형의 올바른 위치 관계

③ 대합치열모형의 정밀도
④ 올바른 교합관계
⑤ 간편한 조작성
⑥ 충분한 강도
⑦ 물리적, 화학적 안정성

4. 작업용 모형의 종류

작업용 모형은 크게 나누어 고정성 보철물(inlay, crown & bridge)과 보철물(총의치, 국부의치)제작용으로 나눌 수 있다. 그 중 고정성 보철물 제작용과 의치제작용으로 나눌 수 있다. 그 중에서도 crown & bridge 제작용은 납형(wax pattern) 제작을 쉽고 확실하게 할 것을 고려하여 지금까지 여러 가지 종류의 작업용 모형이 고안되어져 왔다.

1) 고정성 보철물(inlay, crown & bridge)용 작업 모형

고정성 보철물(inlay, crown & bridge)용 작업 모형은 치형과 치열모형과의 관계가 제작법의 차이에 의해 몇가지로 분류되어 있다.

(1) 치형 가철식 모형

치형 가철식 모형은 치형을 치열모형에서 착탈할 수 있도록 제작된 모형이다. 제작법은 우선 인상의 지대치 부분에만 모형재를 주입하여 치형을 제작한다. 치열모형에서 치형이 착탈 가능하게 하기 위해 치형의 치근부는 taper 형태의 원추모양으로 trimming하고, 치형을 인상의 지대치 위치로 되돌린 후에 치열용 모형재를 주입한다. 치형과 치열모형에 각각 다른 모형재를 사용하는 것도 가능하다. 치형의 치근부 제작에 dowel pin을 이용하는 경우도 있다. 치형과 치열모형의 위치관계는 치형 치근부의 형태와 dowel pin(dowel pin을 이용한 경우)으로 유지된다.
모형제작법은 좀 복잡하지만 치형의 착탈은 쉽다. 치형을 인상의 지대치부로 돌릴 때와 치형의 착탈 시에는 치형의 변위방지에 충분히 주의할 필요가 있다.

(2) 분할 복위식 모형

분할 복위식 모형은 분할가철식이라고도 불리는 모형이고, 치형 가철식 모형과 마찬가지로 치열모형에서 치형을 착탈 할 수 있는 형태의 모형이다. 치열모형에서 치형을 분할하여 분리하고, 분할 면과 모형 기저부를 만든 트레이(모형틀) 내면의 요철 등을 유도하여 치형을 원래 위치로 복위시키는 구조로 되어 있다.

그러나 치형 가철식 모형과는 다르고 동일한 모형재로 제작된 치열모형으로부터 치형을 분할하여 분리한다. 또 치열부를 제작하기 위해서 치형을 인상체에 재장착하는 단계가 없는 점에서는 치형 가철식과 비교해서 정밀도가 좋으나, 분할작업에 따른 치형의 들뜸이 작지만 피할 수 없는 단점이다.
치형의 착탈시에는 치형 가철식 모형과 같이 치형의 변위방지에 충분히 주의할 필요가 있다. 치형을 치열모형에서 분할, 분리하거나 치형의 치경부를 삭제함으로써 치은부의 형태가 손상되는 결점이 있다. 그러나 정밀도, 조작성과 함께 모형제작법이 비교적 쉽기 때문에 현재 가장 많이 이용되고 있는 작업용 모형이다. 제작법은 번거롭지만 치경부 치은의 형태를 유지한 비슷한 치은부 모형을 제작할 수도 있다.

(3) 부치형식 모형

부치형식 모형은 하나의 인상에서 치형과 치열모형을 만드는 방법으로 지대치 뿐인 부치형과 고착식인 치열모형으로 구성된다. 치열모형중의 고착식 모형상에서 crown의 축면 형태와 교합면 형태를 조정하고, margin부의 조정은 부치 형상에서 한다. 치열모형과 치형의 위치관계가 가장 정확한 방법인 반면, 하나의 인상에서 두 개의 치형을 제작하기 때문에 사용하는 인상재는 크기의 안정성과 정밀도가 뛰어난 rubber계 인상재에 한정된다.

(4) 치형 고착식 모형

치형 고착식 모형은 치형과 치열모형이 일체화되어 있어서 치형을 치열모형에서 떼어낼 수 없다. 제작법이 가장 쉽고 치형과 치열모형의 위치관계도 정확하지만, 마진부와 인접면부의 작업을 하기 어렵고, 용도도 post crown, cast core, 단순한 inlay, 개인 트레이 등의 제작에 한정된다.

(5) 단순 치형

단순 치형은 치 형만을 단독으로 사용하는 방법이다. 교합관계와 인접관계가 문제되지 않고 대합치열모형과 교합기를 이용할 필요가 없는 인레이와 개개치아 트레이, transfer coping 법에 이용하는 coping 제작 등에 이용된다. 보철임상에서의 사용빈도는 많지 않으며 보조적인 사용 이외에는 그다지 많이 사용되고 있지 않다.

2) 국소의치용 작업 모형

(1) 작업용 모형(working cast)
(2) 복제 모형(duplicated cast)
(3) 수정주 모형(altered cast, corrected master cast)

3) 총의치용 작업 모형

(1) 작업용 모형

(2) 복제모형

5. 작업용 모형의 구성

inlay 및 crown & bridge용 작업 모형은 기본적으로는 치형과 치형을 포함한 치열모형, 대합치열 모형, 교합기로 구성되어 있다. 국소의치용은 잔존치 및 결손부 치조제를 포함한 치열모형과 대합치열모형 및 교합기, 총 의치용은 결손부 치조제와 주위조직의 관련이 재현된 모형과 교합기로 구성된다.

1) 치형(die)

치형은 형성된 지대치가 재현되어 있는 것으로써 치관보철물의 내면형태, 길이 표면성상이 나타나 있다. 치형의 정밀도는 치관보철물의 지대치 적합에 직접 관여하기 때문에 작업용 모형의 구성요소 중에서 가장 중요하다.

2) 치열 모형

치형을 포함한 치열모형에 의해 치관보철물의 외면 중 인접치아와의 접촉관계를 비롯한 치관보철물의 인접면 형태와 협 · 설면의 형태가 결정된다. 바른 치관보철물의 인접면, 협 · 설면 형태를 얻기 위해서는 치형과 치형을 포함한 치열모형에 구강내의 지대치와 치열과의 위치관계가 정확하게 재현되는 것이 중요하다.

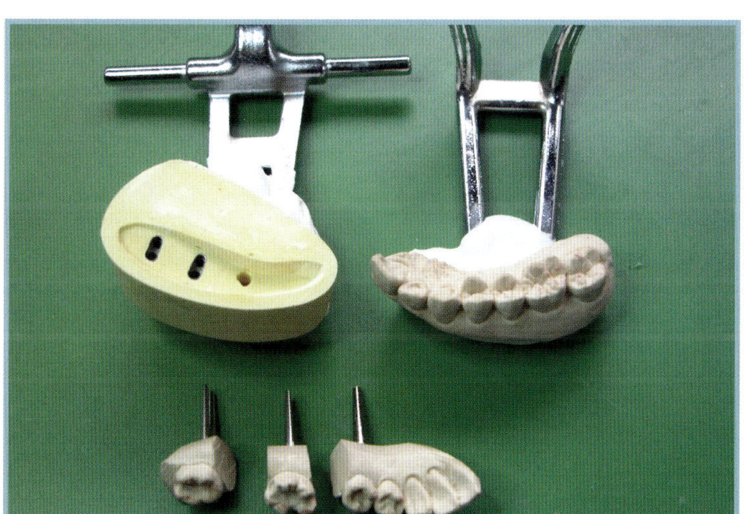

그림 2-23 치형과 치열모형

3) 교합기

교합기(articulator)의 구성은 상 · 하악의 모형을 장착하기 위해서 상악틀과 하악틀 및 이들을 연결하는 관절부로 구성되어 있고, 사용 목적으로는 구강내의 위치관계 및 하악의 운동을 구강외의 치열 모형상에서 재현하기 위해서 이용된다. 교합기의 사용으로 해부학적이고 형태학적인 요소 뿐만 아니라 기능적인 요소도 가미한 치관보철물의 교합면 형태 제작이 가능하게 된다.

교합기의 분류는 크게 악골의 구조에 따른 아르콘(arcon)형과 condylar(non-arcon)형이 있고, 과로의 조절성에 따른 비 조절성 교합기(평균치 교합기)와 조절성 교합기(반 조절성 교합기와 완전 조절성 교합기)로 분류되고 있다.

(1) 교합기의 종류

① 접번 교합기 (plain line articulator)

악위(일반적으로는 교두감합위) 만을 재현하여 개폐운동만이 가능하다.

② 평균치 교합기 (average movement articulator)

과로가 일정한 수치(평균치)로 고정되어 있다. 절치로를 조절하는 기구로서 절치유도침과 절치유도판을 갖추고 있다. 절치로는 과로와 마찬가지로 일정한 수치로 고정되어 있는 것으로 일부를 조절할 수 있다.

③ 반조절성 교합기 (semi adjustable articulator)

평형측의 과로만 조절이 가능하고 대부분 과두간 거리는 일정하게 고정되어 있으나 과두간 거리를 조절할 수 있는 것도 있다. 절치로는 조절가능하며 금속성의 조절성 절치유도판 혹은 플라스틱성의 각개 조절용 유도판에 의해 조절된다. 절치유도침은 직선형과 곡선형(조절형)인 것이 있다.

④ 완전 조절성 교합기 (full adjustable articulator)

평형측의 과로 뿐만 아니라 작업측의 과로도 조절이 가능하다. 절치로는 반 조절성 교합기와 마찬가지로 조절가능하다. 절치유도침은 곡선형이다.

⑤ 자유운동 교합기

하악운동의 유도기구를 갖지 않고, 상악틀과 하악틀은 항상 용수철로 연결되어 있으며, 상 · 하악 모형은 여러 방향으로 자유롭게 움직이는데, 악위와 하악운동의 유도는 치아에 의해 규정된다.

⑥ FGP 용 특수교합기

치형을 포함한 하나의 치열모형에 대해서 두 개의 대합치열모형을 장착할 수가 있고, 두 개의 대합치열모형을 기공작업 중에 교체할 수 있는 구조로 되어 있다.

교합기의 선택에 있어서는 하악운동의 재현성과 함께 교합기의 조작성에 대해서도 고려할 필요가 있다. 조절성이 높은 교합기는 기구가 복잡하기 때문에 당연히 조작이 번잡하게 되므로 하악 운동을 어느 정도까지 재현하는가 또는 어떠한 교합에 관한 견해로 보철물을 제작하는가에 따라 교합기를 분류해서 사용할 필요가 있다.

한편, 작업용 모형제작에서는 교합기의 크기, 특히 교합기의 높이, 즉 상악틀과 하악틀의 간격도 중요하다. 과두간의 거리재현 과두 축과의 모형간의 거리 일반적으로 조절성 교합기는 크게 상악 모형을 장착한 상악틀과 하악모형을 장착한 하악틀과의 거리가 대개 100~110mm이다.

한편, 부분치열용과 기구가 단순한 비조절성 교합기는 소형이고 상 · 하틀 사이의 거리도 짧은데, 전악치열용의 큰 것이 100mm, 부분치열용의 작은 것이 40mm 정도이다. 제작한 작업용 모형의 종류에 의해 교합기를 선택할 필요가 있으며, 사용하는 교합기에 따라 작업용 모형의 형태와 크기를 각각에 맞추어 조절할 필요도 있다.

4) 대합치열 모형

대합치열 모형은 상 · 하악의 교합관계에서 치관보철물의 외면 중 교합면의 형태를 결정하기 위해서 이용된다. 따라서 대합치의 구강내 치열을 정확하게 재현하고 있어야 한다. 또한, FGP technique(functionally generated path technique)과 같이 해부학적모형(anatomical core)과 기능적모형(functional core)의 두 가지 대합치열모형을 필요로 하는 경우도 있다.

6. 작업용 모형의 제작

납형 채득 등의 기공조작 간편성을 얻기 위해서 치형을 치열모형에서 분리 할 수 있는 타입의 작업용 모형이 가장 많이 이용되고 있는데, 이 때에는 불리한 치형을 원래 치열모형상의 제위치에 정확하게 되돌리는 것이 작업용 모형의 정밀도상 대단히 중요하다. 이렇게 치형을 치열모형에 제 위치시키는데 이용되는 관련기구로서 dowel pin, dilock tray 등을 사용한다.

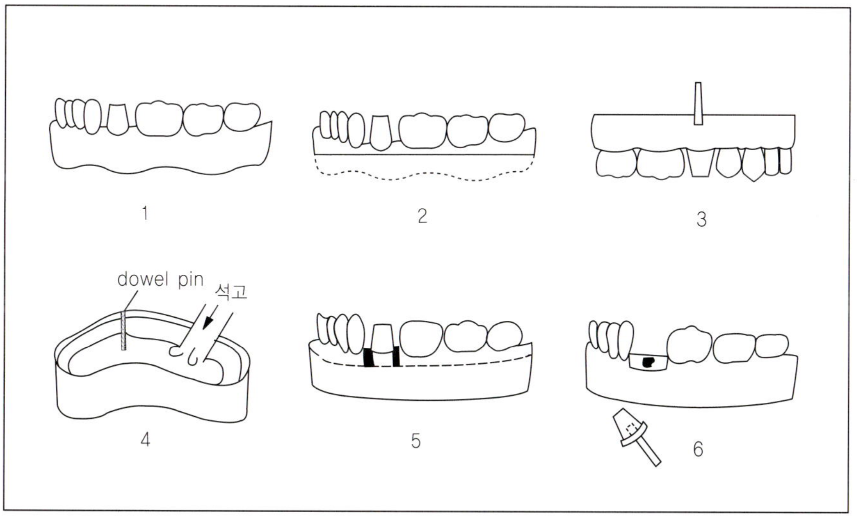

그림 2-24
작업용 모형 제작순서(1~6)
1. base trimming
2. trimming 후의 모습
3. die 기저부에 pin hole 형성 후 pin 식립
4. die 기저부에 석고분리제 도포 후 석고 주입
5. 석고톱으로 die 분리
6. 모형과 분리된 die 모습

1) dowel pin

치형 가철식 모형, 분할 복위식 모형을 제작할 때, 치형의 착탈을 쉽게 함과 동시에 치형과 치열모형의 위치관계를 정확하게 유지하기 위해서 dowel pin이 가장 많이 이용되고 있다.

dowel pin은 치형 치관부와 결합하는 부분(유지부)과 치열부에서 치형을 착탈할 때 이를 유도하는 부분(유도부)으로 구성되어 있다.

유지부의 형태와 크기는 여러 가지가 있지만, 치형재와 결합하기 위해서는 undercut 구조를 갖고 있어야 한다. 유도부는 착탈시 유도가 되는 부분에 일정한 taper한 형태를 갖고 있으며 평활하게 제작되어 있다.

유도부의 길이 및 taper한 형태는 여러 가지이고 전체적인 단면형태가 원형이므로 치형의 회전을 방지하고 반복 착탈에도 안정성을 얻을 수 있도록 일부면에 회전방지 형태가 형성되어 있는 것, 장축을 따라 V구가 형성되어 있는 것 등이 있다.

또한 유도부가 2개로 조합된 형태와 유도부의 선단에 dowel pin을 인상에 고정하기 위한 침이 붙어 있는 것, 유도부에 부속 pin sleeve가 붙어 있고, pin sleeve가 치열부에 매입되어 유도부가 치열부의 모형 재와는 직접 접촉하지 않고, pin sleeve에 의해 유도되는 특수한 구조를 갖는 것도 있다.

또한, 유도부에 pin sleeve가 있는 것에는 4각형이나 원형에 장축방향의 유치부 홈이 있는 것 등이 있으며, 그 형태는 다양하게 개발되어 있으며 주된 것은 착탈하여 치형이 모형(치열)에 정확히 장착되는 것이다.

pin sleeve의 dowel pin은 착탈시 모형재의 마모를 방지할 수가 있고, 치형의 위치를 정확하게 유지하는 면에 있어서도 유용하다. 대부분은 금속제로 스텐레스 스틸 혹은 그 위치에 니켈, 크롬 등을 도금한 것이지만 플라스틱제인 것도 있다.

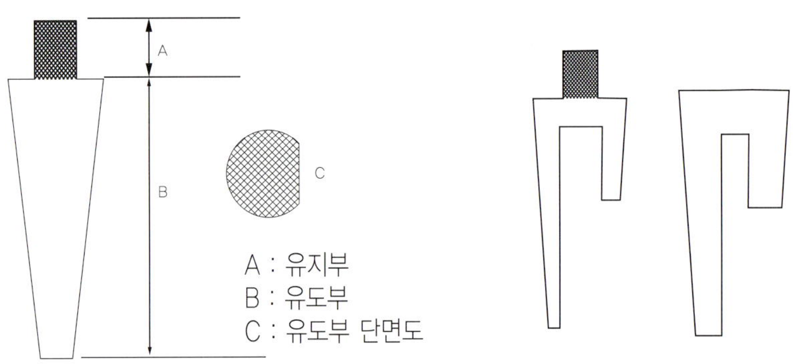

A는 1차 석고부위에 고정되어야 한다.
B는 2차 석고부위에 고정되면서 착탈이 가능하도록 유도되어야 하며 제위치 재장착 되어야 하므로 C와 같이 원형에서 1면을 평면으로 처리했다. 현재는 여러가지 형태로 변화 발전되었으나그 기능은 변화없이 고정되어 제위치에 장착되는 것이다.

그림 2-25 dowel pin

2) dowel pin 사용법

dowel pin 사용법은 dowel pin을 식립하는 시기를 기준으로 1차 석고 주입 전, 1차 석고 주입 시, 1차 석고 주입 후와 같이 세 가지로 나눌 수 있다. 개략적인 설명은 다음과 같으며 뒤에 더욱 자세히 설명하고자 한다.

(1) 1차 석고부의 모형제작과 조성

① 1차 석고 주입 전

이 방법은 pin과 sticky wax 또는 dowel pin을 인상에 고정하거나 dowel pin 평행식립기를 이용하여 dowel pin 식립의 위치를 결정하고 나서 인상체에 1차 석고를 주입하는 방법이다. 치형과의 유지가 강고하며 1차 석고 주입 후에 dowel pin을 식립하는 경우에 비해 pin 식립면의 평탄화와 pin 식립용 구멍을 뚫는 작업이 불필요하다는 장점 등이 있다.

그러나 dowel pin의 식립위치를 결정하는 전 준비작업을 위해 모형재 주입시기가 늦어지기 쉬우므로 인상체의 변형을 가져올 수 있어 특히 다수치의 dowel pin을 사용할 경우 hydrocolloidal 인상재에는 적당한 방법이 아니다. 또한 1차 석고의 두께에 대한 배려가 필요하고, pin의 고정법에 대한 제약이 있는 것과, 석고 주입시에 dowel pin의 위치를 잘못하여 움직이게 할 우려가 있는 결점 등도 있다.

일반적으로 다수치의 증례에는 사용하지 않고 있는데 그 이유는 다수치의 증례에서는 dowel pin 간의 평형관계를 목측으로 확인하기 어렵기 때문이다.

② 1차 석고 주입 시

이 방법은 1차 석고 주입 시에 미리 인상체면에 표시해 둔 소정의 위치에서 다른 기구의 도움없이 술자가 직접(free hand) 식립하는 방법이다. 특별한 전 준비도 없이 간편하게 시행할 수 있다. 그러나 dowel pin을 식립하는 타이밍과 dowel pin 끼리의 평행성을 확보하기가 어려워서 대부분 소수치의 증례에만 사용하고 있는 방법이다.

③ 1차 석고 주입 후

이 방법은 인상체에 1차 석고를 소량 주입하고, 1차 석고가 경화한 후에 모형을 인상에서 분리한다. dowel pin을 식립 할 모형기저면을 로 평탄하게 한 뒤에 소정의 위치에 유지부를 삽입하기 위해 구멍을 뚫고, 시멘트 또는 순간접착제 등으로 dowel pin을 고정한다. dowel pin 식립을 위한 전 준비가 불필요하므로 1차 석고주입이 쉽고, 전 준비에 따른 인상의 변형을 피할 수가 있다.

인상 채득 후 바로 모형 재를 주입할 수가 있으므로 인상재의 종류와 상관없이 다수치의 증례로 사용할 수 있다. 그러나 dowel pin 유지부의 고정이 불충분하게 되는 경우가 있으므로 구멍의 형태, 크기와 고정용 재료의 선택, 취급 등에 주의할 필요가 있다.

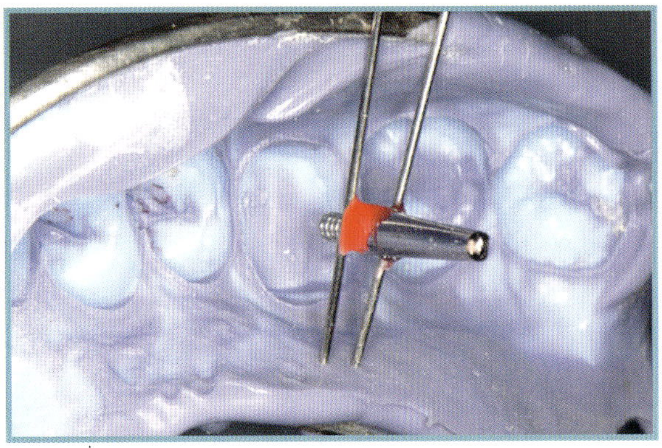

1차 석고 주입전

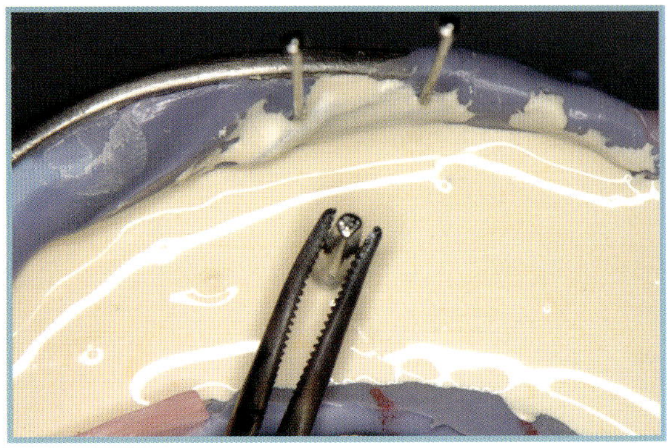

1차 석고 주입시

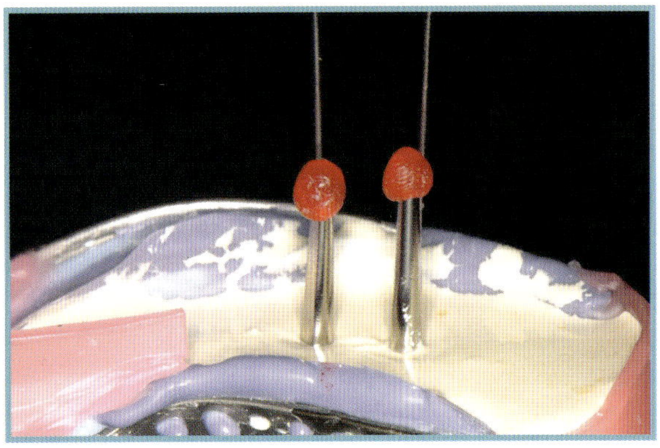

pin을 유도로한 dowel pin의 식립방법

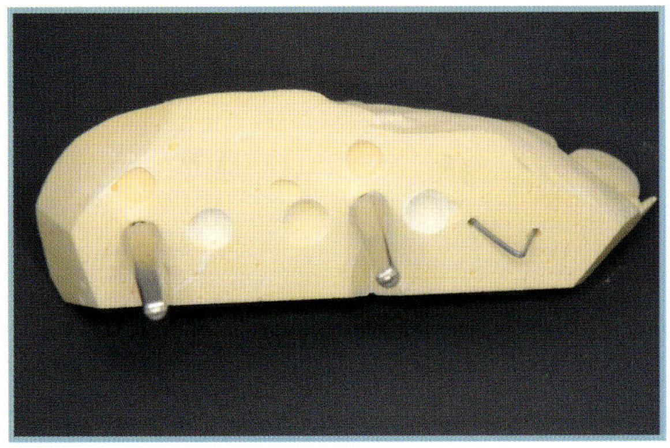

1차석고 경화 후에 pin 고정부와 유지핀을 삽입하는 장면

그림 2-26

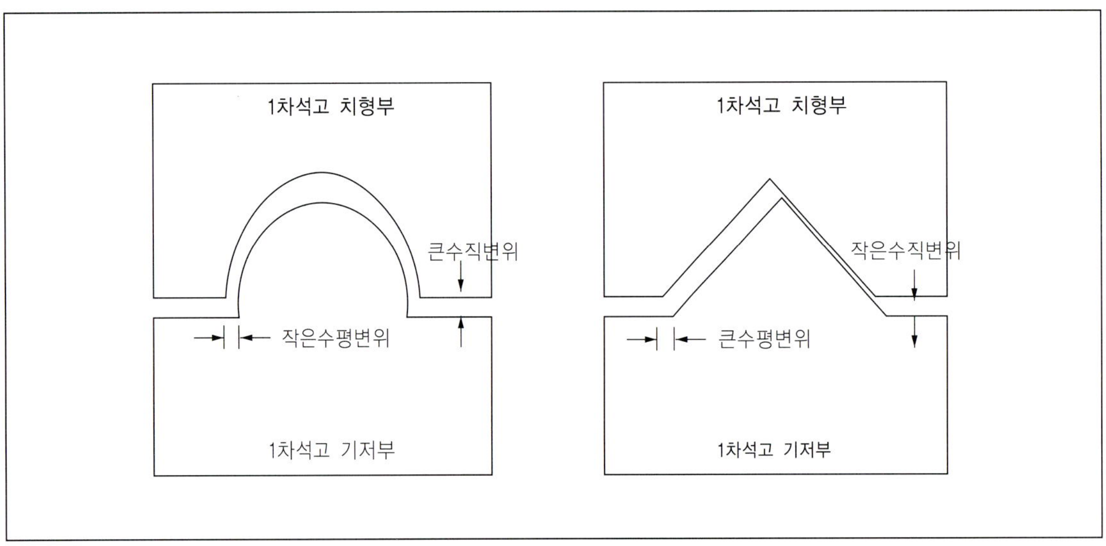

모형기저부의 유지부형성의 변화
그림에서 관찰된 것처럼 U자구의 형태에서는 V자구 형태보다 변화량이 적도라도 수직변화가 크므로 고려되어야만 한다.

그림 2-27 U,V자형 유지부 형성의 이해

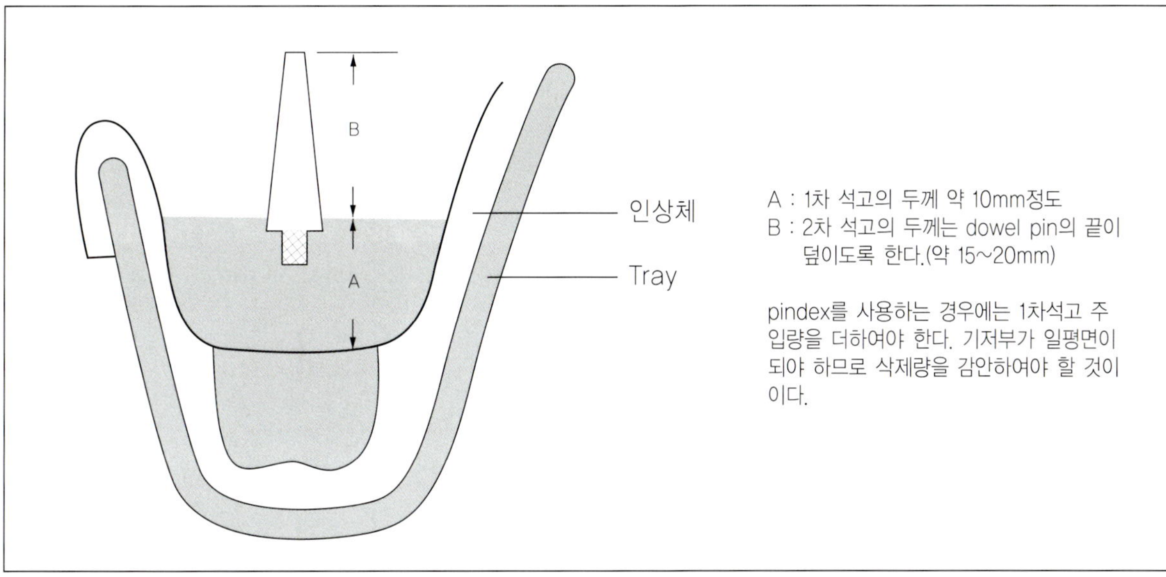

그림 2-28 일반적인 dowel pin식립의 예

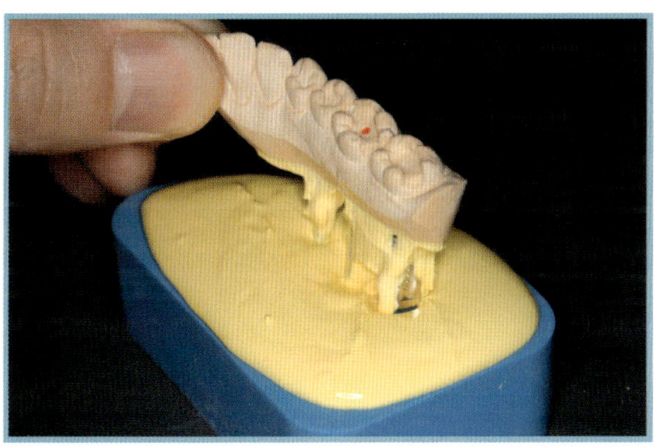

그림 2-29
분리제를 바르고 나서 base모형에 삽입한다.

(2) pindex system (paralled pin hole drill)

pindex system이란 1차 석고 주입 후에 dowel pin을 식립할 때 여러 개의 pin을 평행하게 식립하기 위해 고안된 기구로서 가능하면 지정 dowel pin 사용을 권한다. 치형의 회전방지용으로 두 개의 pin이 있고, sleeve가 부속되어 있으므로 회전방지 형태부여를 위한 모형조정조작을 필요로 하지 않고 치형 착탈시에 2차 석고 마모를 방지하는 등의 장점이 있기 때문이다. 그러나 일반적인 dowel pin을 사용해도 무방한데, 이때에는 모형 저면에 유지장치(dimpie)를 만들어 주어야 치형의 회전을 방지할 수 있다.

- pindex system 의한 제작과정 -

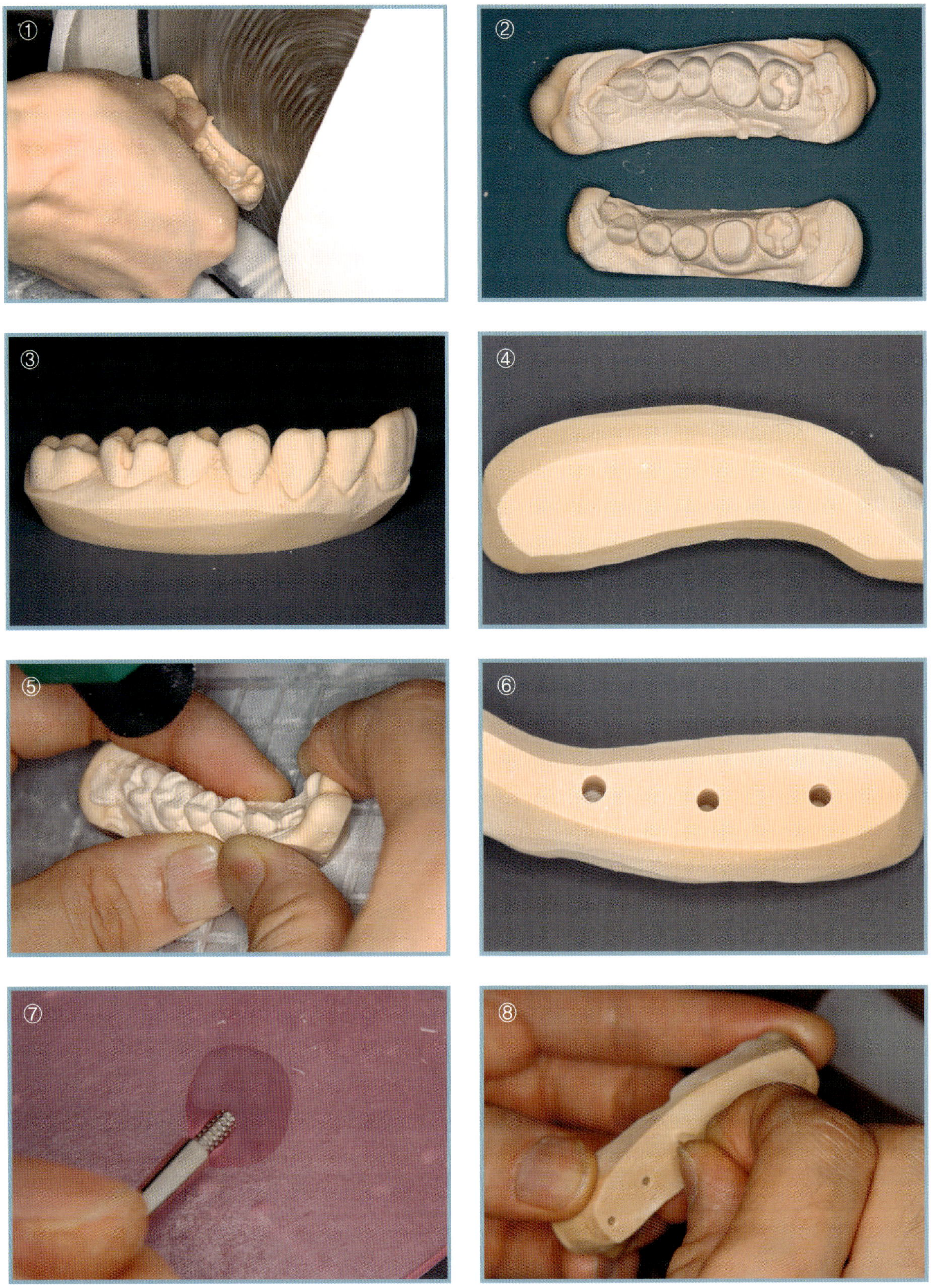

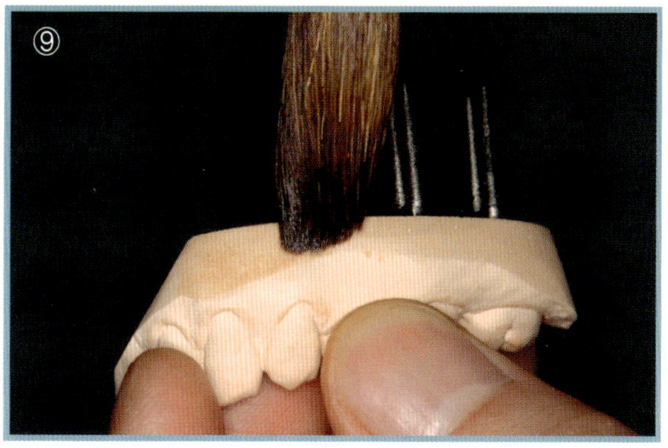

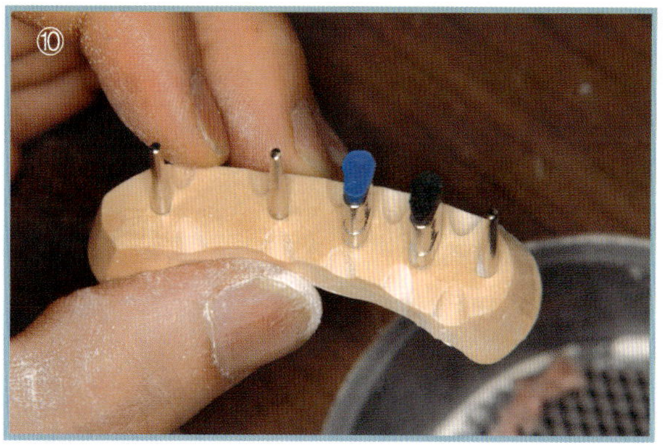

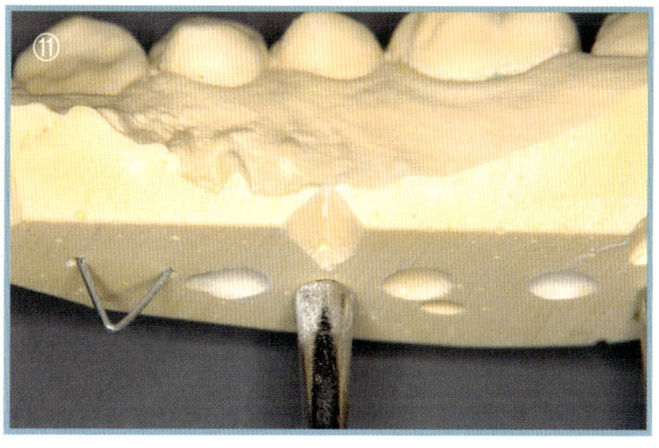

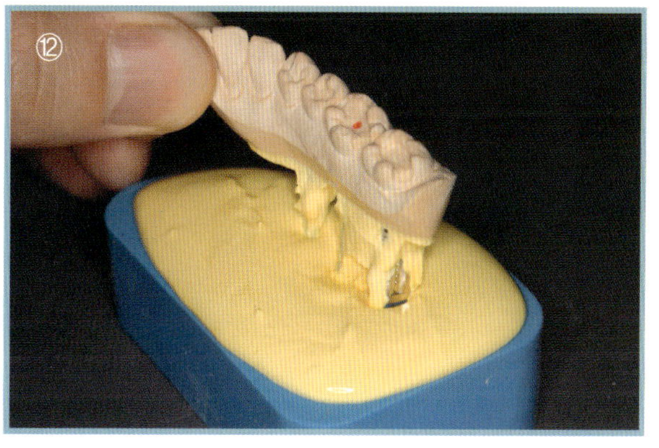

1. 모형삭제 ①~④
2. dowel pin hole 천공 ⑤~⑥
3. pin식립 ⑦~⑧
4. 기타유지형태 형성 ⑨~⑪
5. base모형에 삽입 ⑫
6. pindex system ⑬

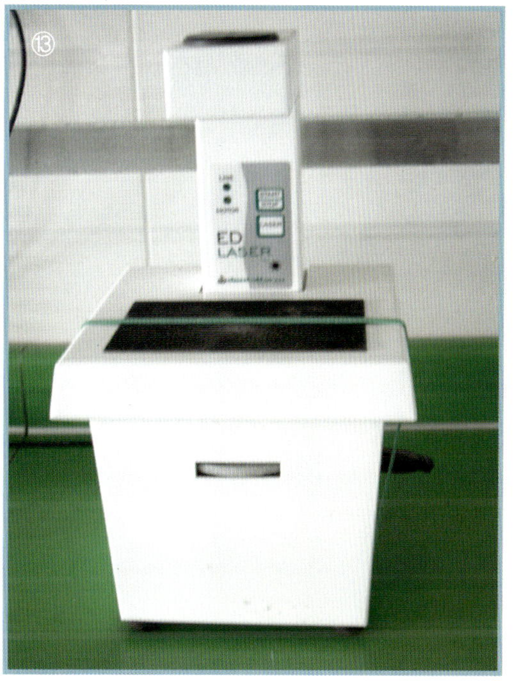

그림 2-30 pindex system의 사용

pindex system은 다음과 같은 특징을 갖고 있다.

[장점]

① 일반적으로 인상채득 후에 바로 모형재를 주입할 수가 있으므로 시간 경과에 따른 인상의 변형과 이에 따른 모형의 변형을 최소한으로 한다.

② 인상에서 분리된 모형을 세밀히 관찰할 수 있고, 모든 가철부분의 pin 식립작업을 교합면상에서 관찰하므로 pin의 식립방향이 잘못되어 가철부의 인접치 등이 방해되어 착탈을 할 수 없게 되거나 분할시에 pin을 석고톱으로 자르는 등의 문제가 발생되지 않는다.

③ 식립하는 dowel pin의 수에 관계없이 모든 pin을 평행하게 식립할 수 있다.

④ 하나의 가철부에 길고 짧은 두 개의 pin을 식립함과 동시에 pin을 덮는 pin sleeve가 2차 석고 쪽에 매입되므로 가철부의 착탈을 반복해도 위치변화나 동요가 적다. 앞서 기술한 바와 같이 일반적인 dowel pin을 사용할 경우에는 모형 저면에 음형의 유지부를 형성한다면 회전을 방지를 할 수 있다.

[단점]

① 상악 모형의 구개부를 남기려고 하면 작업 시간이 길어진다.

② 작업용 모형의 고경이 높아져 버리므로 교합기의 상 · 하악공간 거리가 짧은 경우에는 교합기에 장착할 수 없는 경우가 있다. 특히 상 · 하악을 모두 가철식으로 제작할 경우, 장착 할 수 있는 교합기의 종류가 한층 더 제한된다.

③ 1차 석고모형의 폭과 두께를 충분히 체크해 두지 않으면 천공 중에 모형이 파절되거나 pindex의 drill이 치형 표면까지 관통해 버릴 우려가 있다. 그러므로 dowel pin 유지부의 길이를 치형상에 미리 표시해두고 작업해야 한다.

④ 한번 사용한 pin sleeve는 재사용하기가 어려움으로 경제성이 떨어진다.

① 1차 주입 석고의 트리밍(trimming) 후 모형의 밑면을 반드시 일평면으로 처리한다.
② 착탈시의 모형조작을 신중히 한다.
③ 1차 주입 석고의 두께가 너무 얇아지지 않도록 한다.
④ 1차 주입 석고와 2차 주입 석고의 분리제(기성품인 전용 석고 분리제와 바셀린 및 비눗물) 두께가 너무 두껍지 않도록 한다.
⑤ 1차 주입 석고와 2차 주입 석고 사이의 간격(space)이 존재했을 경우 지대치의 적합에는 큰 문제가 발생하지 않지만 교합관계나 인접 치아의 관계에는 문제를 유발한다. 특히 bridge와 연결관의 위치관계에 큰 영향을 주게 되므로 주의할 필요가 있다.
⑥ 다수치에 응용할 경우에는 dowel pin 끼리의 평행성을 확보하는 것이 중요하다.

한편, 상기 dowel pin 사용시 일반적인 주의점과 치형과 치열모형의 위치관계를 유지하기 위한 배려에 대해서는 후술할 dilock 트레이 등의 기성 트레이를 이용한 분할 복위식 모형에 대해서도 같은 주의사항이 적용된다.

(4) dowel pin의 식립에 사용하는 합착재

dowel pin을 식립 할 경우의 합착재로서 이용되고 있는 것으로는 다음과 같다.

① 석고

경화한 석고모형은 흡수성을 갖고 있으므로 합착재로서 이용하는 석고(초경질석고 또는 경질석고)의 적정한 경화를 저해하지 않도록 지대치 부분을 적시지 않고 1차 주입 석고의 dowel pin 식립공 부분에만 물을 넣는다. 그리고 dowel pin과 식립공의 틈새로 석고가 들어가도록 부드럽게 연화한 석고를 dowel pin 식립공의 반정도까지 주입하고, dowel pin을 삽입한다. 밀려나온 여분의 석고는 경화되기 전에 제거한다. 또한 보통 석고는 경화팽창량이 크므로 경석고나 초경 석고의 사용이 적당하다.

② 치과용 시멘트

인산아연 시멘트 등의 단단한 시멘트를 사용한다. 우선 분말과 액을 잘 연화하여 dowel pin 식립공의 반 정도까지 시멘트를 주입하고 dowel pin을 삽입한다. 밀려나온 여분의 시멘트는 바로 제거하여 모형저면을 깨끗하게 한다.

③ 상온 중합 레진

Dowel pin 식립공의 반 정도까지 가는 붓을 이용하여 레진을 넣고, 바로 dowel pin을 삽입한다. 단, dowel pin 식립공과 dowel pin의 지름이 거의 같으므로 유동성이 나쁜 상온 중합 레진을 사용하면 dowel pin을 삽입해도 여분의 레진이 dowel pin 식립 공에서 흘러나오지 않아 dowel pin이 원하는 위치까지 들어가지 않을 우려가 있으므로 유동성이 좋은 상온 중합 레진을 사용할 필요가 있다. 또 식립시 여분의 레진이 분출되기 쉽도록 steel bur 등으로 레진의 분출로를 형성해 두면 dowel pin의 식립 조작이 쉽다. 식립공에서 밀려나온 레진은 경화하기 전에 제거한다.

④ 순간접착제

Dowel pin 식립방법중 현재 가장 많이 사용하는 방법으로 pindex system의 carbide bar를 이용하여 모형의 기저부에 식립공을 천공하고 그 식립공의 반정도까지 접착제를 흘려 넣은 후 dowel pin을 삽입하거나, 접착제를 glass 판 위에 약간 붓고 dowel pin의 유지부분을 여기에 적셔 빠르게 dowel pin 식립공에 삽입한다. 이때는 반드시 모형이 충분히 건조된 상태에서 실행해야 한다.

밀려나온 접착제는 반드시 건조가 되기 전에 휴지나 흡수성이 좋은 종이를 이용하여 빨아들인다. 과잉 접착제로 인해 가철부의 착탈 반복시 치형의 제위치 장착을 저해할 우려가 있고, 건조되지 않는 과잉접착제를 제거하지 않은 상태에서 pin sleeve를 끼우게 되면 dowel Pin과 접착하여 치형의 분리시 어려움을 겪게 된다. 순간접착제가 굳으면 얇은 막을 형성하므로 조각도나 칼을 이용하여 접착제를 제거해야 한다.

dowel pin의 식립에 이용하는 합착재의 유지력은 1차 주입 석고 경화전에 dowel pin을 석고에 직접 식립하는 방법과 상온중합레진이나 접착제를 이용한 유지방법의 유지력은 거의 비슷한 정도이나, 치과용 시멘트나 석고를 이용한 유지방법의 유지력은 다소 떨어진다고 보고되고 있다.

dowel pin의 식립에 있어서 dowel pin 식립공 내부의 석고층 제거, 모형의 건조, 남은 합착재의 제거 등에 충분히 주의하여 작업하면 어떤 합착재도 충분한 유지력을 가질 수 있다.

(5) 각종 dowel pin을 이용한 치형가철식 모형의 제작

치형 가철식 모형이란 치형이 치열모형과 같이 조립되어 있으면서 필요에 따라 치열모형에서 치형만을 분리시킬 수 있는 모형이다. dowel pin의 재질로는 수지제품과 황동제품 그리고 스테인레스 제품이 있으나 강도면에서 스테인레스제가 가장 좋으며 사용에 용이하다.

dowel pin의 구조를 보면 치형을 유지시켜주는 핀이 1개 또는 2개인 것이 있으며, 측면핀이 있는 2중 구조를 갖는 것도 있다. dowel pin 1개로 된 것은 원에서 한면을 평면으로 설정해 두었는데 이는 pin의 회전방지를 위함이고, 석고에 삽입될 부분이 거친면으로 형성되어 있는데 이는 pin의 유지를 위한 것이다. 현재 시판되고 있는 dowel pin은 다양하므로 dowel pin을 선택할 때는 증례에 따라 적절한 것을 선택하여야 한다.

① 모형 제작 방법

dowel pin을 이용한 모형제작법은 dowel pin의 식립시기에 따라 3가지 방법이 있다고 앞서 설명한 바 있다. 즉, 1차 석고 주입 전과 1차 석고 주입 시, 그리고 1차 석고 주입 후에 식립하는 방법이다.

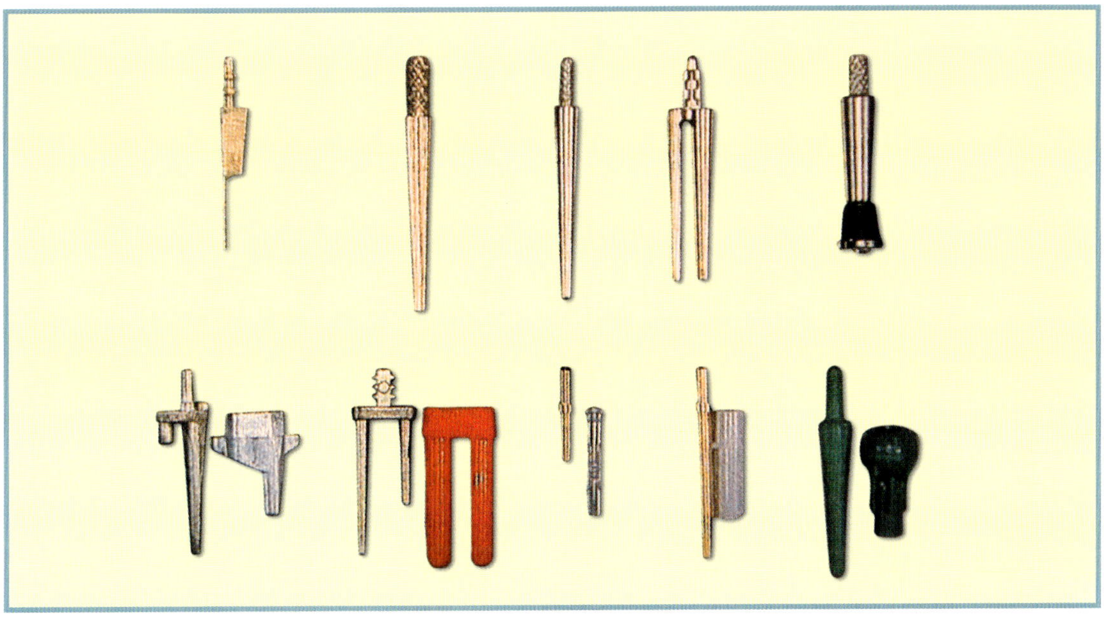

그림 2-31 시판되는 여러가지 dowel pin

② 모형조정

모형조정방법은 아래와 같다.

a) trimmer(모형의 기저면 및 후방을 포함한 측면)

b) 설측 – 구개측용 트리머

c) 카바이드 바(carbide bur)

d) 사포(sand paper)

e) 수지

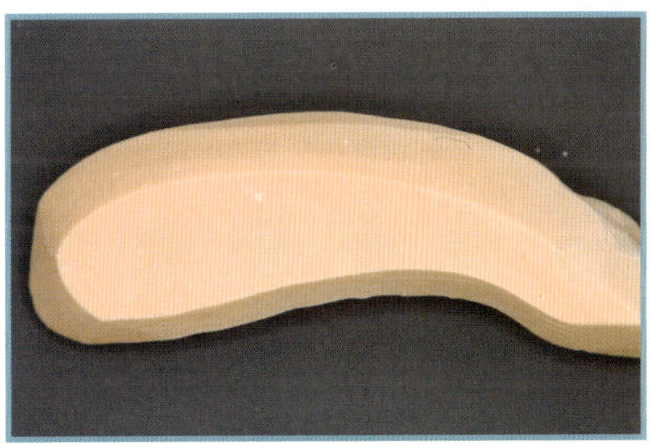

그림 2-32 모형다듬질이 끝난상태
기저면은 일평면이 되어야 한다.

어떤 방법을 선택하여 모형을 조정하든지 모형이 깨끗해야 하며 변형을 초래하는 행위에 주의하여야한다. 특히 필요 이상의 물을 사용해서는 안되며 석고가루가 지대치에 부착되면 지대치의 조작상 불편함이 우려되므로 붓이나 화장지 등을 사용하여 모형에 묻은 석고가루를 조심스럽게 제거한다. 모형조정을 위해 사용한 wax를 제거하기 위해 끓는 물을 사용하는 것은 삼가야 한다.

3) 치형의 분할

(1) 치형 분할의 경우 가장주의 해야 할 점은 모형이 건조되어 있지 않으면 안된다. 습한 모형을 그대로 분할하거나 트리밍 하면 석고 톱과 포인트에 의한 석고의 깍인 층이 모형에 달라붙어 2차 석고

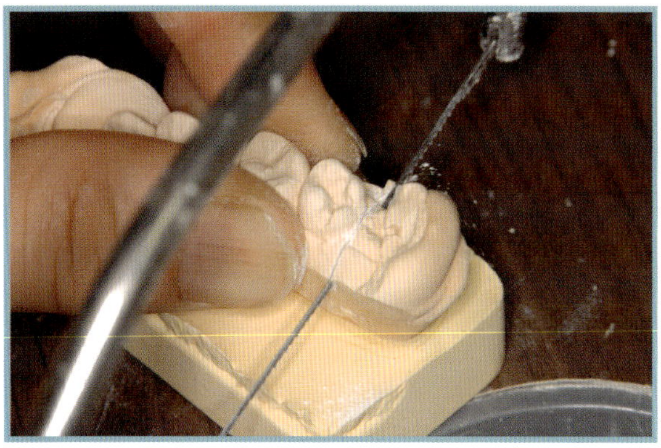
교합면에서의 분할

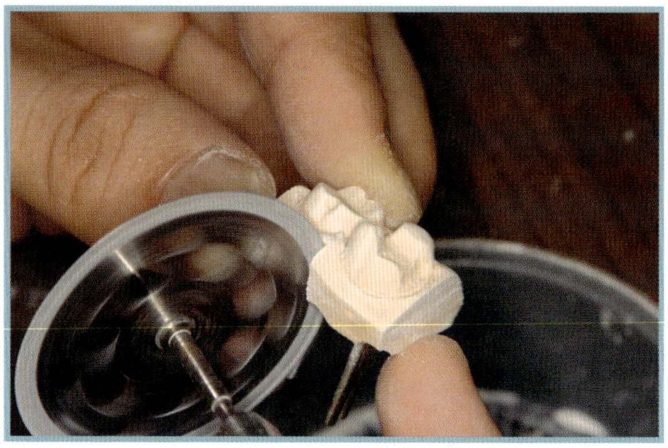
기저면에서의 분할

그림 2-33

에 대한 1차 석고의 복위정밀도가 손상된다. 또, 석고톱이 무뎌져서 분할이 어렵게 된다.

치형의 분할 방향은 1차 석고 기저면에 수직이 되게 하거나 치형측면이 하방으로 내려가면서 점점 가늘어 지도록 taper를 부여한다. 만일 방향이 조금이라도 잘못되어 분할선이 구부러지면 치형의 착탈이 곤란하게 된다. 또한 인접치의 인접면 undercut이 큰 경우 인접치의 접촉에 의해 치형을 착탈하지 못할 수도 있다. 치형의 마진과 인접치가 근접해 있어 교합면측에 석고톱이 들어가지 않는 경우에는 인접치와 함께 치형을 분리하고, 기저면측에서부터 분할한다. 이때 석고톱으로 끝까지 완전히 분할하는 것이 아니라, 석고톱의 날이 변연부에 근접하면 톱질을 중지하고 천천히 양손으로 치형의 마진이 파손되지 않도록 하는데 먼저 magin부에 얇은 칼을 이용하여 가볍게 흠집을 넣어 두면 분리하기가 용이하다.

Matrix로 die 분리하는 모형 제작법

(1) matrix band을 자른 strip을 인상체의 지대치 부위의 근 · 원심 양 접촉부에 치근 측으로 약간 좁아지게 인상체에 걸친 후 경석고(hard stone)를 주입하여 얻어진 모형에서 die부분만 독립적으로 분리하는 제작방법이다(그림 2-34 ①).

(2) matrix strip을 지대치의 근원심 양측에 걸친 후 치경연상 약 2mm 높이까지 경석고를 주입한 후 경석고가 경화되기 전에 dowel pin을 식립하고 경화되면 matrix를 제거한다. 석고 표면과 pin에 석고 분리 제를 도포한 후 인상면에 모형재를 주입하는 방법으로 matrix 방법과 dowel pin 식립 방법을 결합하여 석고용 톱을 사용할 필요없이 die를 분리할 수 있는 방법이다 (그림 2-34 ②).

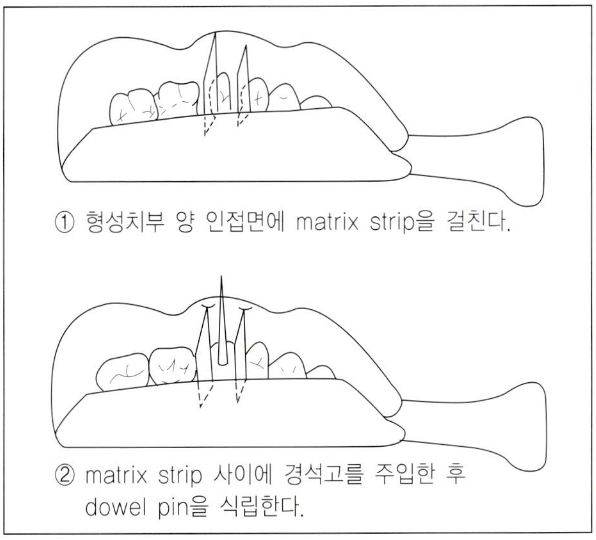

그림 2-34 matrix 이용법

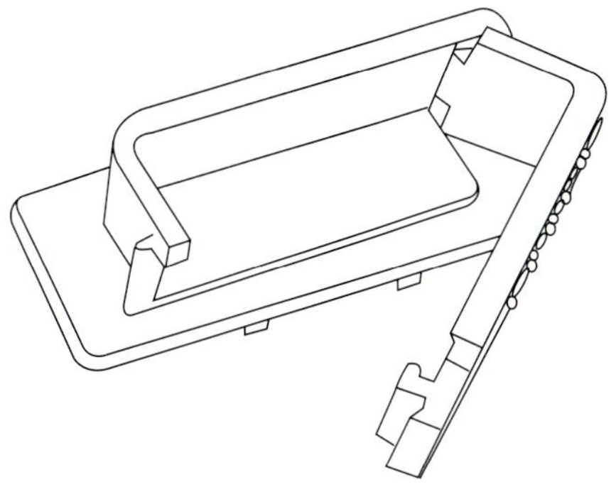

그림 2-35 di-lok 트레이

4) di-lok 트레이를 이용한 모형 제작방법

경화된 작업모형을 di-lok 트레이에 들어갈 정도로 충분히 trimming한 다음 트레이를 잠그고 적당량의 석고를 주입한 후 그 위에 작업모형을 위치시킨다. (그림 2-35).

이 방법의 장점은 dowel pin의 식립과정을 거치지 않아 치형제작에 있어 경제적이고, 제작과정이 단순하다는 점이다.

5) copper band 인상에 의한 모형 제작법

지대치에 적합한 크기의 copper band 또는 aluminum band에 연화된 modeling compound를 넣어서 압접해서 경화된 후 그 위에 이중으로 치열 연합 인상을 채득한다. 이중 인상은 수축 변형되지 않도록 보관하고 copper band 인상의 치경부측에 약 4~5mm 정도 높이의 paper band를 감은 다음 경석고를 주입하고 dowel pin를 식립한다. 또는 root 길이 정도 높이의 paper band를 감고 hard stone을 주입하거나 amalgam condensing을 하여 경화 후 dowel pin 대용으로 그 root부를 taper shape로 만들고 그 첨단면 측에 V-cut를 넣어서 치열모형내에서 회전하지 않도록 한 다음 root 전면에 석고 분리제를 도포한다.

지대치에 적합한 크기의 copper band 또는 aluminum band에 연화된 modeling compound를 넣어서 압접해서 경화시켜 인상을 채득한다. 이때 band 밖으로 밀려난 과잉의 인상재는 제거한다. 치형의 tail 부분을 sheet wax를 이용하여 1 inch 정도의 높이로 제작한 후 경석고를 주입한다. 필요하다면 경화되기 전에 dowel pin을 식립하여 치형의 강도를 증가시킬 수도 있다. wax를 제거한 후 더운 물에 넣어서 modeling compound을 연화시켜 제거하면 die가 만들어 진다

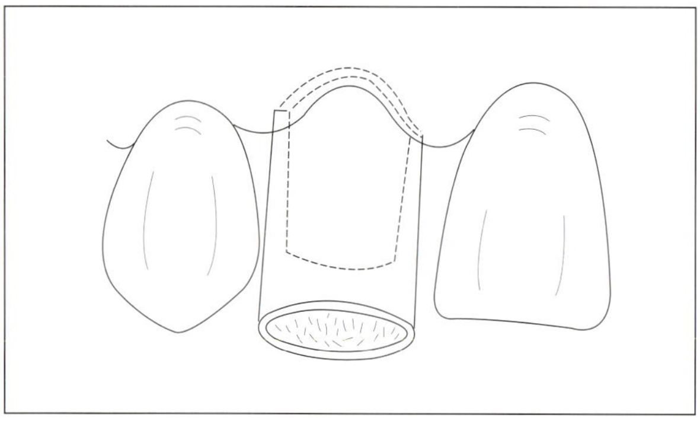

그림 2-36 copper band

6) 치형의 조정(die trimming)

치형 조정은 와동의 margin을 명확히 하여 납형이 구강내의 와동의 변연부보다 길거나 짧게 제작되는 것을 방지하기 위해 반드시 필요하다.

1) die 주변을 stamp bur 또는 round bur를 사용하여 변연 직하 0.3mm까지 삭제한다.
2) 예리한 칼로 margin이 파절되지 않도록 조심스럽게 변연부위까지 깎아낸다.
3) 끝이 가는 적색연필로 변연부의 경계를 명확히 표시한다.
4) 변연부를 확인한 후 모형경화제를 얇게 도포하여 변연부 주위를 보호한다.

분할을 끝내면 치형의 치은부를 트리밍한다. 트리밍에 사용하는 엔진은 회전시 진동이 없는 것을 사용한다. 트리밍할 때 엔진의 회전방향, 속도, 가하는 힘에도 충분히 주의해야 한다.

우선, carbide bur로 크게 치은부를 삭제한다. 다음에 큰 round bur(#7~#10)로 marin에서 조금 떨어진 부분을 트리밍한다. 트리밍에서 가장 주의해야할 것은 marin을 파손하지 않도록 하는 것이다. 또 marin은 이러한 작업 이후에 있어서도 파절되거나, 예리한 형태가 되지 않도록 한다. marin의 바로 밑은 반드시 칼이나 조각도등으로 신중하게 트리밍한다.

와동변연의 트리밍은 중요한 기공작업의 하나로, 확대경(5~10배)을 이용해서 시행한다.

marin의 바로 아래 치질면까지 명확하게 인상이 채득된 경우는 가급적이면 치관수복물의 변연형태를 치관수복물의 변연형태를 치질면에 이행시킬 수 있도록, 그 부분을 가능한 한 남길 필요가 있다.

marin을 트리밍한 다음에는 빨간색 연필을 이용하여 가벼운 터치로 주의 깊게 marin을 표시한다. 이 작업도 확대경을 이용하도록 한다. 이후의 작업에 있어서 marin이 손상되거나 표시된 선이 사라지지 않도록 모형 표면 경화제를 도포한다.

수직으로 들뜨는 양은 V자구의 치형쪽이 더 적다.

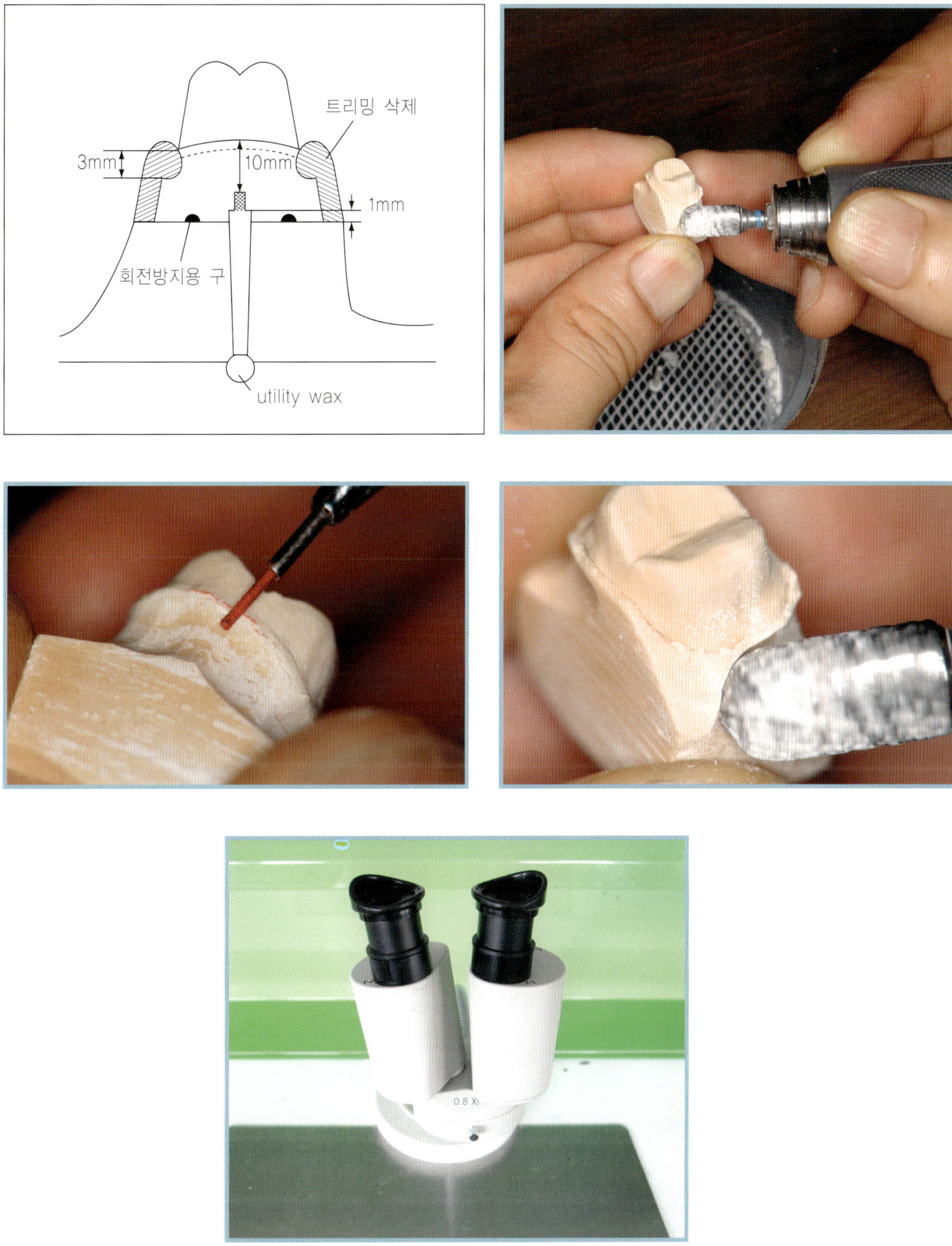

그림 2-37 치형의 dowel pin 식립위치 및 다듬질

치형조정의 점검사항

① 1차 석고와 dowel pin은 견고하게 합착되어 있는가.
② dowel pin의 식립 방향이 치형의 착탈 방향과 일치되어 있는가.
③ 확실하게 회전방지법을 실시하고 있는가.
④ 회전방 지구에 undercut이 형성되어 있지 않은가.
④ 치형의 착탈이 순탄하는가.
⑤ 마진은 파손되지 않았는가.
⑤ 치형을 치열모형에 삽입할 때, 덜거덕거림은 없는가.
⑥ 그 후 작업진행에 있어서도 마진은 파손되기 쉽지 않은가.
⑦ marin은 명확하게 표시되어 있는가.
⑧ 석고표면경화제의 피막층은 두껍게 되어 있지 않은가.

Check point

1. 송달된 인상체의 처리방법은.
2. 일반적인 모형재 주입방법은.
3. 모형재 주입시 주의사항은.
4. 작업모형의 종류를 열거하면.
5. pindex를 이용한 모형제작법을 설명하시오.
6. die trimming 의 목적과 방법은.

Ⅱ. 각론

4장 교합과 모형의 부착

| 학습 목적 |

교합의 기초이론을 이해하고 모형의 교합기 부착을 위한 전반적인 내용을 이해하여 mounting 방법을 익힌다.

1. 교합
2. 모형의 부착
3. mounting 방법

4장 교합과 모형의 부착

1. 교합

치아는 저작, 발음, 심미적인 기능을 가진다. 이런 치아가 집단적으로 이루는 치열상태 및 교합이 이들 기능을 영속시킨다. 이러한 점에서 교합의 개념을 이해하고 정상적인 기능 교합을 유지하게 하는 이론적 근거와 그 방법 등을 숙지하므로써 치과의사는 단순한 교합 부조화를 진단하고 치료할 수 있는 능력을 갖게 되며 치과기공사는 교합 장애가 없는 수복물을 제작할 수 있는 능력을 갖출 수 있다.

교합의 사전적 정의는 폐쇄되는 과정의 행위 또는 폐쇄된 상태(The act of closure or being closed)로 치과의학에서 사용되는 정의는 상 · 하악 치아가 접촉되어 있는 상태에서 상 · 하악골이 폐쇄되어 정지되어 있거나 여러 하악골 운동을 하는 과정을 모두 포함하여 교합이라 한다.

교합을 정상교합과 부정교합으로 구분할 수 있는데 정상교합이란 상 · 하악 치아가 아무런 이상이나 장애가 없이 적절한 위치에서 교합하고 있는 것을 말하는 것으로 해부학적 교합관계를 나타내는 것이다.

부정교합은 악골, 안면치아 등 어떠한 것이 문제가 되든지 대합치아 또는 인접치아와의 관계가 생리학적으로 정상교합이 아닌 상태를 말한다. 정상교합에는 기능적, 생리적 교합이 환자에게 이루어 주어야 하는 최종목표로서 '하악골의 원활한 활주운동과 폐구운동을 방해하는 교합간섭이 없는 상태에서 치아 접촉관계 즉, 구강악계의 건강과 기능에 생리적으로 위해하지 않는 악간관계 및 악간치아 접촉관계를 치과의학에서는 강조하고 있다. 바로 이 교합간섭이 있으므로써 기능장애가 야기되는 것이다. 따라서 이러한 교합간섭을 피하여 보철물을 제작하는 방법과 자연 치열에서 교합간섭을 제거하여 기능장애를 치료할 수 있는 능력을 키우기 위해서는 기능적 교합을 이해해야 한다. 기능적 교합을 이해하기 위해서는 무엇보다도 먼저 기본적인 하악골의 위치와 운동, 하악골 운동과 교합과의 관계, 치아간 접촉관계 등을 이해하는 것이 기초가 되는 것이다.

2. 모형의 부착

모형의 부착이란 모형(상 · 하악 모형)을 교합기에 부착하는 것을 말하는데 이는 곧 환자와 기공실과의 연결이라는 것을 의미하는 것이다. 모형은 환자의 구강을 복제한 것으로 치료에 필요한 지대치와 인접치와의 관계, 치열, 치아의 크기 및 형태를 알기 위한 지대치를 포함한 인접치 또는 전악의 양형을 말한다. 교합기는 상악치열에 대한 하악치열의 연속적인 위치관계(centric, eccentric jaw relation)를 재현시켜주므로 교합의 진단 및 치료 그리고 교합기 부착은 단순한 편악모형을 접번 교합기에 부착하는 것으로부터 전악모형을 완전조절성 교합기에 부착하는 것까지를 생각할 수 있다.
모형제작과 교합기의 선택은 사용목적 증례에 따라서 선택하여 사용하여야 한다. 충전기공학에서 사용하는 모형은 대부분 충전물 자체가 치아 한 개에 국한되어 있는 것으로써 대부분 단순 보철물을 제작하는데에 사용이 용이한 단순 접번 교합기(hinge type), twin stage occluder, verticulator 등의 교합기를 사용하는 경우가 대부분이다. inlay 보철물을 제작하는데는 단순 접번 교합기(hinge type)를 가장 많이 사용하는 것으로 파악되므로 인체의 해부학적 구조와 현재 사용중인 단순접번교합기(hinge type)의 차이에 대해서 언급하면,

첫째, 인체의 과두간 거리는 평균 110mm에서 10mm 이상의 차이가 나는 사람은 특별한 경우이다. 그러므로 반조절성 교합기에는 대부분 110mm에 고정되어있다. 반조절성 교합기와 인체의 오차가 있다 하더라도 큰 문제가 없다고 판단되는 바인데, 이는 치아 교합면에서 움직이는 거리가 약 2mm 내외에 있기 때문이다. 현재 우리가 흔히 사용하고 있는 접번 교합기는 과두간 거리가 45-50mm인 것들을 주로 사용하고 있으며 약간의 측방운동 점검도 숙련에 의하여 허용된다.
접번 교합기를 사용하여 측방운동을 하게 하면 분명히 오차는 있을 것이다. 하지만 그 오차의 범위를 짧은 과두간의 거리를 인식하여 과두간 거리가 짧음으로써 교합면에서 올 수 있는 오차를 최대한 줄일 수 있는 방법으로 모형을 부착해야 할 것이다. 실제로 짧기 때문에 최대 거리가 연장되게 모형 부착을 해야 할 것이다. 교합면 상에서는 측방운동시 실제보다 예각으로 나타나게 되는 점을 감안하여 보철물을 제작한다면 오차를 최대한 줄일 수 있을 것이다.

둘째, 반조절성 교합기는 안궁(face bow)을 사용할 수 있는 장점이 있지만 접번 교합기는 안궁(face bow)을 사용할 수없다.안궁(face bow)은 상악모형을 두개골에 있는 축과 똑같게 교합기에 위치시키는 장치이다. 안궁(face bow)의 사용은 과두축의 위치를 설정하여 과두축을 상악치열에 관계시키는 것인데 안궁(face bow)을 사용하여 정확한 두개골 축의 위치를 교합기에 재현하는 것은 결코 쉬운 일이 아니다. 그것은 과두축의 정확한 위치설정에 있어서 문제점이 따르기 때문이다. 설정하는 방법에 몇가지 있으나 인체는 생동적인 것으로써 인체와 똑같게 한다는 것은 불가능하고 최소한의 오차 범위에 이르게 하는 것으로 만족해야만 한다. 지금껏 접번 교합기를 사용하여 inlay 제작을 하여 수복물로 사용하는데 큰 문제점이 없이 발전되어 왔지만 이런 부족한 점을 감안하여야 한다.

셋째, 접번 교합기는 과두와 치아와의 거리가 실제보다 짧다.
안궁(face bow)을 사용한다면 인체의 과두간 거리에 좀 더 근접하겠지만 대부분 접번교합기는

짧다는 것이다. 이것을 보완하기 위해서는 실제 거리를 점검하고 이를 감안하여 모형부착을 해야 할 것이다.

기타의 문제들도 있지만 최소한 이상의 문제점만이라도 인식하여 최대한 실제 해부학에 근접하게 하여 inlay 보철물을 제작하기위해 모형 부착을 한다고 하면 접번 교합기 사용에 따른 문제점을 최소화 할 수 있을 것이라고 판단하는 것이다.

3. Mounting 방법

1) 일반적인 방법 (접번 교합기 이용법)

(1) 작업모형을 교합기에 부착하기 전에 교합관계를 먼저 검사해야 한다. 교합면의 기포나 기타의 이물질이 모형면에 붙어서 교합에 장애를 주는 요소를 조심스럽게 제거한다. 교합기와의 유지력 증대를 위하여 다듬어진 모형의 기저면에 V자 홈을 파준 후 dowel pin이 노출되어 있는 모형저면에 utility wax로 치형(die)을 고정시킨다. 이미 채득한 대합관계 기록을 상 · 하악 모형 교합면의 정확한 교합 원위치에 끼운 후 교합채득 원위치 상태에서 sticky wax로 상 · 하악 모형을 고정시킨다.

(2) 이렇게 고정시킨 상 · 하악 모형을 1~2분 정도 물에 담근 후 모형의 교합평면이 교합기의 상부구조와 평행하거나 환자의 악관절과 유사하게 위치시키고 상 · 하 구조의 중앙에 위치하도록 하며 모형의 정중선이 교합기의 정중선과 일치되도록 맞춘다. guide pin이 있을 경우 정중선을 일치시키기 쉽다. 이렇게 모형을 교합기내에 위치시킨 다음 석고를 교반하여 교합기에 고착시킨다. 석고가 경화되면 흐르는 물에 매끈하게 모형면을 다듬어 작업에 용이하게 한다. 최종적으로 모형을 고정시킨 sticky wax와 교합채득 기록을 제거한다. 교합채득 기록을 제거한 후에도 상 · 하악 모형의 교합고경은 같아야 정확한 mounting이라 할 수 있다(그림 2-38).

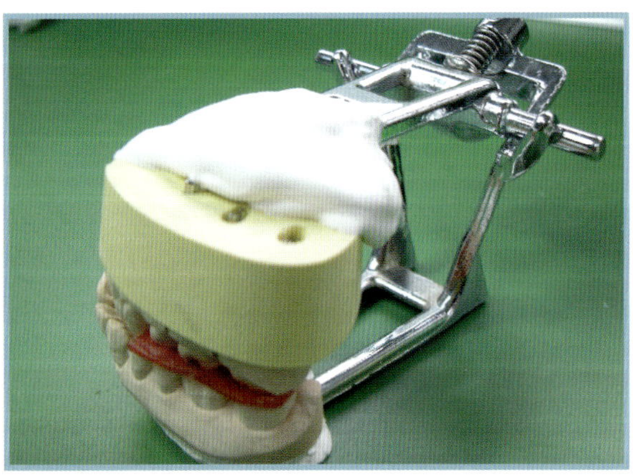
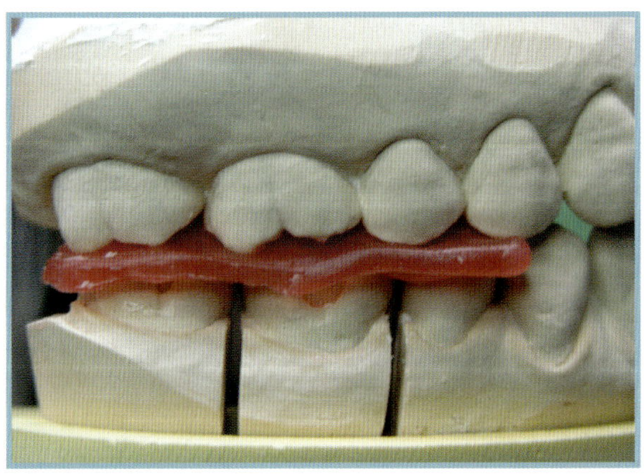

그림 2-38 교합기에 mounting된 모습

2) 임의적 방법으로 mounting 할 때의 주의점

(1) 중심 교합상태에 있게 한 후 mounting
(2) 중심 교합상태의 기록에 의해서 mounting 하는데 정확한 위치에 장착되어야 한다.
(3) 교합평면이 mounting plate와 평행하고 mounting plate의 중간에 위치하게 해준다.
(4) 모형(model)의 정중선이 교합기의 정중선과 일치하게 해준다.
(5) 모형의 후면이 condylar shaft와 평행하게 해준다.

3) F.G.P. 법

F.G.P.법이란 functionally generated path technique으로 하악운동을 기능적으로 시켰을 때 대합치의 교합면이 이동되는 모든 흔적을 한 장의 bite wax에 인기시킨 bite check를 이용하여 기능적 교합면(functional occlusal surface)을 형성하고자 하는 방법이다.

F.G.P.법의 적응증을 나열하면,

첫째, 악관절이나 교합이 이상이 없고 하악운동이 장애없이 부드럽게 이루어지는 상태일 것
둘째, 모든 치열에 대해서 균등하게 활주운동이 이루어 질 것
셋째, 운동하는 도중 상 · 하악간의 거리가 적절하게 유지될 것
넷째, 측방운동에서 운동방향을 유도하는 치아나 그것을 대신하는 면이 존재할 것
다섯째, 대합치의 교합면이 정상으로 기준이 되는 형태일 것 등이다.

(1) twin stage occluder를 사용하는 경우

수복할 치아를 삭제하고 이를 중심으로 한 상 · 하악의 인상을 채득한 후 bite check를 하여 작업측 모형과 대합치열 모형을 제작한다. Bite wax를 연화하여 즉시 형성치를 중심으로한 중심교합을 시키고 연속하여 각 방향으로 하악의 기능적 운동을 시켜서 운동 중에 대합면에 닿는 모든 wax 부분은 밀려나가서 하악 운동시의 대합치면이 균등하게 닿는 자리가 인기된 functional bite registration을 얻는다. 위에 bite check된 wax의 기능적 운동이 인기된 대합치면에 경석고를 주입하여 기능적 대합치열 core(functional positive core)를 제작한다.

이렇게 만든 두가지 대합치열 모형을 한개의 작업모형에 대합시킬 수 있는 twinstage occluder의 한측에 작업측 모형을 mounting하고 두 개의 대합측 모형은 각각 centric bite check와 functional bite check를 이용하여 anatomic cast와 functional positive core을 개별적으로 mounting한다(그림 2-39).

납형(wax pattern)을 제작시 교합면은 기능적 대합치열 core와의 형태학적인 면을 고려하여 groove, fossa 등을 조각하고, anatomic cast를 대합시켜 중심교합과의 이상적인 대합 접촉관계를 검사한 후 측면도 형성하여 납형을 완성한다.

(2) hinge type articulator를 사용하는 경우

Twin stage occluder가 없을 경우 같은 형태의 hinge type partial articulator 두 개를 이용하는 방법이다. 한 개의 articulator에 작업측 모형과 대합측 anatomic cast를 mounting 한 후 대합측 모형을 분리하고 그 자리에 다른 articulator의 대합측 모형을 조립한 다음 여기에 functional positive core를 mounting해서 두 개의 대합측 모형을 교대로 조립하여 대합시켜 보면서 납형을 채득하는 방법이다.

(3) verticulator를 사용하는 경우

상 · 하악의 모형을 상 · 하로 분리와 조립만이 가능한 교합기(verticulator)를 사용하는 경우에 한 측에 작업측 모형을, 다른 측에는 positive core를 mounting하여 조립 접합시켜 보면서 F.G.P technique에 의하여 납형(wax pattern)을 형성시키는 방법이다(그림 2-40).

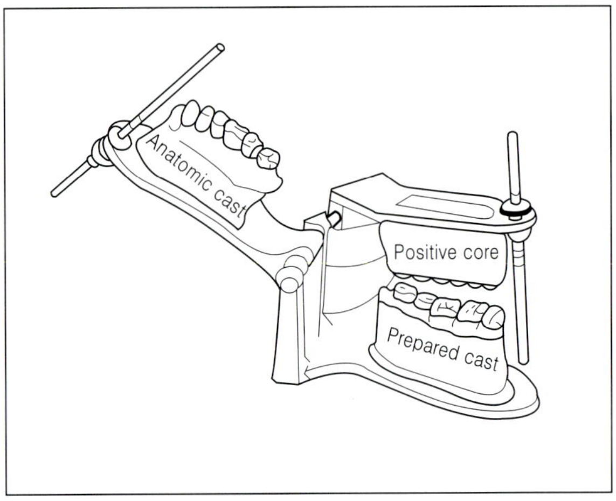

그림 2-39 twin stage occluder

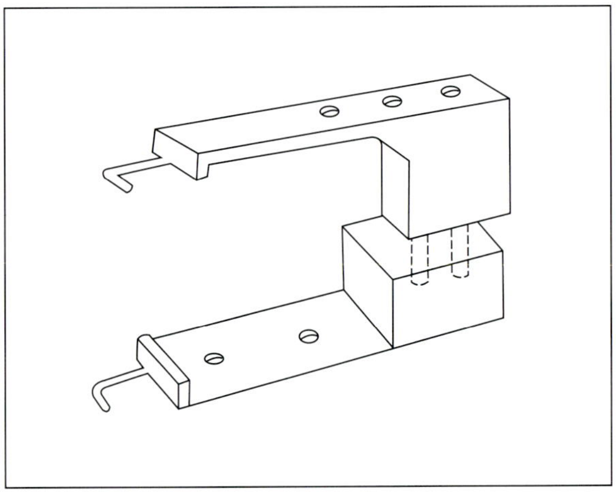

그림 2-40 varticulator

Check point

1. 교합기의 정의, 그 종류는.

2 교합기의 취급법은.

3. 하악운동은.

4. 교합이란.

5. F.G.P.법이란.

Ⅱ. 각론

5장 납형채득

| 학습 목적 |

정확한 납형을 채득할 수 있도록 납형 제작시의 고려사항을 숙지하고 납형채득을 위한 방법을 이해한다.

1. inlay납형(wax pattern) 제작시의 고려사항
2. inlay wax
3. wax 분리제 및 die spacer
4. 조각의 개략적 순서

5장 납형채득

1. inlay 납형(wax pattern) 제작시 고려사항

납형이란 앞으로 만들 주조 inlay 보철의 원형을 inlay wax로 재현한 것이다. 납형의 제작법에는 직접법(direct method), 간접 · 직접법(indirect-direct method or combination method) 및 간접법(indirect method)이 있다. inlay 납형의 원형은 곧 수복물로써 구강 내에서 그 기능을 원활하게 회복하기 위해서는 납형에서 그 기능이 모두 재현되어야만 하는 것으로 치아기능을 모두 재현하여야만 된다. 직접법은 구강내에 형성된 지대치에서 직접 납형을 채득하는 방법으로 chair time이 길어지며 좁고 복잡한 구강내에서 행해지므로 그에 따른 문제점이 발생하게 된다. 정확한 것이 장점이다. 간접 직접법은 모형상에서 납형을 만든 다음 이것을 형성된 지대치에 다시 시적 수정하는 것을 말한다.

간접법은 환자 구강상태와 똑같은 모형을 제작하고 이를 교합기에 부착하여 납형을 채득하는 방법을 말하는데 이 방법의 장점으로는 chair time이 짧고 작업이 편리하여 다루기 쉬우며 실패할 경우 재제작이 용이할 뿐만 아니라 연마시 편리하고 보철물의 적합도 및 교합검사가 용이한 점 등이 있다. 반면에 단점으로는 인상재 또는 모형재 등을 사용하는데 있어서 시간과 경비가 많이 들며 여러 단계의 제작과정 중에서 재료의 수축, 팽창 등으로 인한 치수 변화가 크고 조작과정이 복잡하여 기술상 실수가 발생되는 점 등이 있다.

이상에서 설명한 어떤 방법으로 납형을 제작하더라도 이상적인 보철물(inlay)을 제작함에 있어서는 저작기관의 건강과 그 조직간의 기능적 조화를 유지시켜 주어야 하는데 이를 위해서는 치아의 생리적 형태와 그 기능 및 대합치아와의 기능적인 교합관계를 잘 알아야 한다.

이외에도 T.M.J의 구조, 하악골의 운동, 저작근육 및 이들의 상호관계 등을 알아야 이들이 기능을 할 때 서로 생리적으로 모순을 일으키지 않고 조화를 이루도록 회복시켜 줄 수 있다.

납형제작을 위한 고려사항은 다음과 같다.

- 첫째, 치아의 외형(axial contour)
- 둘째, 치간공격(embrasures)
- 셋째, 변연융선(marginal ridge)의 관계
- 넷째, 접촉부(contact area)의 형태, 크기 및 위치

다섯째, 상 · 하악 치아의 교합면 형태

여섯째, 상 · 하 악궁의 관계

일곱째, 하악골의 기능운동과 치아의 교합관계 등을 참고하여야 하며, 그외에도 납형을 제작함에 있어서는 inlay wax모형제, 분리제, 표면강화제, die spacer등에 대한 지식이 필요하다.

2. Inlay wax

inlay wax는 납형을 제작함에 있어서 주 재료로써 그 성질을 이용하여 활용성을 극대화 하는 것과 잘못하면 변형을 초래하는 경우가 있다. 그러므로 성질에 대한 이해가 필요하다.

1) inlay wax의 특성

inlay wax는 A.D.A. No.4 규격에 의하면 두 가지 종류가 있다. type I 은 직접법에 사용되는 hard 종류이고 typeⅡ는 간접법에 사용되는 soft 종류이다. wax의 색은 다양하다.
그러나 일반적으로 푸른색이나 녹색을 사용한다.
일반적으로 녹색 wax는 부드럽고 푸른색은 좀 단단하며 ivory wax는 무색소이다. ivory wax는 레진재료를 변색시키는 색소(pigment) 잔여물이 남지 않으므로 레진전부관(acrylic resin jacket crown)과 레진전장관 제작시 납형 재료로 사용된다. wax를 다룰 때는 건열(dry heat) 또는 습열(wet heat)을 이용하는데 납형 형성시 는 대부분 건열을 이용한다.
inlay wax를 선택할 때 흐름(flow), 팽창(expansion), 열전도성(thermal conductivity), 가소성(plasticity), 연성(ductility), 변형 등의 특성을 고려해야 한다. 이러한 특성들은 납형제작 시 납형의 모양 및 체적 안정성 등을 좌우하며 그 조성은 아래와 같다.

inlay wax의 조성

(1) paraffin wax(40~60%)

① 형태유지(mold ability)

② 고체화 특성 (melting-solidification properties)

(2) gum dammar

① 강도증가

② 표면의 활택성

(3) carnauba wax (첨가제)

유동성 감소와 용융온도 증가

(4) 색제(coloring agent)

2) inlay wax의 요구 조건

inlay wax는 보철물 제작시 기본이 되는 재료로써 실제 치과기공소에서 작업하는 첫번째의 중요한 과정에 사용되는 재료라 할 수 있다. 정교하고 세밀한 부위를 표현해야 하므로 그 만큼 아래와 같이 여러 가지 요구 조건이 필요하다.

① 제작시 변형이 최소이어야 한다.
② 연화시 흐름이 뛰어나야 한다. 즉 작업중 쪼개지거나 갈라지거나 표면 활택성을 잃어서는 안된다.
③ 경화 후 외부 힘에 견고해야 한다.
④ 미세한 부분도 조각하여 표현할 수 있어야 한다.
⑤ 명확한 변연(margin)을 얻기 위해 치형의 색과 대조적이어야 한다.
⑥ 소환 후 잔유물이 남아서는 안된다.
⑦ 파절되지 않고 실온상태에서 형태가 변하지 않아야 한다.

3) inlay wax의 변형

(1) wax가 응고될 때는 수축한다. 이런 수축은 wax가 고체화하는 동안 wax에 압력을 줌으로써 조절할 수 있다. 압축응력(compressive stress)이 없어지면 변형을 일으키므로 주의깊게 조절해야 한다.

(2) wax는 낮은 열전도성을 지니고 있으므로 가열과 냉각이 서서히 일어난다. 그러므로 적절한 작업을 위해 wax에 열을 충분히 주어야 한다. wax는 온도에 따라 그 흐름성이 달라지는데, inlay wax의 열적 변화(thermal change)를 살펴보면 양질의 wax는 약 40℃(약 104°F)까지는 별로 연화되지 않지만 41~42℃(약 106°F)에서 급격히 연화되어 약 70%의 흐름성을 보이며 그 이상의 온도에서는 서서히 액상으로 이행하여 완전 액상에 달하게 된다(그림 2-41).

(3) wax는 치과 재료 중 높은 열팽창 계수(thermal coefficients of expansion)를 지니고 있는 재료

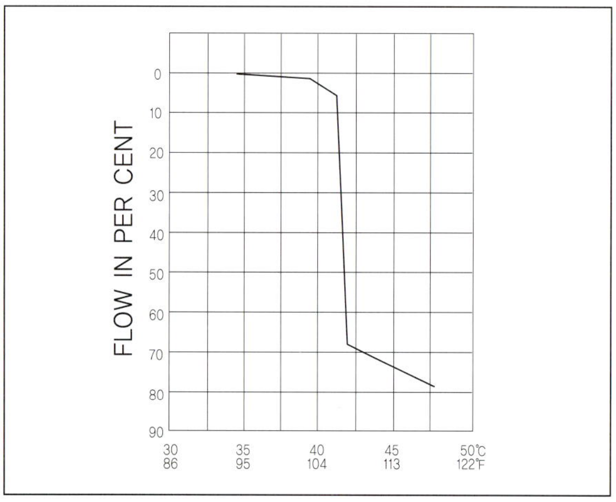

그림 2-41 inlay wax의 흐름성

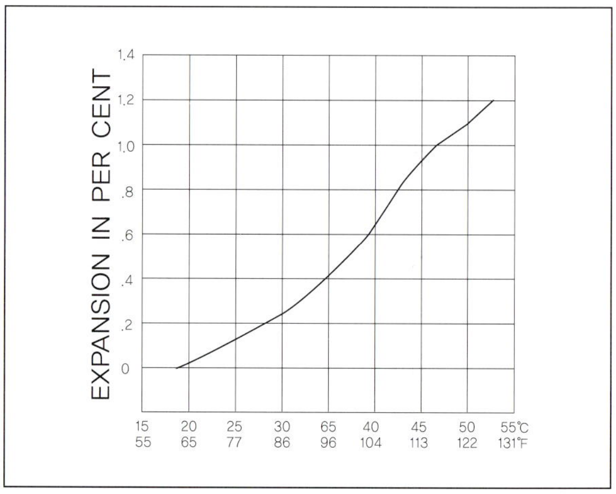

그림 2-42 inlay wax의 열팽창

중 하나로써 온도의 작은 변화에도 체적의 크기 변화를 가져오는 원인이 된다. 직접법으로 납형 제작 시 구강온도(99°F)에서 실내온도(77°F)로 옮겨질 때 약 0.4%의 열 수축을 일으킨다. 간접법으로 실내온도에서 납형을 제작하면 이런 수축은 없어진다. 어떤 경우든 지 wax의 수축은 매몰이나 주조과정에서 보상되어야 한다. inlay wax의 열팽창은 실온에서 가온에 따라 서서히 팽창되어 106°F에서 약 0.8% 그리고 50℃이상이 되면 약 1.2%이상 팽창되므로 팽창되었던 wax가 실온으로 냉각되면 그만큼 수축이 발생하게 된다. 이런 사실을 고려하여 inlay wax는 106°F (약 41℃) 정도에서 연화하여 와동 내에 전입하는 것이 이상적이다(그림 2-42).

(4) wax의 변형은 조작 중 일어나는 일정하지 않은 응력에 의해 발생한다. 이런 응력은 매몰(investing)시 냉각 수축으로 인한 wax의 자연적인 성향에 의해 일어나고, 열을 받거나 분리제 도포, 조각, 재 용융 또는 치형에서 납형을 제거하는 것과 같은 다른 여러 조작과정에서도 발생한다. 납형에 남아있는 잔존 응력은 다른 과정에 영향을 미친다. 따라서 원하지 않는 응력이 최소가 되도록 납형을 제작함으로써 변형을 막는다.

4) inlay wax의 조작 방법

(1) 반복첨가 법

① inlay wax는 건열(dry heat)로 조작해야 한다. 엷은 조각으로 부서지는 wax의 특성으로 볼 때 수조(water bath, wet heat) 속에서는 흐름 성을 가질 수 없다.

② wax는 내부응력(internal stress)을 최소로 하기 위해서 가장 적합한 온도에서 조작해야 한다. 즉 적절한 흐름을 얻을 수 있는 125°F 정도의 열을 가해야 한다. wax bath를 사용하면 매우 효과적이다. 그러나 wax bath를 사용하지 않고 직접 inlay stick wax를 연화하여 와동 내에 가압할 경우에는 그보다 낮은 106°F가 적당하다.

③ inlay wax를 과열해서 액상이 되었을 때는 wax 성분 중의 특정 성분이 연소되거나 일부분이 휘발되는 등 그 성질이 변화되고, 경화 후 수축이 심하며, die에서 분리하기가 어려워지며 wax pattern의 와 벽면이 조잡해지기 쉽다.

④ inlay wax의 가열이 부족하였을 때 와동 내에 억지로 압입하게 되면 미세한 부분까지 압입되기 힘들고 전체 와동에 동일한 압력으로 압입할 수 없으며, 압력을 많이 받은 부분이 적게 받은 부분 보다 wax 자체 내의 잠재적 응력이 형성되기 쉬우므로 변형 되기 쉽다. 그러므로 wax의 연화 정도는 wax를 과열해서 액상으로 용융해서도 안 되며 가열이 부족해서 압입이 곤란한 정도가 되어서는 안 된다.

⑤ 조각도는 납형의 얇은 부위, 변연을 부드럽고 쉽게 조각하기 위해 충분히 따뜻해야 한다. 그러나 wax를 녹일 정도로 뜨거워서는 안 된다. 열을 가하지 않은 조각도보다 따뜻한 조각도로 납형을 조각하는 것이 응력(stress)과 외력(strain)을 발생하지 않는다.

⑥ 납형 제작시 조각도 날(blade) 끝에 용융된 wax가 있도록 하기 위해 조각도의 shank와 blade

가 연결되는 곳, 즉 조각도 날 끝보다 좀 더 위쪽의 굽은 곳을 lamp로 열을 주어야 한다. 그렇게 하면 wax는 더운 곳에서 찬 곳으로 흐르는 성질을 갖고 있기 때문에 조각도 날 끝에 wax를 모을 수 있다.

⑦ 완성된 납형은 온도의 변화와 외부 힘이 가해지지 않도록 가능한 즉시 매몰한다. 매몰시 실온수(20~22℃)를 사용한다.

(2) 가압형성법

① 가압형성법은 wax를 적절히 연화하여 와동 내에 손가락을 이용하여 압입하는 방법이다. wax를 연화하는 방법은 inlay wax stick의 한 쪽 끝을 불꽃과 약 1㎝의 거리에서 좌우로 회전하면서 표면이 광택이 날 정도로 연화시키되 흘러내리지 않게 한다. 연화된 wax의 끝을 손으로 압박해서 wax 내부의 연화되지 않은 부분까지 계속 연화시켜 소요량 만큼을 확보하여 와동 내에 압입한다.

② full crown의 경우에는 반복첨가법이나 dipping법이 사용되겠지만 inlay cavity의 경우에는 inlay wax를 화염상에서 연화하여 한번에 와동 내에 압입하는 방법이 가장 보편화 되어 있다. 이것을 가압형성법이라 부르며 변형이 적은 것으로 알려져 있다.

③ wax에 열을 가할 때 wax의 성분이 없어지지 않도록 해야 한다. 온도가 너무 높으면 wax는 타게 된다.

④ wax는 응력이 일어나지 않도록 일률적으로 부드럽게 녹여야 하며 wax에 압력 또는 열을 줄 때 가능한 한 일률적으로 행해야 한다.

⑤ 치형의 온도가 너무 낮을 경우 압입된 wax가 와연(cavity margin)부에서 수축이 일 어나 들뜨는 수가 있으므로 치형을 구강 내 온도 정도로 맞추어서 wax를 압입한다면 wax의 온도가 치형 측으로 전도되는 것을 어느 정도 막을 수 있다. 또한 복잡와동 형성시 와동의 여러면을 여러 손가락을 이용하여 같은 힘으로 가해야 하며 이는 3분정도 지속해야 한다.

이렇게 와동 내에 wax를 압입하거나 첨가하여 교합면부를 형성한 다음 대합치와 교합시켜서

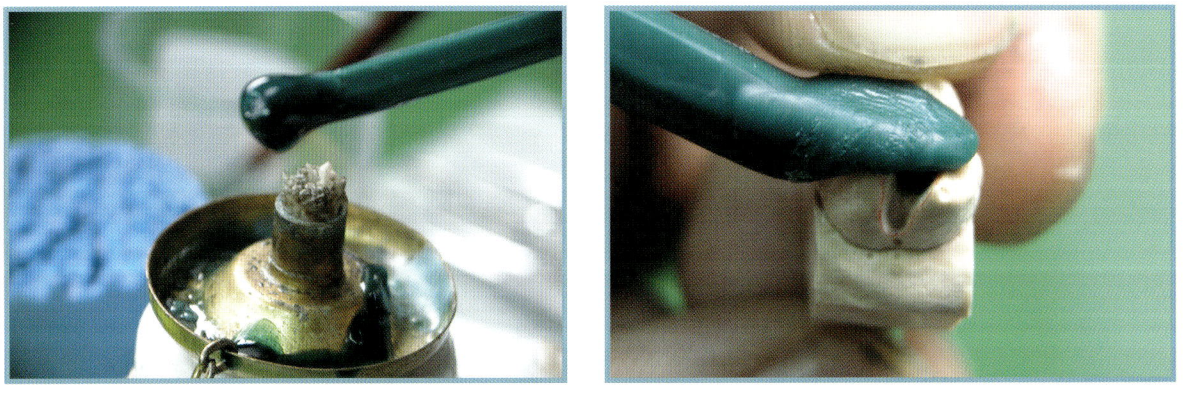

그림 2-43 가압형성법의 wax 용융 및 가압

대합관계를 인기하고 조각도를 이용하여 소량의 wax를 첨가하여 외형을 대략적으로 완성한다.

⑥ 납형을 와동에서 분리한다, (V자형의 staple이나 pin을 wax pattern에 식립하여 임시 손잡이로 사용하는 것, utility wax를 이용하여 와동 내에서 빼는 방법)이때 충분한 압입상태나 undercut의 유무를 관찰하고 하자가 없을 경우 다시 원 위치시켜 staple이나 pin을 제거하고 외형을 정밀하게 완성한다.

5) 납형채득과정(wax pattern)

납형 채득 법에는 직접법, 간접법, 간, 직접법 등의 세 가지가 있다.

직접법은 구강에 형성된 와동 내에서 직접 납형을 채득하는 방법으로 chair time 이 길어지며 좁고 복잡한 구강 내에서 행해지므로 그에 따른 문제점이 발생하게 된다. 그러나 Wax pattern의 변형이 없어 정확한 것이 장점이다. 간접 직접법은 모형 상에서 납형을 만든 다음 이것을 형성된 와동에 다시 시적 수정하는 것을 말한다.

간접법은 환자 구강상태와 똑같은 모형을 제작하고 이를 교합기에 부착하여 납형을 채득하는 방법을 말하는데 이 방법의 장점으로는 chair time이 짧고 작업이 편리하여 다루기 쉬우며 실패할 경우 재 제작이 용이할 뿐만 아니라 연마시 편리하고 보철물의 적합도 및 교합검사가 용이한 점 등이 있다. 반면에 단점으로는 인상재 또는 모형재 등을 사용하는데 있어서 시간과 경비가 많이 들며 여러 단계의 제작과정 중에서 재료의 수축, 팽창 등으로 인한 변화가 크고 조작과정이 복잡하여 기술상 실수가 발생되는 점 등이 있다.

(1) 직접법(direct method)

장점 : 환자의 구강 내 와동에서 직접 wax up한 것이므로 납형 자체의 오차가 가장 적다.

단점 : ① 구강 내에서 조각하는 것이므로 조작이 불편하다.
② 환자의 chair time이 길어진다.
③ 인접 면에 있는 복잡한 와동에서는 wax up이 곤란 또는 불가능하다.

(2) 간접법(indirect method)

장점 : ① 환자의 chair time이 짧다
② 복잡한 와동에 대한 wax 조각을 쉽게 할 수 있다.
③ wax pattern 제작 시 실패하더라도 재 제작이 가능하다

단점 : ① 모형 상에서 조각한 것이므로 오차가 많을 수 있다.
② 제작과정 중 기술적 오류가 발생 할 수 있다.

(3) 간접 직접법(direct-indirect method)

장점 : 직접법 및 간접법의 모든 장점을 가진다.

① chair time이 짧다.

② 복잡 와동에 대해서도 적용할 수 있다.

③ 납형 자체의 오차가 적다.

④ wax pattern의 재 제작이 가능하다.

단점 : 환자의 내원 횟수 및 술자의 조작횟수가 1회 증가한다.

3. wax 분리제 및 die spacer

1) 납형분리제

분리제 도포 목적은 wax가 치형에 달라붙지 않고 wax pattern을 와동이나, 치형에서 제거되도록 하는 것이다. 분리제는 치형에서 납형을 분리하는 것을 가능하게 할 뿐 아니라 치형에서 wax가 자유롭게 흐르는 것이 가능하도록 표면의 응력을 줄여 준다. 비중이 큰 분리제는 치형면에 두껍게 도포되어서 치형에 wax가 가까이 적합되는 것을 막기 때문에 바람직하지 않다.

분리제를 도포한 후에는 몇 분간 치형 표면에 스며들게 해야 한다. 분리제의 과잉 도포는 wax margin의 부적합을 초래하게 되므로 과다한 분리제는 붓 또는 공기압을 이용하여 제거한다. 또한 분리제는 wax를 용해시키는 성분이 있으므로 주의해서 사용해야 한다. 만약 처음에 도포한 분리제가 치형에 완전히 스며들었다면 조각을 시작하기 전에 얇게 다시 한번 발라주어야 하지만 반드시 치형에 납형의 적합을 밀접하게 하기 위해 과다한 분리제를 제거해야만 한다.

① 분리제 : glycerine, petrolatum(광유), olive oil, cocoa butter, 중성세제 등.

② 세척제 : hydrogen peroxide(H_2O_2), alcohol, 중성세제 등.

③ 용해제 : chloroform, acetone 등.

2)표면경화제 도포

간접법에 의해서 wax pattern을 제작 채득함에 있어서 간접법에서는 반드시 모형을 제작하여야만 하는데 현재 일반적으로 사용하는 모형재는 경석고이다. 작업과정에서 모형의 손상이 올 수 있다. 이를 방지하기위해서 치형(와동)표면에 경화제(handner)를 도포하여 석고의 표면 강도를 높여준다.

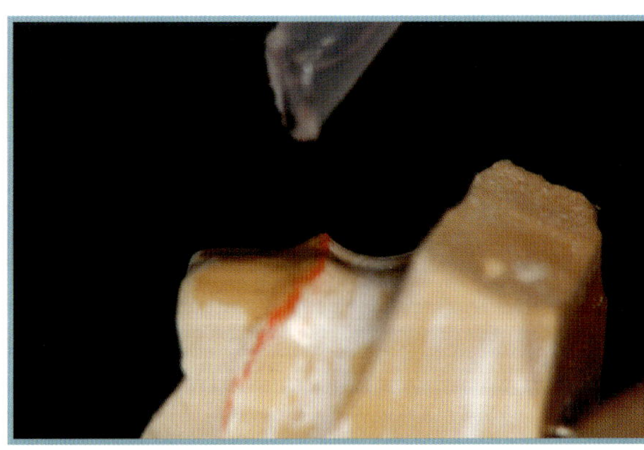

그림 2-44 표면경화제 도포

3) Die spacer(die relief)

Die spacer는 치형 표면에 얇은 막을 형성하는 것이다. crown에는 반드시 사용하고 있으나 와동의 경우에는 그 적용 범위가 적으나 크게 형성하는 부분치관에 와동이 동시에 형성되는 경우에는 적용 된다. 경우에 따라 치형에 기성 주조용 wax로 얇게 한겹 도포하는데 이 피막은 조각시 wax에 가해지는 외부 힘에 대해 충격 흡수 완화 역할을 한다. Die spacer의 도포 범위는 변연의 적합 도를 높이기 위해 변연에서 0.5~1mm상방까지만 도포해야 한다.

die spacer의 사용목적은 다음과 같다.

① 주조수축을 보상하고
② 치형의 표면을 활택하게 하며
③ 지대치와 주조체 사이에 치과용 cement 두께의 공간을 확보한다.

4. 조각의 개략적 순서

최고의 치과기공사는 납형 제작시 어떤 조각방법을 택하더라도 구조적으로 접근해야 한다.
가장 먼저 접촉점을 포함한 개략적 외형 형성 후 보통 대합모형에 의해 교합 면을 얻는다. 그리고 나서 외형을 마무리하고 변연을 개선하고 납형의 최종 외형이 완성되면 접촉점을 회복한다. 마지막 단계로 납형을 활택하게 완성한다. 최종적으로 완성된 납형을 얻기 위해서 순차적으로 접근할 수 있도록 다음의 단계를 염두에 두어야 할 것이다.

① 접촉점 회복
② 외형형성 및 교합면 개형부여
③ 발육구 위치 표시
④ 교합면 구(groove), 소와(pit, fossa) 형성
⑤ 교합면 완성 및 교합검사
⑥ 변연(margin)의 재형성
⑦ 접촉점 수정
⑧ 납형의 활택

1) inlay를 위한 납형 제작법

MOD cavity

(1) 조각 전 준비로써 alcohol lamp, 조각도, inlay wax, wax흡수지 등을 작업하기 편리한 곳에 위치시킨다.

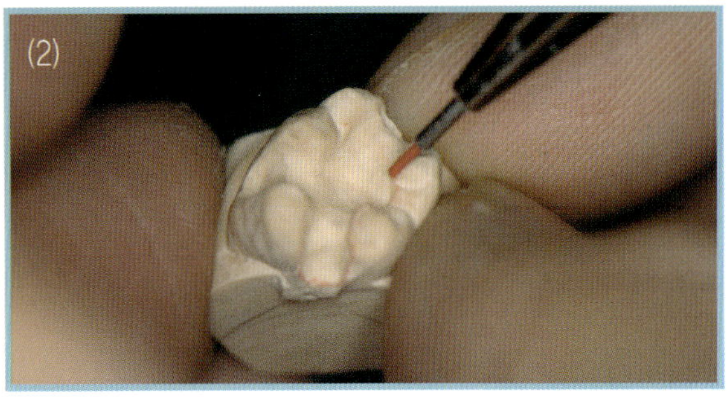
(2)

(2) 와동을 점검하고 특히 와연(cavity margin)를 점검하고 표기한다.

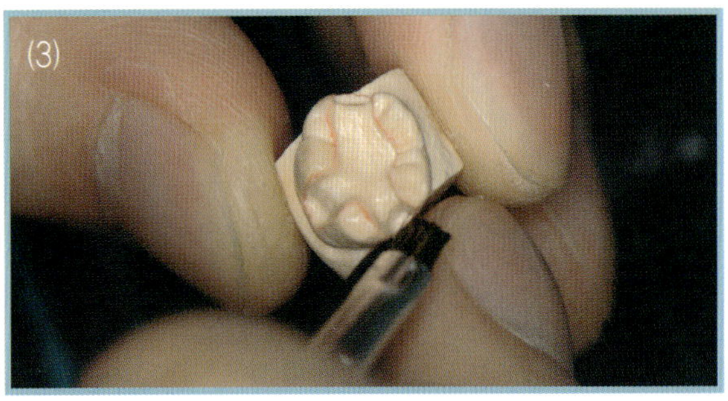
(3)

(3) 분리제를 도포

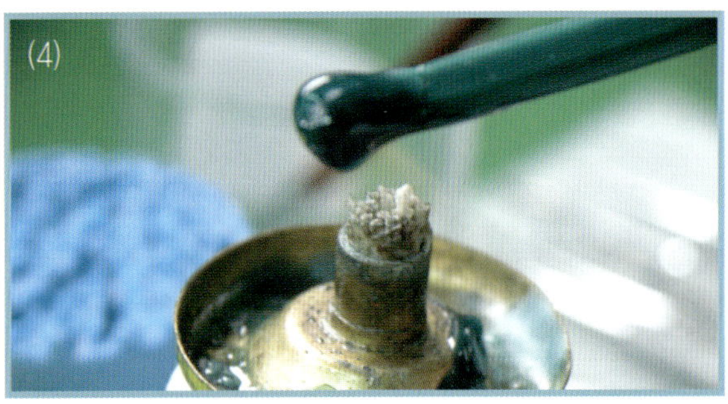
(4)

(4, 4-1,2,3,4) 와동에 wax를 채운다. (압입법으로 inlay wax stick의 끝을 좌우로 돌리면서 연화시켜 와동 내에 손으로 압입하거나, 반복 첨가 법으로 wax를 연화시켜 조각도를 이용하여 와동에 채워 넣는다.

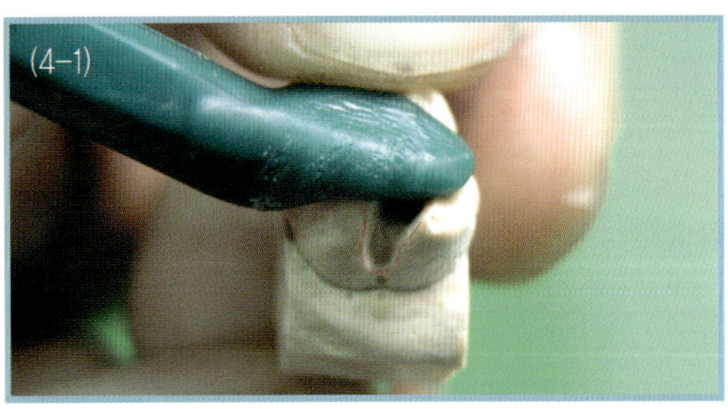
(4-1)

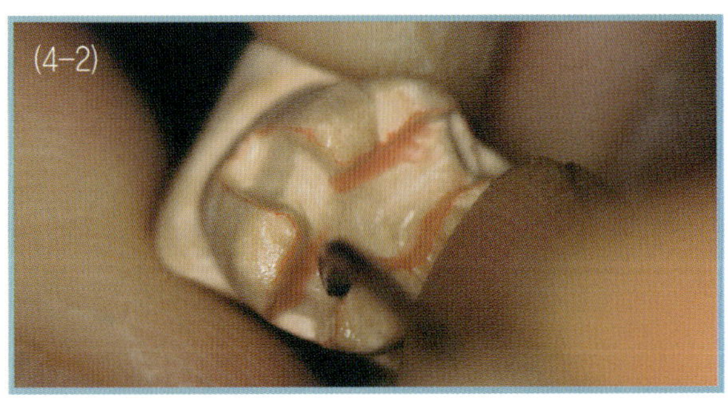
(4-2)

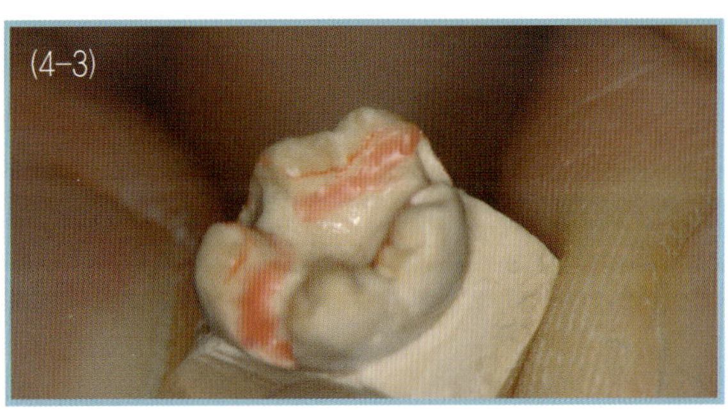
(4-3)

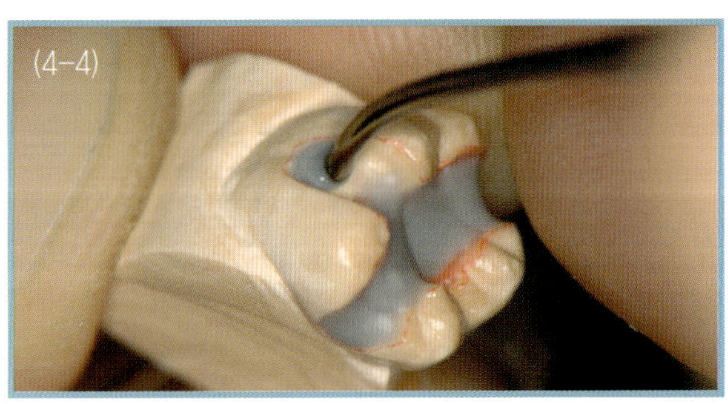
(4-4)

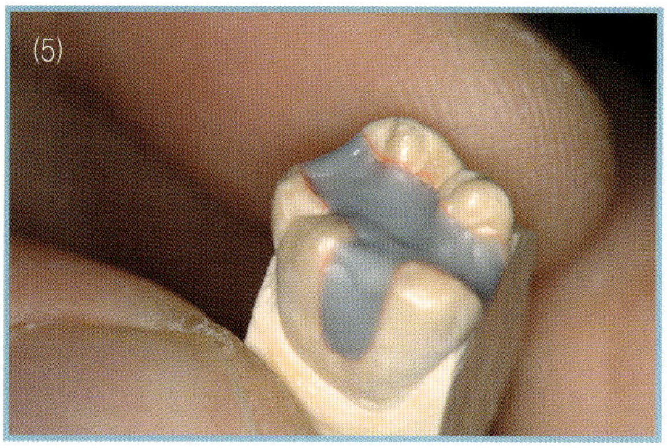
(5)

(5) 대합 치와의 교합관계를 확인한 후 부족한 부분을 조각도를 이용하여 wax를 연화시켜 교합면과 인접면 등에 추가하여 외형을 형성한다.

(6) 인접면의 접촉부위를 약간 overlap되게 형성한 후 wax pattern를 빼내어 부족한 부분을 조각도로 다듬어서 제 위치시킨다.

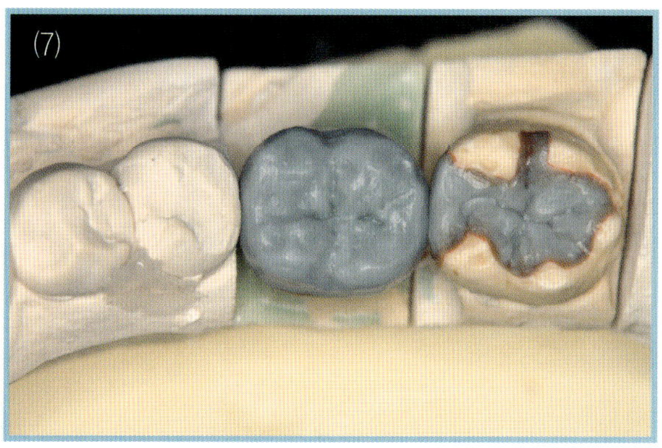
(7)

(7) 조각도로 groove, pit등을 조각하여 교합면을 완성한다.

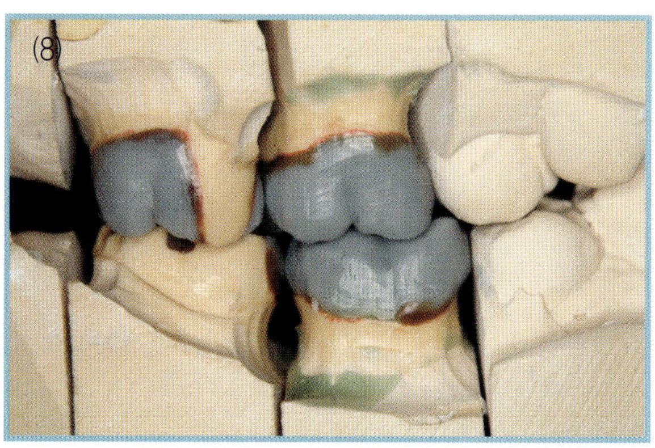
(8)

(8, 8-1) 교합점을 형성하고 불필요하게 존재하는 교합점을 삭제하고 교합면을 완성시킨다.

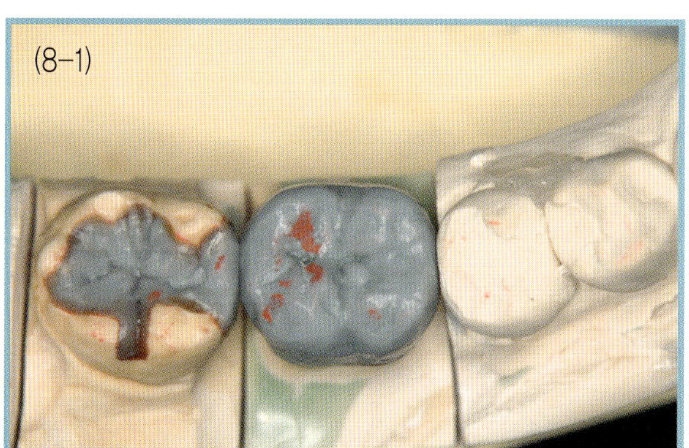
(8-1)

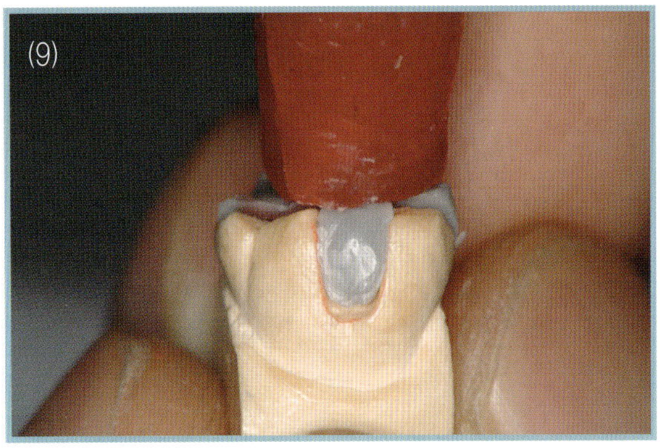
(9)

(9) 접촉점 형성 수정, 접촉점의 수정을 위해 치형을 빼내 접촉점 부위를 다시 확인한 후 다듬어 준다.

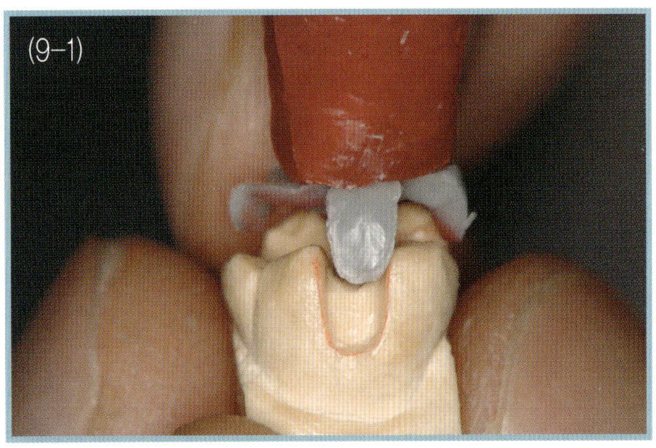
(9-1)

(10) 가온된 젖은 면으로 납형면을 부드럽게 문질어서 납형면을 활택하게 한다. 부드럽게 납형면을 문지르되 납형면이 깎여나갈 정도로 세게 문지르지 않도록 주의한다.

(11) 납형분리 와동에서 치형을 분리하는데 utility한 wax를 뭉쳐서 wax pattern에 지그시 누른 후에 분리한다.다시 와동에 압접시킨다.(9, 9-1,2)

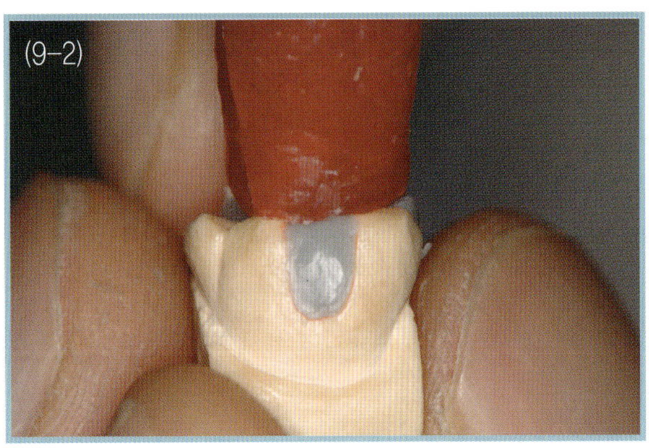
(9-2)

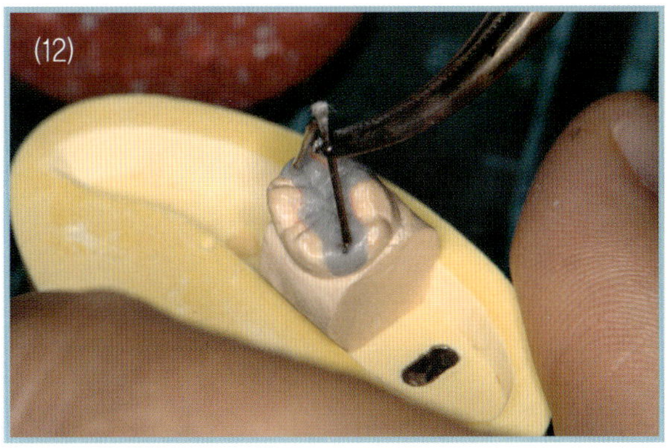

(12) I형이나 V형 staple을 가온하여 교합점을 피해(되도록 가장 두꺼운 부위가 적당) 납형에 고정시킨 후 냉각되면 와동에서 납형을 분리한다. 이때 꽂힌 것은 wax pattern 제작시 sprue pin의 역할을 하며 냉각 후 납형 분리시 손잡이 역할을 하게 되므로 주조 시 용융금속이 주형내로 주입되는 역할을 하게 되므로 최소한의 저항점을 찾아서 sprue pin을 식립 해야만 쉽게 빼내는 손잡이 역할을 하고 이상적인 주로가 된다.

시적 검사가 끝나면 납형을 모형에 제 위치시킨 후 spruepin을 보완 정리한다.

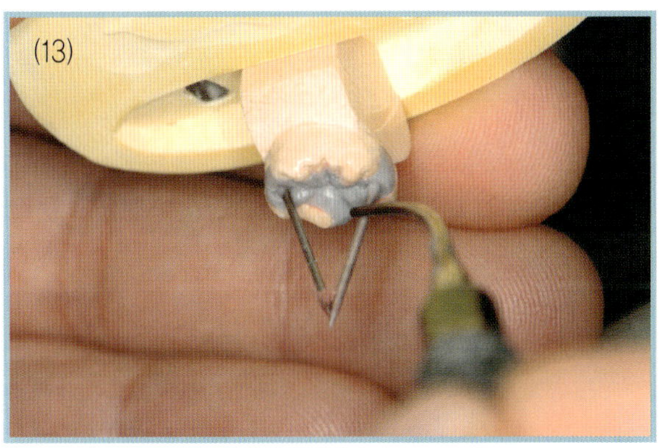

(13) sprue pin에 wax를 피복 시킨다.

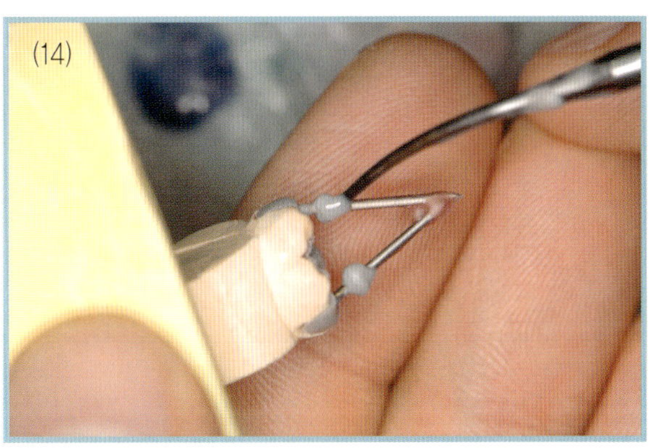

(14) 수축류를 형성하다.

(15) Sprue pin이 식립된 부위를 smooth하게 다듬는 후 마무리한다.

Check point

1. inlay 제작용 wax의 특성은

2. 직접법, 간접법, 간접 · 직접법은.

3. 직접법 장 단점은.

4. 간접법 장 단점은.

5. 간접 · 직접법 장 단점은.

6. 분리제 도포의 목적은.

7. inlay wax 연화시 과열 되었을 경우는.

Ⅱ. 각 론

6장 주입선과 수축류 및 원추대

| 학습 목적 |

납형의 매몰을 위한 준비과정으로써 주입선, 수축류 및 원추대 등 전반적인 내용을 이해한다.

1. 주입선
2. 수축류(reservoir)와 원추대(curcible former, sprue base)

6장 주입선과 수축류 및 원추대

1. 주입선

1) 개요

정상적인 주조체를 얻기 위한 주형(mold)이 형성되려면 wax pattern를 제거하고 용융금속이 원활히 진입 되도록 통로가 형성되어 있어야 한다. 주입선이란 용융금속이 주형에 주입되는 통로를 형성하기 위한 것으로 일정한 규격의 물체(sprue pin)를 말한다. 주입선은 매몰 전에 납형에 부착시킨다.
한 면의 cavity의 inlay는 주입선을 하나를 식립 하지만 두 개면 이상의 inlay의 wax pattern는 두 개 이상의 주입선을 식립 할 수도 있다.
Crown and bridge의 경우 한 개의 금관일 경우는 한 개의 주입선(single sprue)을 이용하고 교의치(bridge)인 경우에는 runner bur의 주입선을 이용한다. 그리고 일반적인 주입선에 비해 형태가 약간 다른 feeder sprue(tapered sprue)를 이용하기도 한다.

2) 주입선(sprue former or sprue pin)의 역할

주입선은 와동으로부터 wax pattern을 빼내기 위한 손잡이 역할을 하며 용융금속이 주형내로 주입될 수 있는 통로를 형성하고 소환시 wax와 gas의 배출로 역할을 하기도 한다. 어떤 경우에는 금속의 응고 수축을 보상하는 수축류의 역할을 하여 주조 기포(다공성)의 발생을 억제하며 납형을 매몰하는 과정에서 ring 중앙에 고정시키기 위한 원추대에 연결시키는 지주의 역할을 한다.

3) 주입선의 재료

주입선은 금속, wax, plastic, wood 등 여러 가지 재료를 사용할 수 있다. 금속에는 wire type와 tube type이 있다. wire나 pin type은 현재 가장 널리 사용되고 있는 것이다. 그러나 가열한 pin 부분이 닿은 wax 부분이 녹아 완성된 외형의 변형이나 납형면을 거칠게 만들 수 있는 단점이 있으므로 pin의 과도한 과열로 인해 wax가 녹아내리지 않도록 하여야 한다.
주사 바늘처럼 속이 빈 tube type의 금속 sprue을 사용하면 녹은 wax가 tube 내로 흘러들어가기 때문에 납형면이 거칠게 되지 않고 tube 내외 양면에 녹은 wax가 붙어서 보다 견고하게 부착된다. wire

type 보다 금속의 체적이 적어서 납형에 전도되는 열을 보유하는 시간이 짧다는 장점이 있다. 이런 금속 재료들은 반드시 주입선을 wax로 한 겹 얇게 입혀주어야 한다. 피복시키지 않으면 주입선 발거시 발거되지 않으며 인위적으로 발거시 매몰재가 주입로를 통하여 주형에 들어가거나 주로가 거칠어지거나 파절될 수 있다.

기성품으로는 wax sprue, plastic sprue 등이 있다. wax 주입선의 경우는 기성품으로 나와있는 round wax를 사용하는 것이 보편적이다. wax sprue를 사용시 납형과 같은 온도나 그보다 낮은 온도에서 용융 소환되므로 용이하고 소환 전에 일부러 제거할 필요가 없다.

Plastic 주입선은 indirect method에 널리 사용된다. 납형이 plastic 보다 빨리 용융되므로 plastic이 주형을 막게 되는 역할을 하여 wax가 주형내에서 끊게 되어 주형을 거칠게 만들게 되므로 사용에 주의가 필요하다. 주입선은 어떤 재료를 사용하든지 간에 매끄럽고(smooth), 짧고(short), 두꺼워야(thick) 하며 소환 후 주입로 역할에 장애가 없어야 한다.

4) 주입선의 종류

주입선의 종류에는 direct sprue method, indirect sprue method(runner bar sprue method), curved bar sprue method가 있는데 inlay 제작에는 주로 direct sprue method를 주로 사용한다.

(1) direct sprue method

주입선 설치 방법 중 가장 기본이 되는 방법으로서 용융금속이 최소한의 저항을 받고 잘 흘러들어 갈 수 있도록 주입선을 형성하는 방법이다.

교의치의 경우는 각기 다른 sprue 선을 형성하기 때문에 서로 다른 압력으로 용융금속이 들어감으로 용융금속 흐름의 균일함이 떨어지므로 충분한 양의 금속을 용융시키지 않을 경우 주조 실패를 가져올 수 도 있다.

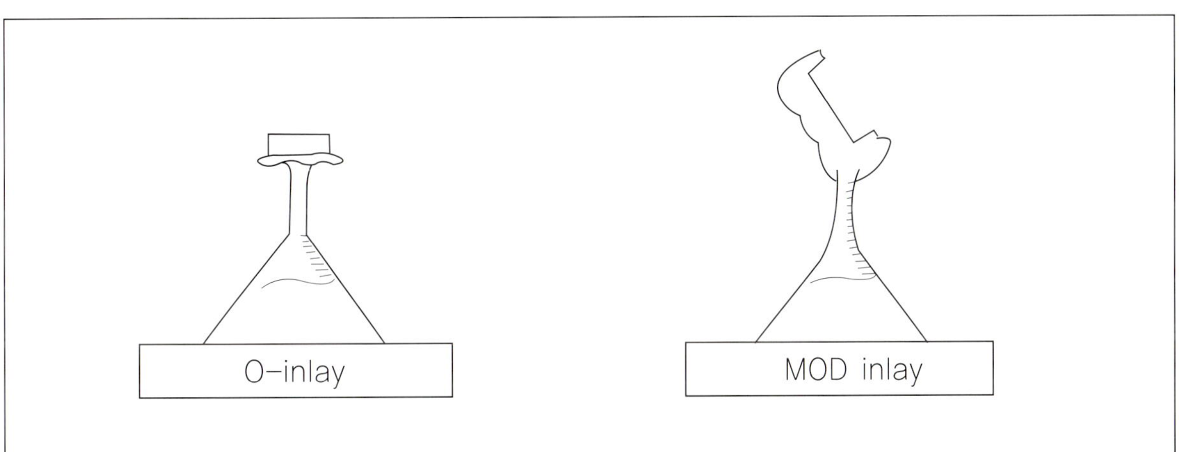

그림 2-45 direct sprue method

(2) Indirect sprue method (runner bar sprue method)

indirect sprue method는 inlay 제작에는 주로 사용하지 않고 대부분 관교의치 회복물을 제작할 때 주로 사용하며 runner bar는 수축류 역할과 납형의 안정성을 부여해주는 점이 있으며 용융금속의 흐름을 보다 균일하게 한다.

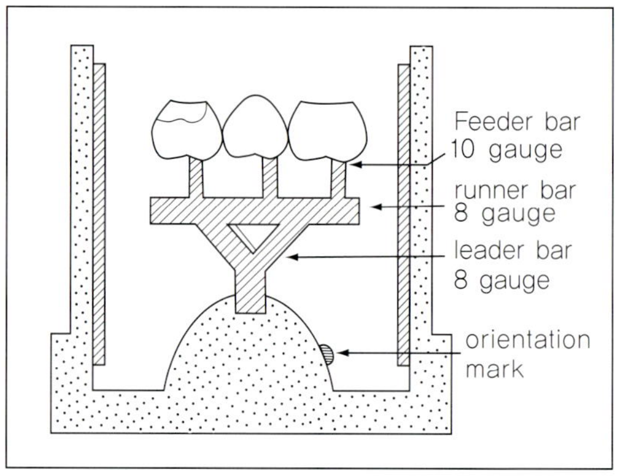

그림 2-46 runnerbar sprue method

(3) curved bar sprue method

curved bar sprue method의 형태는 S자의 curve를 이룬다. 현재 대부분의 치과 보철물 주조는 원심력을 이용한 원심주조기를 사용한다. 원심력을 이용한 주조시 용융금속이 주입되는데 힘의 방향이 원심 주조기의 회전 방향의 반대방향에 생긴다는 원리에 의하여 만들어진 형태이다. 용융금속이 투사되는 방향에 주형을 위치하게 하면 보다 정밀하고 정확한 주조체를 얻을 수 있다.

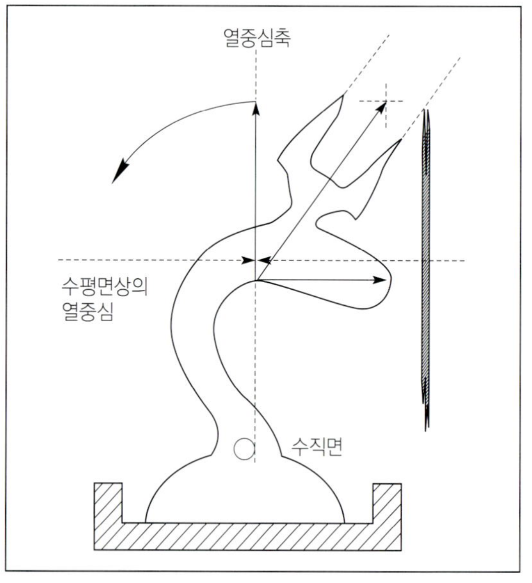

그림 2-47 curved bar sprue

5) 주입선의 크기와 부착부위 및 방향

(1) 주입선의 크기

① 주입선 결정 요인

주입선의 크기를 결정하는 요소는 몇 가지가 있으나 다음의 요소 이외의 기타의 요소에 의해서도 많은 다양성을 가질 수 있다. 주입선의 크기를 결정하는 일반적 요소는 다음과 같다.

a) 납형의 크기와 형태

b) 주조금속의 종류

c) 주조기의 종류

납형의 크기가 큰 것이나, 복잡한 것과 고 용융금속을 사용 하는 것에는 그 크기가 커야 하고 원심 주조기에 비해 음압 주조기는 작아야 한다.

② 주입선 직경

주입선의 직경은 부착부위의 납형 두께와 같거나 약간 커야 유리하다. 주입선의 직경은 주조시 용융금속이 충분히 공급할 수 있어야만 한다. 주조를 한다는 것은 용융금속을 주형 안으로 진입하게 하는 것이다.

진입시 용융금속은 최초로 주로를 형성하는 통로에 접하면서 주조체의 표면(mold벽에 접한 곳)은 첫 번째로 응고되게 된다. 이 응고는 주조체의 두꺼운 부위의 내부가 최종적으로 응고할 때까지 안쪽으로 진행된다.

합금의 응고와 관계 있는 수축은 주조체의 두꺼운 부위는 응고로 인한 체적의 손실을 보상하기 위해 필요한 용융금속을 제공해야만 한다. 주입선이 주조체의 가장 두꺼운 부분에 미치지 못하면 되빨림 현상(suck back phenomenon)으로 인해 porosity가 발생하게 된다.

일반적으로 납형의 크기와 형태와의 관계에서 가장 큰 주입선은 원심 주조기(centrifugal casting machine)에 사용하며 원심주조시에는 짧고 굵은 주입선을 사용한다. 압박 주조기(pressure casting machine)를 사용할 때는 큰 주입선으로는 14gauge를 사용할 수 있다. 큰 주입선은 용융시 주조하기 전에 주입선 안으로 용융금속이 흘러들어 가서 주입선 통로를 막게 되며 결과적으로 내부로 금속의 진입을 가로막는다. 그러므로 압박주조시에는 길고 가는 주입선을 사용한다.

치과용 금합금 주조체를 위한 적절한 주입선의 직경은 8-16 gauge로 금속과 납형의 종류와 크기 그리고 주조기의 종류에 따라 적절한 직경의 주입선을 선택해야 하는데, 일반적으로 사용하는 주입선의 직경은 다음과 같다.

16gauge(1.29mm) : 작고, 얇은 inlay
14gauge(1.63mm) : class Ⅰ, Ⅴ inlay
12gauge (2.05mm) : calss Ⅱ inlay
8~10gauge (3.26 - 2.59mm) : Gold crown
6~10gauge (4.12 - 2.59mm) : Ni-Cr crown

(2) 주입선 부착부위

일반적인 주입선의 부착은 납형의 가장 두꺼운 부위에 부착시켜야 하고 용융금속이 역류(turbulence) 되지 않고 저항을 최소화하는 방향에 설치해야 한다. 납형에서 주입선의 부착부위는 납형의 형태(form), 크기(size) 에 의해 정해진다.

주입선은 납형 변형을 최소화하기 위해 체적이 가장 큰 부위에 부착한다. 큰 MOD inlay와 같은 몇몇 예에서 하나 또는 그 이상의 두꺼운 부위가 얇은 부위에 의해 양쪽으로 분리되는 듯한 납형이 존재한다. 이런 주조 체에는 두꺼운 부위에 다수의 주입선(mutiple sprue)이 부착되어야 한다. 다수의 주입선을 부착하여 사용하더라도 원추대에서는 주입구가 한곳에 모여야 한다.

일반적으로 주입선의 부착부위는 다음과 같다.

① class Ⅰ inlay는 교합면에 주입선을 부착
② class Ⅴ inlay는 순면에 부착
③ class Ⅲ inlay는 보통 인접면에 부착
④ 다수의 면을 가지고 있는 inlay는 변연융선(marginal ridge)에 부착
⑤ 교합면이 얇은 MOD inlay는 각각의 변연 융선에 부착
⑥ 부분 피복관(partial crown)은 교두정 또는 설면에 부착
⑦ 전부관(full crown)은 가장 체적이 큰 비기능 교두에 부착

(3) 주입선의 방향

주입선은 납형의 가장 체적이 큰 부위에 부착해야 하고 가능한 한 변연(margin)에서 멀어야 한다. 주조는 첫 번째로 주입선에서 멀리 있는 얇은 변연에서 이루어지고 연속적으로 주형의 두꺼운 범위에 이른다.

납형에 대해 주입선의 방향을 고려해야 한다. 금속이 흐르는 통로의 방향 또는 교차되는 부분에서 갑작스런 변경으로 인해 금속의 흐름에 충돌이 일어나지 않도록 부착해야 한다.

이런 변경은 역류(turbulence)와 주형내에 침식현상을 일으키며 용융금속 안에 가스를 흡입시키는 결과를 가져온다.

주형 내부의 침식현상은 용융금속의 격렬히 흐르는 힘으로 인한 주형표면의 부식(erosion)이다. 경우에 따라 주형벽(mold wall)은 용융금속의 흐름의 길에 위치한다. 그러나 예리한 각과 가장자리는 힘이 모이는 경향이 있으며 약한 곳이므로 피해야 한다. 주형 내부의 침식현상(mold washing)은 주형 안에 매몰재 잔사의 삽입과 주조체 표면의 변형을 야기한다.

주입선에서 용융금속이 엄청난 속도로 흘러 들어가면서 통로를 심하게 파열하는 것을 피하는 것이 필요하다. 따라서 납형과 주입선의 부착 부위도 각이 생기지 않도록 매끄럽게 다듬어야 한다.

납형의 모든 부위에 일률적으로 용융금속이 채워지기 위해서 납형의 중앙에 가깝게 주입선을 부착해야 한다. 달리 말하면 납형 용적의 차이에 상관없이 같은 비율로 주형의 전 지역에 용융금속이 채워지는 위치에 주입선을 부착해야 한다.

원심주조기를 사용할 때 고려할 다른 점은 주조힘과 중력(gravity)의 방향에 대한 주입선 모양이다. 주조기의 주조 arm에 의해 발생하는 힘의 두가지 구성요소는 원심력과 반회전력의 관성(anti rotational inertia)이다.

주조기가 가속하는 동안 주조힘은 밖의 방향과 반대방향으로 일어난다. 꺾어진 주조 arm도 가속에 의해 arm의 자세가 변경되므로 원심주조기의 주조힘은 본질적으로 링(ring)과 더불어 같은 선상에 있다. 어느 경우에서든지 중력의 힘은 증가하고 그리고 밑으로 향한 힘이 있다. 숙련된 치과기공사는 주형이 링내에서 가장 주조가 잘 되는 방향을 링위에 표시를 한다. 주조할 물체를 주입선의 위와 진행방향에 위치시키지 않고 주입선의 아래와 반대방향으로써 주조할 때 링을 적절하게 주조기에 위치시킨다.

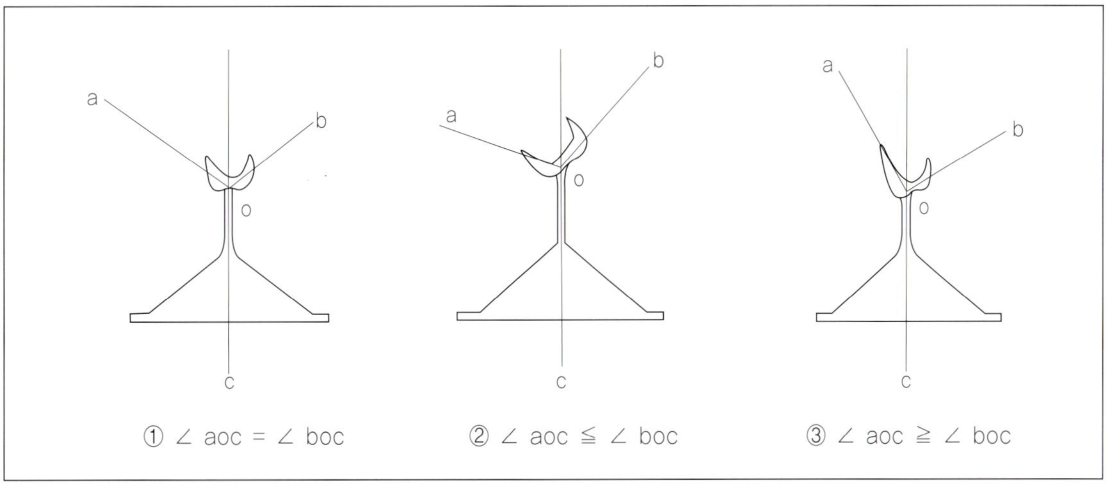

그림 2-48 주입선 설치방향

6) 주입선 길이와 통기성

(1) 길이

주입선의 길이는 주조링(casting ring) 길이와 상관없이 원추대에서 납형까지 약 6-10mm(1/4-3/8inch)가 되어야 한다. 납형의 가장 후방 부분(원추대에서 가장 멀리 떨어져 있는 곳)에서 링의 상단 끝 부위까지 최소의 거리는 약 6mm(1/4inch)되어야 한다.

이 거리는 밀도가 조밀한 매몰재의 주형에서 공기가 수월하게 빠져나가도록 하기 위해 통기성을 마련하고 파절의 위험을 방지하기 위해서이다.

주입선의 길이는 금속의 흐름을 관리하고 주형(mold)의 벽으로 튀거나 역류(turbulence)하는 것을 막기 위해 6mm(1/4 inch) 보다 작아서는 안 된다.

주형과 링의 끝 사이에 매몰재의 두께는 중요하다. 매몰재의 두께가 너무 얇으면 주조 압에 견디지 못하고 파절이 오고 너무 두꺼우면 통기성에 문제가 발생되므로 적절한 두께를 유지해야만 한다. 주조시 주형에서 공기와 가스가 빠져나가기 위해 요구되는 시간은 매몰재의 두께에 직접적으로 비례한다. 주형이 채워질 동안 부적합한 통기성에 의해 빠져나가지 못한 가스는 표면 기포(surface porosity), 반대압 기포(back pressure porosity) 등으로 불완전한 주조체의 원인이 된다.

(2) 통기성

앞에서도 언급을 하였지만 통기성 부족은 back pressure 현상을 일으켜서 통기성 부족에 의한 반대압 기포(back pressure porosity)를 발생한다. 매몰재의 적절한 두께와 주조압의 증가 그리고 vent의 설치는 통기성을 얻는 매우 중요한 방법이다.

통기성을 얻는 첫번째 방법은 매몰재의 적절한 두께를 형성하는 것이다. 매몰재의 두께는 주형과 링의 끝 사이에서 약 6mm(1/4 inch) 정도 되어야 한다. 이 거리는 원추대에 부착된 납형의 끝과 링의 끝 사이

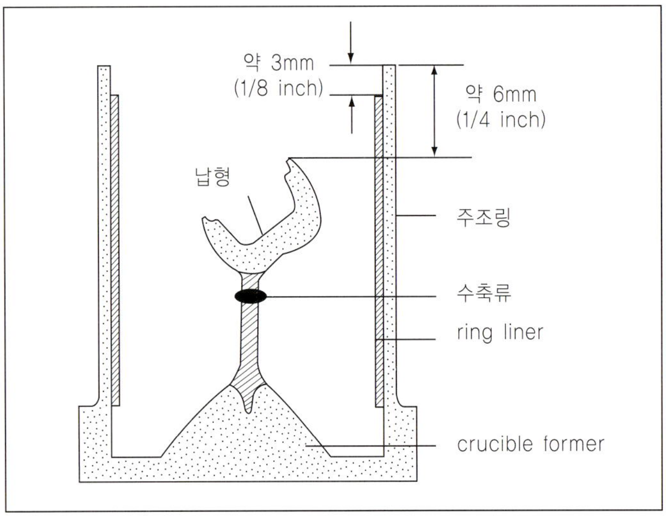

그림 2-49 납형과 링과의 관계

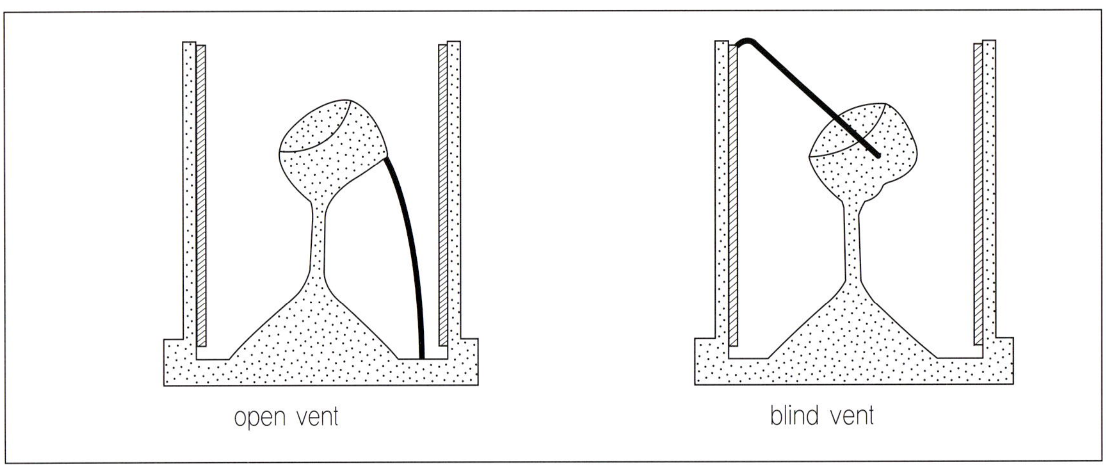

그림 2-50 air vent

를 말한다. 이 간격의 수정은 원추대의 길이를 조절하거나 부분적으로 매몰재로 링을 채워서 조절한다. 두번째 방법은 공기압을 증가하는 것으로 원심 주조기 의 회전력을 강하게 하거나(spring type의 경우 더 감는다) 금속의 양을 증가하면 주조압이 증가되어 주형의 적절한 통기성을 얻을 수 있다.
세번째로 가스가 빠져 나갈 수 있는 통로를 마련하는 것으로 open vent와 blind vent, chill vent가 있는데 주로 crown brige에서 주로 사용한다.

2. 수축류(reservoir)와 원추대(crucible former, sprue base)

1) 수축류

수축류는 금속이 응고될 때 되빨림 현상(suck back phenomenon)으로 인해 발생되는 수축기포

(shrinkage porosity)로 주조 실패가 오는데 이를 막는 것이 그 설치 목적이다. 수축류 설치는 기포 발생을 방지하는 것이 아니라 금속이 마지막으로 응고하면서 생기는 기포를 원형 주조체가 아닌 수축류 쪽으로 유도해 주는 역할을 하게 한다. 치과보철 주조에서는 주로 inlay 제작시 많이 사용한다. 만약 주입선의 두께가 wax pattern의 최후경부의 두께와 같거나 크다면 수축 류는 필요하지 않다.

그 예로써 교의치의 경우에는 runner bur가 수축류의 역할을 한다. 이땐 주입선이 수축 류 작용을 하기 때문에 주조체의 가장 마지막 응결부분이 된다. 주입선의 직경이 납형의 최후경부에 비해 가늘 때는 수축류가 필요하다. 그 크기는 납형의 최후경부위보다 크거나 같아야 한다.

수축류는 주입선에 wax를 첨가하여 형성하고 그 위치는 납형에 변형을 주지 않고 주조 후 주조체를 절단 할때 주조체에 손상을 주지 않을 근거리일수록 좋다. 실제로는 1-2mm 정도 떨어져서 설치된다. 수축류가 부착되어 있는 주입선을 사용해도 좋다.

수축류의 형태는 구형으로 매끈하게 하며 이는 용금이 주입될 때 저항이 최소화되도록 한다. 보통 수축류는 구형이며 주입선의 부착부위보다 두꺼워야 한다.

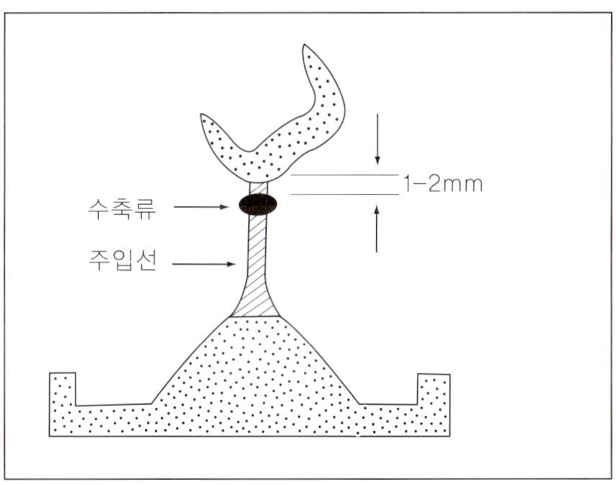

그림 2-51 수축류

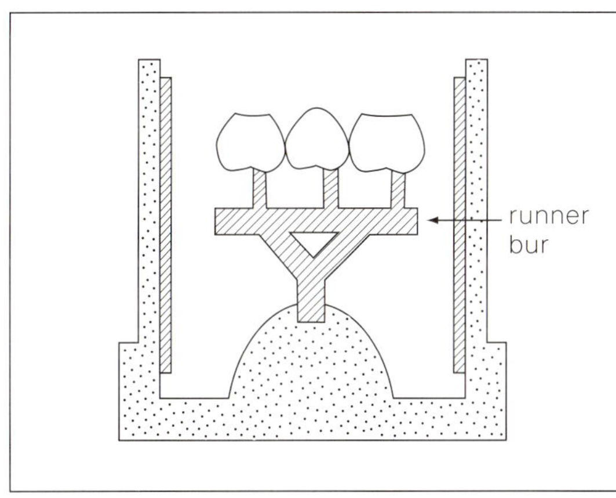

그림 2-52 runner bar

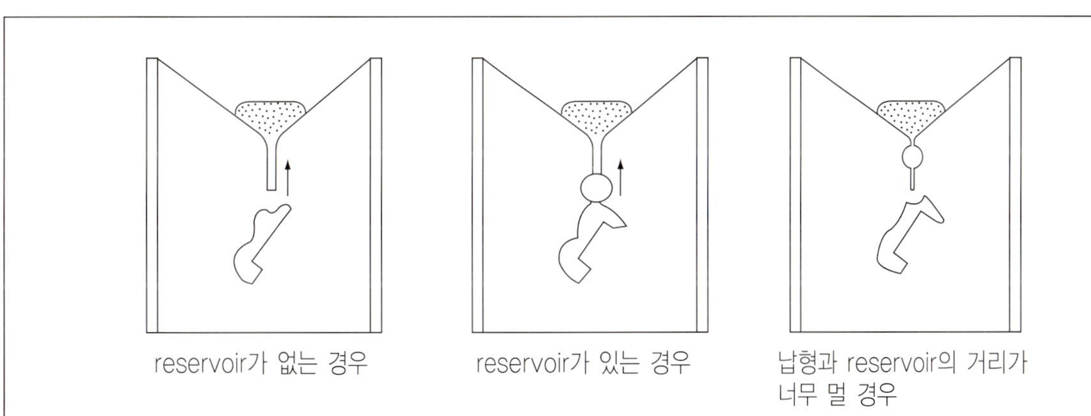

그림 2-53 suck back 현상

2) 원추대

매몰시 원추대는 wax pattern이 부착된 주입선의 위치를 고정시켜 주는 받침대 역할을 하고 주조시 용금 금속의 최초 주로의 입구가 된다. 압박 주조 시에는 원추대가 금속을 용융하는 도가니 역할도 하므로 crucible former라고도 한다. 여러 가지 종류의 재료를 사용하는데 금속, 고무, wax, 레진 등으로 만든다. 원추대는 링의 종류와 크기에 적합하도록 여러 종류의 크기가 있다. 일반적으로 금속 원추대를 사용하며 진공 매몰시에는 고무 원추대(rubber or gum former)를 사용하고 국소의치의 금속 구조물(metal frame)의 매몰시에는 wax 원추대를 사용한다. 원추대의 모양은 납형이 링 안에서 일정한 위치에 고정되고 용금을 sprue 입구로 집중시키는 효과가 있어야 하므로 일반적으로 단면 경사각이 90° 인 V 자형의 원추형이 좋다.

(1) wire를 이용한 inlay 주입선 설치 과정

① 적절한 gauge의 wire를 선택하여 20-30mm 정도 자른다.

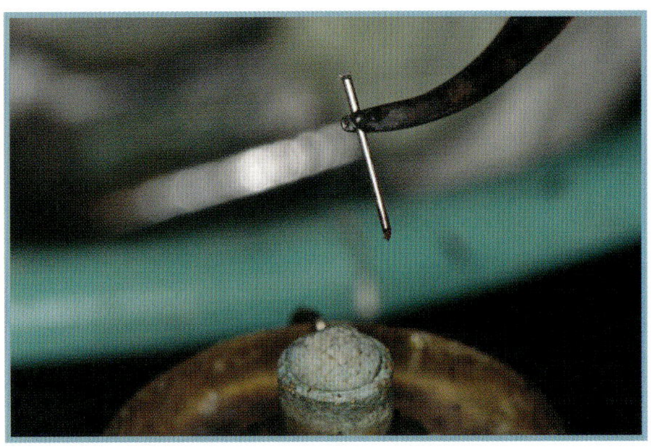

② 핀셋을 사용하여 wire의 끝을 알콜 불에 닿게 하여 열을 가한다. wax pattern에 꽂일 정도의 적당한 열을 가한다. 지나친 열을 가하면 납형이 흘러내린다.

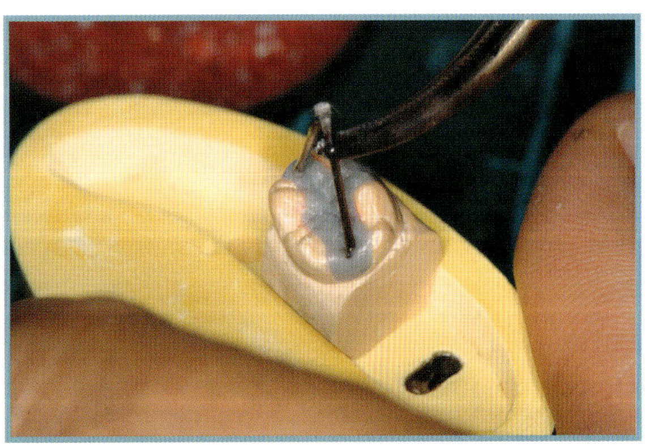

③ wax pattern의 적절한 위치에 wire의 끝을 꽂는다.

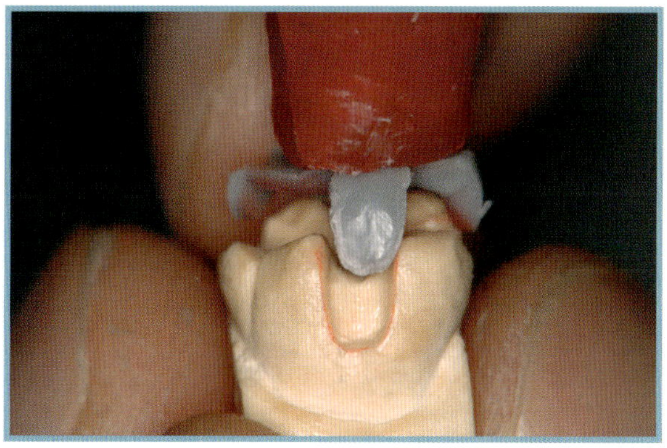

④ cast(Inlay cavity)에서 wax pattern를 분리시킨다. 변형이 가장 많이되는 과정이므로 주의한다.

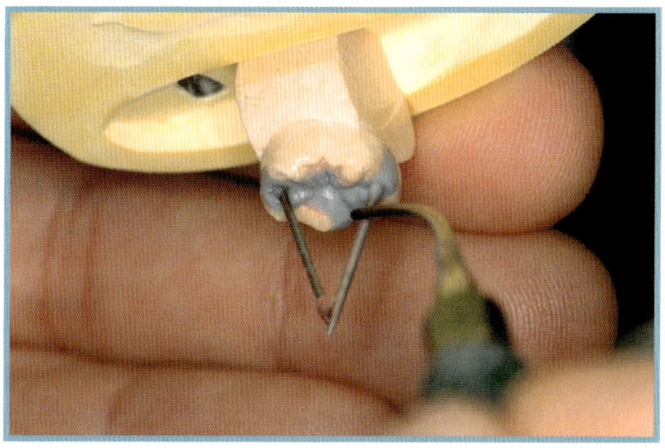

⑤ 분리된 wax pattern의 wire에 wax를 피복시킨다. 이때도 적당한 열을 가해 피복한다.

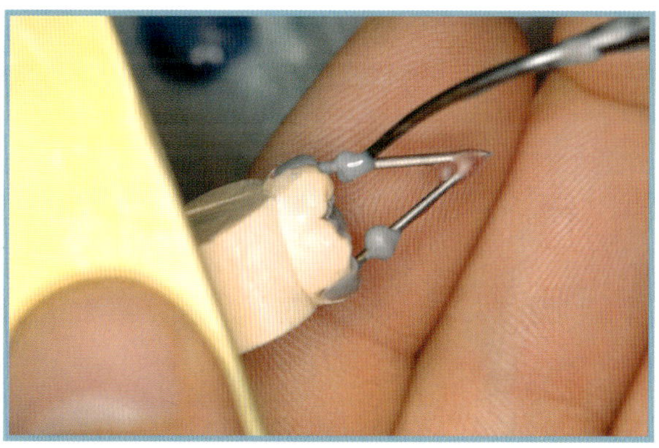

⑥ 피복이 완료된 상태에서 수축류를 형성한다.

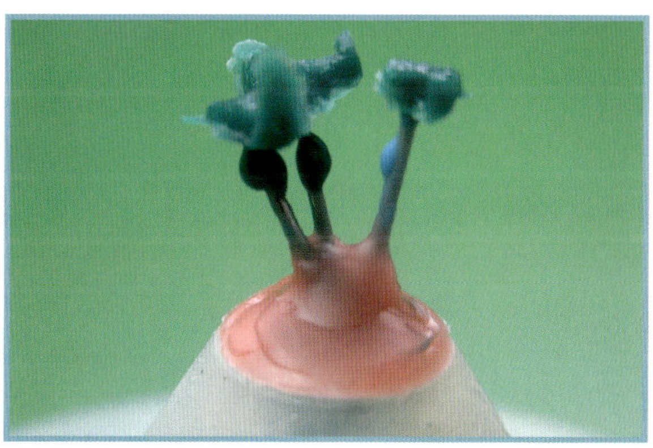

⑦ 원추대에 부착시킨다.

⑧ 원추대에 꽂힌 sprue pin를 정리하여 마무리한다.

Check point

1. 주입선을 부착하는 목적은.
2. 주입선의 종류는.
3. 주입선의 굵기에 관여하는 요인은.
4. 주입선의 요구조건은
5. 주입선의 부착위치와 부착 방향은.
6. Reservoir 설치 목적은.
7. Suck back 이란.
8. Shrinkage porosity 현상은.
9. Reservoir의 크기, 부착부위 및 부착 방법은.
10. 원추대의 형태는.

Ⅱ. 각론

7장 매몰

| 학습 목적 |

매몰재 팽창을 이해하며 매몰재의 교반방법, 혼수비, 매몰방법에 대한 전반적인 내용을 학습한다.

1. 매몰재 팽창(expansion)
2. 매몰재와 매몰법
3. 링(ring)과 ring liner
4. 통상적 매몰 과정
5. 수화팽창을 이용한 매몰법

7장 매몰

납형을 제작 후 완성된 주조체를 얻기 위해서는 몇 단계를 거친다.

첫번째, 매몰(investing); 단계로써 원추대에 부착된 납형을 주조링에 위치시켜 놓고 해부학적 특징을 정확히 복제 할 수 있는 재료로 납형을 둘러싼다.

두번째, 소환(burnout); 용융된 합금이 들어갈 공간(주형-mold)을 형성하기 위해서 납형을 제거한다.

세번째, 주조(casting); 소환으로 형성된 공간(주형-mold) 속으로 용융된 금속을 주입한다.

이와 같이 매몰, 소환, 주조의 3단계를 1단계에서 사용하는 재료는 매몰재이며 매몰재는 정확한 주조체를 얻는데 합당한 재료적 성질을 갖어야만 한다. 보다 정확한 주조체를 얻기위한 매몰은 다음과 같은 목적을 갖는다.

주조압에 저항할 수 있는 견고한 주형을 형성하고 그 표면은 smooth surface 해야 한다. 또한 고온으로 가열시 gas 배출이 용이해야 한다.(통기성이 우수해야 한다.) 주조 후 금속의 급냉 방지를 위한 hot mold를 형성한다. 보철물 제작과정중에 오는 수축을 보상 할 수 있어야 한다.

매몰재의 요구조건은 매몰의 목적을 합당하게 하기 위한 재료여야만 한다.

조작의 용이성(mixing이 쉬어야 한다), 매몰재면의 치밀성(smooth surface)를 형성 하여 치형을 정교

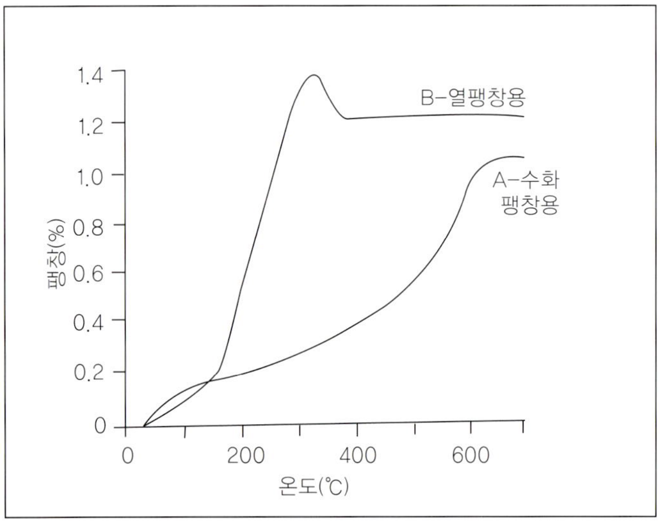

그림 2-54 석고결합 매몰재의 열팽창 곡선

하게 재현한다.), 화학적 안정성(일정한 고온에서 합금을 부식시키지 않으며 고온에서도 가스를 발산하지 않아야 한다.)을 지녀야 하며 고온에서도 주형이 유지되어야 하며 또한 다공성을 유지해야 한다.(공기나 가스가 배출되어야 한다.) 주조압을 지탱할 수 있는 강도와 보철물 제작 과정 중에 일어난 수축을 보상할 수 있는 충분한 팽창력이 있어야 한다. 주조 후 매몰재 제거가 쉬워야 한다. 경제성이 있어야 한다.

1. 매몰재 팽창(expansion)

매몰재는 반드시 팽창이 이루어져야 한다. 그 이유는 보철물의 여러 제작과정에서 사용되는 재료들(석고, wax, 합금 등)은 모두 다 경화수축을 일으키므로 이런 수축을 매몰재 팽창으로 보상해야 하기 때문이다.

수축 보상(shrinkage compensation)은 wax pattern을 매몰하는데 있어 중요하다. 치과수복물에 사용되는 용융된 합금은 응고되면서 수축하는데 금합금은 약 1.25%, Ni-Cr합금은 2.0% 수축한다. 만약 원래의 wax pattern 보다 mold가 크지 않다면 주조체는 더욱 작아질 것이다.

inlay나 cast dowel core같은 치관내 또는 치근내 수복물은 약간 수축하는 것이 좋다. 그러나 금관과 같은 치관외수복물이 수축한다면 치아에 완전히 적합될 수 없을 것이다. 따라서 금관의 경우 특정합금이 응고될 때 생기는 수축 양만큼 mold를 충분히 팽창시켜 그 응고 수축양을 보상해야 한다.

mold를 팽창 시키는 데는 4가지 원리가 있다.

(1) 매몰재의 경화팽창(setting expansion)

(2) 흡습성 팽창(수화성 팽창)(hygroscopic expansion)

(3) wax pattern의 팽창

(4) 열팽창(thermal expansion)

특히 사용하는 매몰재의 특성은 제조사마다 다르다. 그러나 총 팽창은 수축을 보상하는데 필요한 양이어야 한다. 매몰재의 팽창은 혼수비, 교반 횟수 · 시간, 온도 또한 보관방법에 따라 달라질 수 있으므로 주의해야 한다. 매몰재는 밀폐, 건조, 서늘한 곳에서 보관해야 한다.

1) 경화팽창 (setting expansion)

매몰재의 경화팽창은 정상적 결정의 성장에 따라 생기는 것이다. 이러한 팽창은 gypsum의 결정구조 형성을 방해하는 매몰재내 silica 입자에 의해 증진되며 그것을 밖으로 팽창하게 한다. 공기 중에서의 이러한 팽창은 약 0.4% 가량 생기며 금속 ring에 의해 부분적으로 제한된다.

2) 흡습성 팽창(hygroscopic expansion)

흡습성 팽창은 정상적인 팽창을 증대시키기 위해 이용될 수 있다. 물속에서 매몰재가 경화되도록 놔두면 매몰재는 부가적인 팽창을 한다. Hollemback은 매몰재가 채워진 링(ring)을 100°F(38℃) 수조에 즉시 담궈 놓음으로써 최대 팽창이 이루어질 수 있다고 보고하였다.
이러한 팽창은 매몰재의 수화팽창으로 해석된다. 매몰재가 담궈진 수조의 물이 매몰재의 수화(hydration) 과정 중에 사용된 물을 대체한다고 이론화 되었다. 이것은 성장중인 결정사이의 공간을 유지해서 그들을 억제하기보다는 계속 외부로 팽창하게 한다. 즉, 경화과정 중에 결정입자들 간의 간격이 물에 의해 넓어지며 결정입자들이 링외부로 팽창운동을 일으키기 때문이다.
흡습성 팽창은 1.2~2.2% 가량이다. 흡습성 팽창량을 좀 더 조절할 수 있으려면 측정된 양의 물을 경화되고 있는 매몰재에 첨가하면 된다. 무제한 팽창가능한 ring에서 흡습성 팽창이 일어나지만, 견고한 금속 링에서의 흡수성 팽창은 주로 wax pattern의 팽창 때문에 생긴다. 납형의 팽창은 pattern을 담궈 둔 물의 온도 때문에 생긴다.

3) wax pattern의 팽창

wax는 냉각될수록 수축을 일으키며 반대로 가온할수록 팽창이 증대된다. 즉 매몰재가 아직 fluid(유동) 상태일 때의 wax 팽창은 납형이 만들어진 온도보다 wax가 뜨거워질 때 생기는 것이다. 매몰재의 화학반응 중 온도 상승과 링을 담궈놓은 수조의 물 온도에 의해 wax가 뜨거워질 수 있다.
매몰된 납형을 실온의 물에서 경화되게 하면 같은 온도의 공기 중에서 경화되게 한 것에 비해 약간 팽창이 덜 일어난다. 반면 물에 담그지 않고 100°F에서 경화되게 하면 동일한 온도의 수조에서 경화된 경우와 거의 비슷한 팽창이 일어난다.
low-temperature burnout 술식은 납형의 팽창과 mold의 열팽창을 일으킨다. 매몰재가 채워진 링을 100°F 수조에서 제거한 후 링을 주조전에 900°F(482℃)까지 가열시켜 부가적인 팽창을 일으킨다.

4) 열팽창(thermal expansion)

매몰재의 열팽창은 소환로에서 매몰재가 가열될 때 생긴다. 매몰된 ring을 가열함으로써 납형이 제거되고 용융된 금속이 mold를 완전히 채우기 전에 응고되는 일을 막는다. high-temperature burnout 술식은 주로 mold의 열팽창에 의존한다. wax pattern 주위의 매몰재는 실온의 공기 중에서 경화되게 한 후 1200°F(650℃)까지 가열시킨다. 이 온도에서 매몰재와 금속 링은 금합금의 수축을 보상할 정도로 충분히 팽창한다. 기성제품의 팽창률을 보면, kerr investment(미국)는 경화팽창 0.25, 열팽창 700℃ 1.27로써 전체 팽창률(%)은 1.52 정도로 나타나며, GC investment(일본)의 경우는 경화팽창 0.4, 열팽창(700℃) 1.47로써 전체 팽창률은 1.87 정도를 보인다.어느 술식이 적용되는가와 상관없이, 일관성 있는 결과를 얻기 위해서는 정확한 매몰, 소환, 그리고 주조과정이 필요하다.

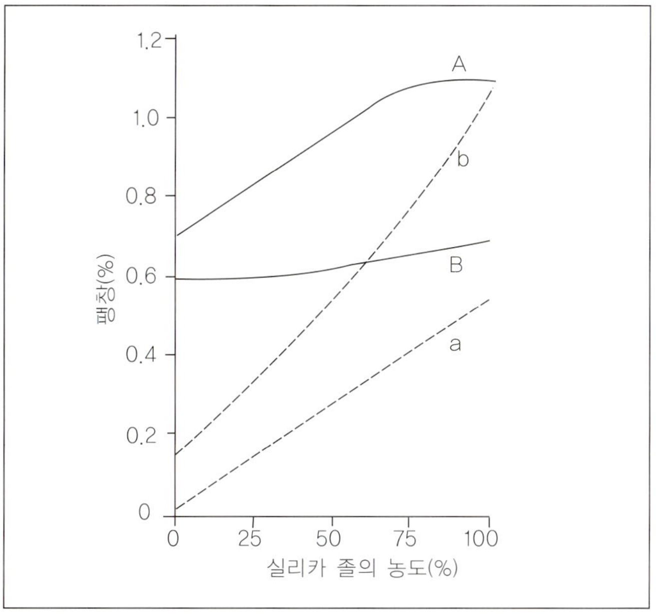

그림 2-55 인산염 매몰재의 sillca sol의 농도에 따른 팽창량 비교(800℃)

A : 열 팽창량(열 팽창용 매몰재)
B : 열 팽창량(수화 팽창용 매몰재)
a : 경화 팽창량(열 팽창용 매몰재)
b : 경화 팽창량(수화 팽창용 매몰재)

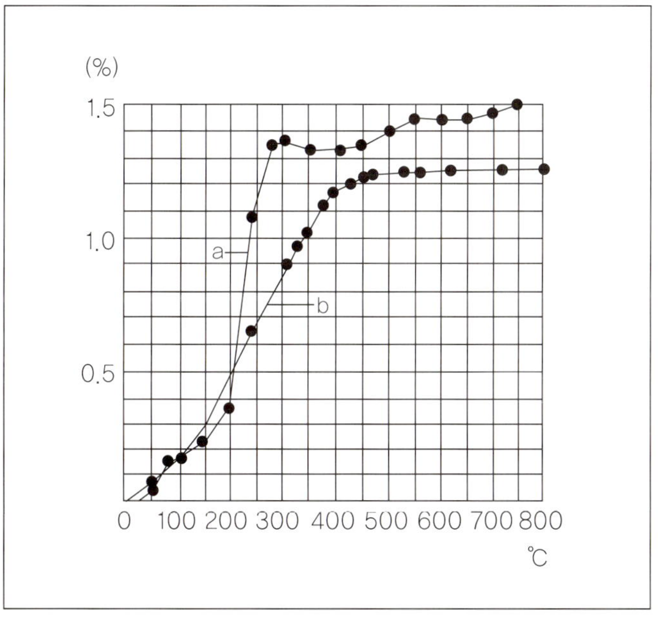

그림 2-56 기성제품의 가열팽창 곡선

a : G.C inverstment
b : keer inverstment

5) 팽창의 조절

여러 요소들이 치과주조용 매몰재의 팽창에 영향을 준다. 혼수비는 경화팽창과 열팽창에 직접적이고 중요한 효과를 준다. 중요한 원칙은 더 많은 교반 횟수(물의 첨가없이)가 더 많은 팽창을 얻게된다는 것이다.혼합(spatulation) 시간의 증가는 팽창을 증가시킨다. 기계적인 혼합은 완전한 반죽과 정확한 시간을 얻게된다. 혼합시간과 기계의 회전속도에 의해 조절할 수 있다. 수동으로 행할 때는 회전수를 기억해 두어야 한다.다른 치과용 석고제품과 마찬가지로 오래되거나 습기가 있는 매몰재는 매몰재의 특성에 영향을 미친다. 만약 매몰재의 부적합한 저장을 하면 적절한 팽창량을 얻을 수 없다. 또한 control powder도 매몰재의 팽창을 조절하기 위해 첨가할 수 있다.

2. 매몰재와 매몰법

1) 매몰재 종류

(1) 석고 매몰재(gypsum bound investment) : 금합금 용

A.D.A. No.2. type Ⅰ : gold crown용으로 열팽창
type Ⅱ : inlay용으로 수화팽창
type Ⅲ : 국소의치용(gold partial denture)으로 열팽창

(2) 인산염계 매몰재(phosphate bound investment) : Ni-Cr 합금 또는 ceramic 금합금 용

(3) 규산염계 매몰재(silica bound investment) : Co-Cr 합금 용

일반적으로 석고 매몰재(gypsum bound investment)는 매몰시 물로 반죽(mix)한다. 주로 비 귀금속용으로 사용하는 고온용 매몰재인 인산염계 매몰재와 규산염계 매몰재는 특수한 액으로 반죽하며 제조회사의 지시에 따른다.

2) 매몰법의 종류

(1) 단일 매몰법(single investing)

동일한 매몰재로 일시에 매몰하는 것을 말한다. 즉 1차 매몰재로 납형을 한꺼번에 매몰한다. 이 매몰법의 장점은 매몰시간의 단축으로 변형을 방지하며 간편하게 매몰할 수 있으나 단점은 기포의 발생율이 높다는 것이다. 임상에서 흔히 사용되는 매몰법이다.

① 기본법

교반된 매몰재를 작은 붓으로 납형에 골고루 도포하면서 기포가 생기지 않도록 골고루 납형의 전체가 코팅되게 한다. 2~3차례 반복하여 납형과 주입선 등이 보이지 않을 정도로 두껍게 코팅하는 것이 중요하다. 그런 다음 석면대가 내장된 ring에 위치시키고 기포가 생기지 않게 주의하면서 ring 상단면 기준선까지 여분의 매몰재를 주입한다. 주입시 일시에 다량을 주입하면 많은 공기가 ring 내에 갇혀서 납형 표면에 큰 기포가 생기게 되므로 주의하여야 한다.

② 삽입법

기본법과 같이 1차 코팅한 후 여분의 매몰재를 ring의 약 80%를 채운다. 그런 다음 1차 코팅한 납형이 있는 원추대를 들어서 ring의 상부로부터 납형이 매몰재 내로 가볍게 들어가게 한 다음 ring의 상단면과 원추대가 평행하게 유지하면서 ring 상단에 닿도록 삽입 완료한다.

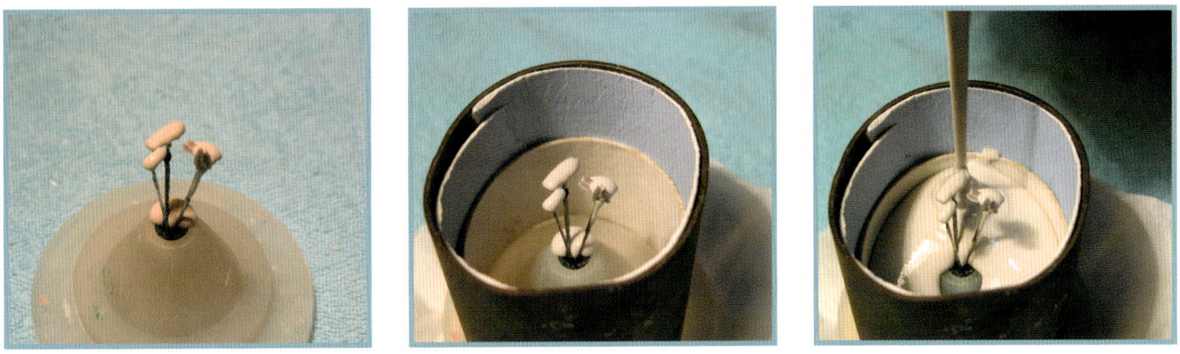

그림 2-57 단일 매몰법(기본법)

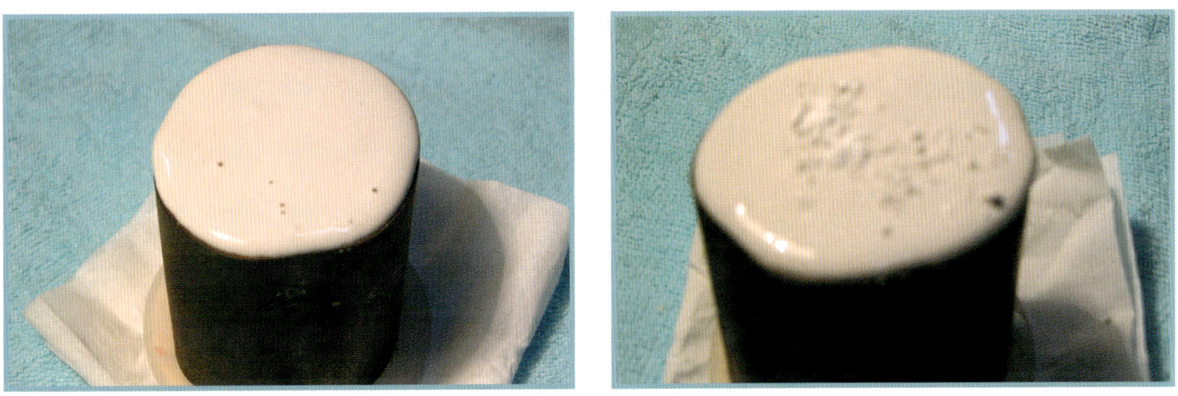

그림 2-58 단일 매몰 후 분말 살포법

③ 단일 매몰 후 분말 살포법

단일 매몰법의 기본법으로 매몰을 한 후에 분말을 살포하는 것으로 매몰를 시행하기 전에 납형에 수분이 충분히 머금게 한 후 정확한 W/P(water/powder) 비율로 계량된 powder 중의 소량을 남겨두었다가 매몰이 끝 난후 링 상단에 powder를 뿌려서 최종적인 W/P를 맞추어주는 방법이다. 분말살포의 가감에 따라 매몰후의 혼수비를 조절할 수 있다.

(2) 이중 매몰법(double investing)

1차 매몰재와 2차 매몰재를 이용하여 2회에 걸쳐 매몰하는 것이다. 즉 1차 매몰재로 납형을 2~3mm 두께로 감쌓은 다음 1차 매몰재가 경화하면 2차 매몰재로 링을 채운다. 이 매몰법의 장점은 기포 발생율이 감소하고 통기성이 부여된다는 것이며 납형면을 보다 치밀하고 매끈하게 coating 할 수 있다. 단점은 매몰시간의 지연으로 변형의 위험성이 있다.

① 기본법

제1차 매몰을 위한 매몰재는 납형을 코팅할 수 있는 정도의 소량을 교반하여 납형을 세심하고 전체적으로 균일하면서도 두껍게 에워싸는 것인데 혼수비는 수분량이 약간 적은 상태로 mix

하여 사용한다. 1차 매몰재가 경화된 후 2차 매몰을 위한 매몰재를 정상적인 혼수비로 교반하여 매몰하는 방법이다.

단일 매몰에 비해서 이중 매몰의 장점은 납형면을 쉽고 두껍게 코팅할 수 있으며 납형면의 기포 발생을 쉽게 방지할 수 있고 2차 매몰시 1차 매몰재와의 흐름성을 걱정할 필요가 없다. 또한 납형면을 보다 치밀하고 매끈하게 코팅할 수 있고 단일매몰시 보다 열팽창율이 증대된다. 그러나 2회에 걸쳐 매몰조작하므로 경화시간이 길어지고 1차 매몰과 2차 매몰의 혼수비가 다르므로 균일한 열팽창이 어려워서 약간이나마 주형의 변형을 초래할 수도 있다.

② 분말 살포법

정상 혼수비로 1차 매몰 후 소량의 매몰재로 1차 매몰재로 coating된 표면에 뿌려주어 1차 매몰재가 완전히 경화되기 전에 흘러내리는 것을 막아주며 1차 매몰을 농축 매몰재로 변화시킨다. 1차 매몰과 2차 매몰간의 결합을 높여주는 동시에 주조시의 통기성을 좋게 할 수 있다.

(3) 진공 매몰법

wax pattern이 진공 상태에서 매몰되는 것을 말한다. 진공상태는 기기로 제작되어 있으며 그 진공매몰기는 회사별로 여러 가지 종류가 있다. 또한 사용방법도 회사별로 차이가 있으나 원리에 있어서는 비슷하다. 매몰재를 진공상태에서 교반하거나 교반 후에 진공상태를 유지하게 하여 교반된 매몰재에서 기포를 제거하기 위한 것으로 기포가 형성되지 않으며 조작이 간편하고 정확한 것이 특징이라 할 수 있다. 기타 자세한 것은 제조사의 사용지침서를 참고해야 한다.

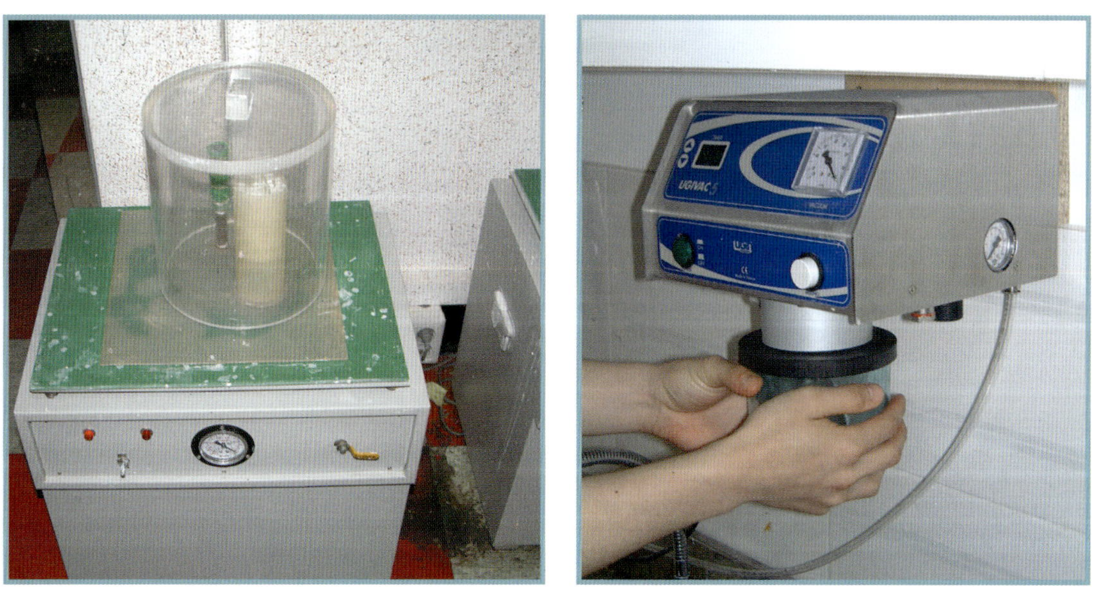

그림 2-59 진공 매몰법

(4) 특수 매몰법

대표적인 특수 매몰 법으로써는 온욕법, 항온상자법 등이 있다. 온욕법은 매몰직 후 링의 상단을 봉하여 약 38°C의 물에 담구어 납형 자체의 수축을 방지하는 법이고 항온 상자법은 일정한 온도가 유지되어 있는 상자 속에서 매몰을 하는 것을 말한다. 이런 방법들은 wax pattern의 수축을 최소화하기 위한 방법이다.

3. 링(ring)과 ring liner

1) 링(ring)

링은 매몰재가 석고나 경석고처럼 반죽되어 유동성을 가지고 있으므로 납형 주위에 주입한 후 굳어질 때까지 그 형상을 유지하는 역할을 한다. 그러기 위해서는 원추대 위에 주조링을 위치시킨다.
링의 종류는 금속, 고무 , 플라스틱, 종이 링 등이 있으며 inlay 제작에는 주로 금속링을 사용하고 있으며 고무링은 수화팽창법 매몰시에 사용하며 플라스틱 링은 국소의치 frame 제작시 사용한다. 간혹 링 없이 매몰하는 ringless 법에 의해 매몰하는 경우도 있다. ringless 법은 링 대신에 석면을 이용하여 매몰하는데 그 이유는 주조금속의 응고 수축을 보완하기 위해서이다.
링은 다양한 크기와 모양의 납형에 적용되기 위해 다양한 직경과 높이의 링을 사용한다. 금속 주조링의 직경은 최소 35mm 이상 되어야 필요한 팽창을 얻을 수 있으며 또한 매몰시 납형과 링의 벽 사이에 최소한 약 3~6mm(1/8~1/4 inch) 두께가 주어져야 한다.

2) ring liner

Metal ring을 사용하는 매몰 법에서는 대부분 내장(lining)을 한다. 이를 Ring liner라 한다. liner는 매몰재의 팽창에 대해 쿠션(cushion), 열차단 그리고 통기성을 부여하는 역할을 한다. liner가 이러한 역할을 제대로 행하기 위해서는 적어도 1mm 두께를 가져야 한다.링안에 liner을 내장할 때 링의 상단

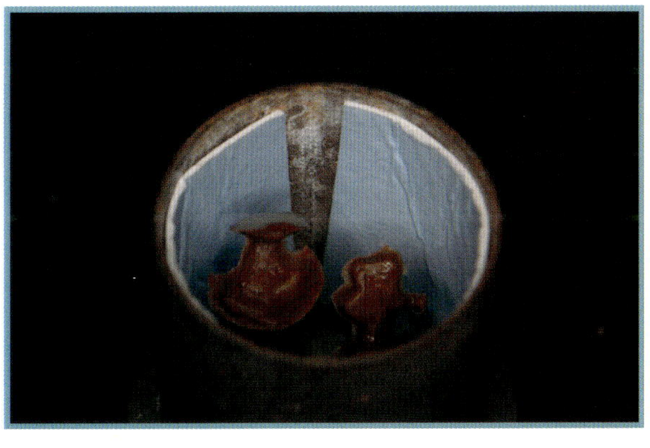

그림 2-60 lining된 metal ring

에서 약 2~3mm(1/8 inch) 정도 짧게 해주어야 하는데 그 이유는 주조시 원심력에 의해 링과 매몰재가 분리되는 것을 방지하고 주조 후 링과 매몰재를 분리시 용이하다. liner는 주로 석면를 사용 하였는데 석면은 많은 장점에도 불구하고 인체에 해를 주는 커다란 단점이 있으므로 사용하는데 주의를 요하며 새로운 재료로 대체되어야 할 것이다. 최근에는 링의 내장 재료로 fibrous ceramic aluminium silicate를 권장하고 있다.

4. 통상적 매몰 과정

납형은 변형의 가능성을 최소화하기 위해 치형에서 제거한 후 가능한 빨리 매몰한다. 만약 진공 교반기(vacuum mixer)를 사용할 경우는 진공기의 작동여부 등을 확실하게 검사해야 하고 매몰재와 물을 측정해 두어야 한다. 통상적 매몰과정이란 열팽창용 매몰재로 매몰할 경우를 의미한다. 즉 석고매몰재의 type I 또는 주로 비 귀금속(non-precious, base metal) 용 매몰에 사용되는 고온용 매몰재(인산염계 매몰재와 규산연계 매몰재)로 매몰하는 것을 말한다.

(1) 석면을 물에 적셔 링의 양쪽 끝 부위에서 약 2-3mm 정도 짧게 링 내면에 내장한다.

(2) 링을 원추대위에 위치하고 납형의 상단 부위와 링의 상단 부위 사이에 약 6mm(1/4 inch)의 공간을 유지하게 한다. 간격이 맞추어질 때까지 원추대를 조정하여 주입선을 장착한다. 이때 주입선이 너무 짧거나 긴 것을 검사하고 원추대의 wax 부위를 조작하거나 wax를 첨가하고 다듬어서 약간 변경할 수 있다. 교의치 경우에는 runner bur가 링의 저면과 평행되도록 해야 한다. 이유는 주형이 링의 열중앙대를 피하기 위해서이다. 전부관, 부분피복관 등, inlay나 금관들은 매몰재의 충분한 양으로 각각의 납형을 둘러쌓아서 보호하기 위해서는 링벽에 약 3~6mm(1/8~1/4 inch) 이하로 유지하게 하는 것은 불리하다.

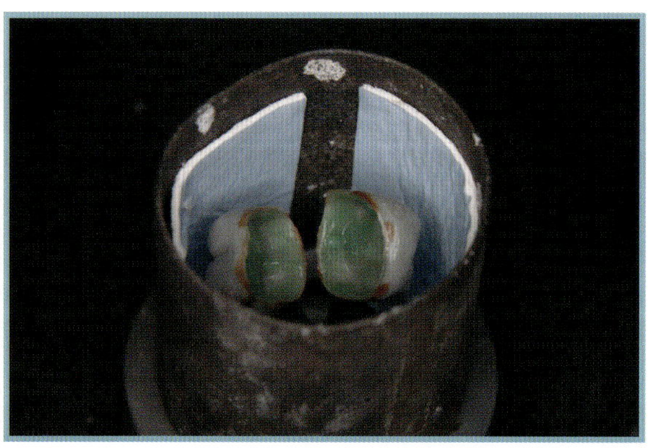

그림 2-61 wax pattern이 ring내에 안착된 상태

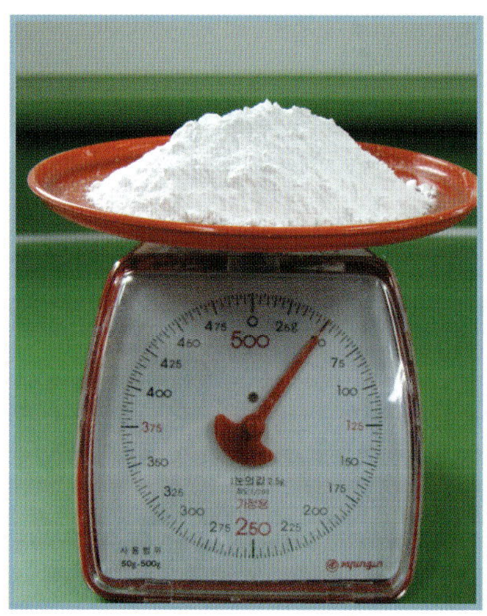

그림 2-62 무게에 의한 매몰재 측정

(3) 붓으로 습윤제(wetting agent)를 납형표면에 도포한다. 과도한 습윤제는 주조체 실패원인이 되기도 하므로 과다한 것은 제거한다. 습윤제는 매몰재가 납형 위에 고루 도포되게 하여 매몰재와 납형간의 접촉성을 유리하게 하기 위해 사용한다. 구입처에서 만족한 습윤제를 구할 수 있고 제조회사의 설명서대로 사용한다.

(4) 저울로 매몰재를 계량한다. 계량컵에서 적정량의 실온수(room temperature)를 계측한다. 즉, 제조회사의 지시대로 w/p를 정확히 지켜야 주조 수축 보상을 얻을 수 있다.

(5) 계량한 물을 교반 용기에 넣고 그 속에 매몰재를 넣고 spatula로 매몰재를 혼합한다. 진공 교반기(vacuum mixer machine) 속에 반죽한 매몰재를 넣는다. 진공시 표면에 기포가 떠올라 오도록 조작한다.

(6) 납형이 부착된 원추대를 한 손으로 잡고 붓에 매몰재를 묻혀 납형의 표면에 전체적으로 도포되게 한다. 납형에 기포가 생기지 않도록 붓끝으로 조심스럽게 매몰재를 밀 듯이 행하면서 납형표면에 얇은 매몰재막이 생기도록 도포한다.

(7) 원추대 위에 링을 조심스럽게 위치하고 링의 한 방향에서 납형 주위로 매몰재를 흘려서 넣는다. 급히 매몰재를 한꺼번에 주입하면 기포가 생길 우려가 있으므로 조심스럽게 주입해야 한다. 링안에 매몰재가 잘 분포되도록 진동기를 이용하던가 spatula로 링의 꼭대기를 살짝 두드린다. 링안

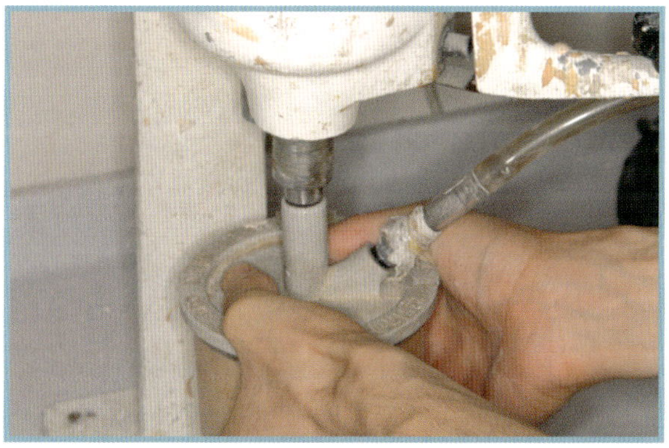

그림 2-63 매몰재 vacuum mixing

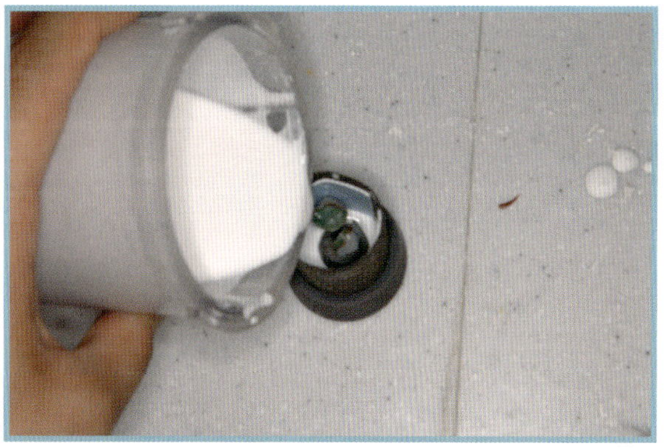

그림 2-64 매몰재 ring에 주입

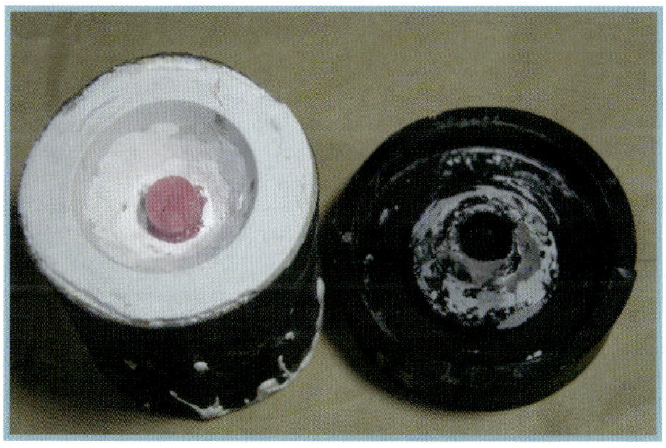

그림 2-65 crucible former에서 ring 분리

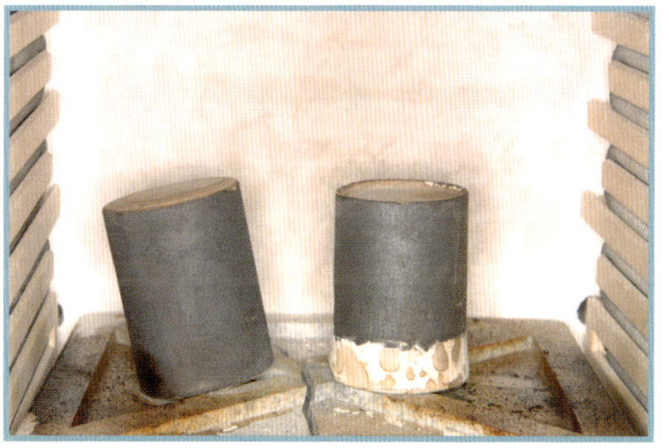

그림 2-66 furnace내에 ring 안착

에 매몰재가 다 채워지면 윗부분을 매끄럽게 하여 ring 높이를 맞춘다.
(8) 매몰 후 최소 45분이 경과한 후 링에서 원추대를 제거하고 소환을 하여야 한다.

5. 수화팽창을 이용한 매몰법

1) 물에 침적하는 수화 팽창법(water immersion hygroscopic technique)

TypeⅡ 수화팽창용 매몰재는 물과의 접촉에서 팽창을 얻게 된다. 일반적으로 수화 팽창시 정상적 경화 팽창과 수화팽창이 동시에 일어난다. 물과 접촉해서 경화하면서 약 1.4%의 팽창이 일어난다. 소환(burnout) 시 약 0.3%의 팽창이 일어난다.
납형의 매몰이 완성되면 즉시 주조링을 30분간 100°F의 수조에 완전히 침수시킨다. 이 과정에서 수화 팽창의 최대량을 얻게 된다. 주조링을 850~950°F로 예열한 소환기에 넣는다.
1시간에 걸쳐 소환하는 동안 주형의 수축 보상을 얻는다. 물에 침수하는 수화팽창 기법에서 팽창의 양에 영향을 미치게 하는 것은 혼수비율, 혼합시간, 수조의 온도이다.

2) 물을 첨가하는 수화 팽창 법(water added hygroscopic technique)

이 기술은 특수한 원추대와 알루미늄 링에 고무를 내장하여 납형을 매몰 한다. 납형을 매몰한 후 알루미늄 링을 제거하고 링 안의 매몰재에 적절한 양의 물을 첨가한다. 정확한 0.2㎤의 물을 주사기를 이용하여 첨가한다. 물의 양은 납형의 종류와 구조에 따라 다르다. 매몰 한 시간 경과후 원추대와 내장한 고무를 제거한다. 매몰된 매몰재를 850~950°F로 예열된 소환기에 넣는다. 한 시간에 걸쳐 약 0.3%의 열팽창을 얻으며 wax도 제거된다.물을 첨가하는 수화팽창기법에서 팽창 량을 조절하기 위해서는 첨가하는 물의 양을 조절하는 것이다. 이런 기술의 선택은 치과기공사의 숙련도, 개인적 선호, 재료와 장비의 유용성에 달려 있다.

Check point

1. 매몰재 교반시 혼수비가 크거나 적을 경우, 올 수 있는 현상은.
2. 단일매몰법과 이중 매몰법의 장단점은.
3. 진공매몰법을 설명하시오.
4. casting ring 내에서의 납형의 위치는.
5. lining의 목적은.
6. lining 시 ring 내벽의 양단을 노출시키는 이유는.
7. 매몰재 팽창에 대하여 설명하시오.

Ⅱ. 각론

8장 소환

| 학습 목적 |

casting ring을 가열하는 목적과 가열하는 과정에서의 팽창관계에 대해서 이해하고 소환방법을 숙지한다.

1. 소환로(burn out furnace)
2. 소환방법

8장 소환

소환이란 매몰된 링을 용융된 합금이 들어갈 공간(mold-주형)을 형성하기 위해 열로 납형 제작에 사용된 wax나 plastic 및 습기 등의 이물질을 제거하는 과정을 말한다. 링에 열을 가하는 것은 매몰재가 완전히 경화(setting)한 후에 시행되어야 한다.

일반적으로 매몰재가 완전히 경화되는 시간은 약 45분이며, 매몰된 ring을 소환로(burn out furnace)에 넣는 시간은 매몰 후 약 1시간 후에 넣는 것이 이상적이다.

소환의 목적은 주조링을 가열하여 매몰재를 건조시키고, 매몰된 납형을 소각해서 주형을 만들고, 납형 제작시 사용된 재료들이 소각될 때 생기는 탄소 잔유물을 제거하며 주형을 팽창하게 하고 주조 중에 용융된 금속이 급냉하여 응고되는 것을 방지하는 것이다.

1. 소환로(burn out furnace)

소환 시 사용되는 기구를 소환로(burn out furnace)라 하며, 이 소환로는 가열강(muffle), 온도계(pyrometer), 온도표시계(temperature indicator)의 구조로 되어 있다.

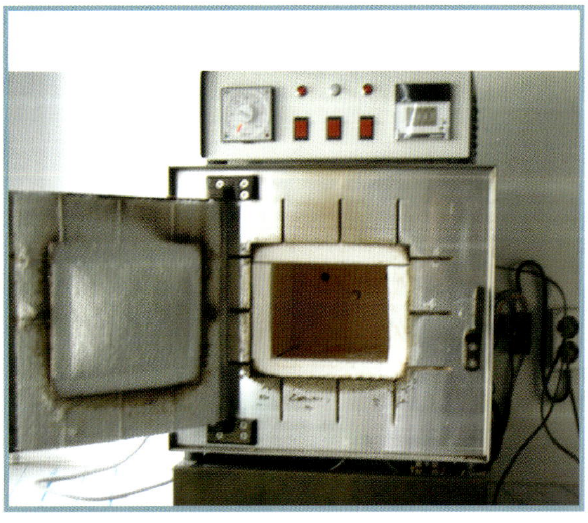

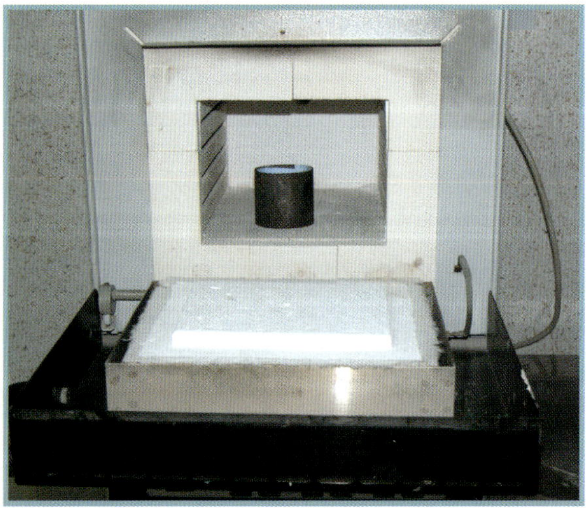

그림 2-67 소환로

가열강의 전열선은 nichrome 선으로 되어 있으며 가열강속에는 열전대(thermocouple)가 있어 가열강의 온도가 온도표시계에 나타난다.
장시간 사용하다 보면 가열강의 온도와 온도표시계의 온도가 실제온도와 다르게 나타날 수 있으므로 소환온도에 영향을 줄 수가 있으므로 주기적으로 온도조정을 해야한다. 이때 사용되는 시편은 순은(pure silver)과 순금(pure gold)이다.
사용방법은 제조회사마다 약간 차이는 있으나 거의 비슷하므로 제조회사의 설명에 따라 행하면 된다.

2. 소환 방법

소환 방법은 매몰재의 종류, 매몰 방법, 매몰재의 조성성분에 따라 소환하는 방법을 다르게 한다. 또한 가열 개시 시간, 가열 속도, 가열 온도, 가열 최종온도, 계류시간, 재가열의 유무에 따라서도 열팽창, 강도, 표면성상(표면 거칠음, 균열)에 영향을 미친다.
매몰재를 팽창시키기 위한 가열은 단지 고온으로 가열하는 것만으로 이루어지는 것은 아니다. 매몰재의 팽창은 고온에서 한번에 이루어지는 것이 아니라 저온에서 시작하여 중간에 충분한 계류시간을 가지면서 서서히 고온으로 온도에 따라 속도를 조절해 주어야만 충분히 원하는 팽창을 얻을 수 있다.
그것은 매몰재의 온도가 올라감에 따라 팽창하기 때문에 만일 가열이 불균일하거나 갑자기 가열이 되면 팽창에 문제점과 균열이 발생되기 때문이다. 이 때문에 가열 속도(분당 온도 상승률), 가열 시간에 주의해야 한다. 이러한 이유 때문에 온도가 조절되는 소환로를 사용해야 한다.

1) 가열 개시 시간

가열 개시 시간은 매몰한 ring이 완전히 경화가 이루어진 후에 행하여야 한다. 경화가 안된 ring을 가열하면 유리수(free water)나 결정수(water of crystallization)의 증발에 의해서 주조체 표면이 거칠어지며, 매몰재에 균열(cracking)을 일으키거나 반응에 필요한 수분을 빼앗겨서 불안전한 주조체가 되기 쉽다.
최소한 1시간 이상 방치한 후에 가열을 해도 주조체에 아무런 영향이 미치지 않는다. 인산염계 매몰재는 반응 종결시간이 석고 결합 매몰재에 비해 시간이 걸리므로 1~2시간 더 방치해도 열팽창에는 관계가 없으나 너무 오래 방치하는 것은 좋지 않다.
만약 매몰된 ring을 1시간 이내에 소환과정으로 이행되지 못할 경우에는 과도한 건조를 방지하기 위하여 매몰된 ring을 습윤기(humidor box)에 보관하는 것이 바람직하다. 매몰재를 완전히 건조된 상태로 소환하면 용융된 wax가 건조된 매몰재에 흡수되어 주형(mold cavity) 표면으로부터 wax를 완전히 제거하기가 어려워지고 링의 중앙부와 표면부에 온도의 전달차이로 인하여 팽창의 차가 급격하여 균열이 올 수 있다. 반드시 완전히 건조된 상태에서는 일반적으로 24시간이 지난 후의 링은 반드시 물에 10분 정도 담궈서 습윤하게 한 후에 가열하여야만 한다.

ring을 소환로에 넣을 때는 원추대(crucible former)가 부착되었던 부위가 아래로 향하도록 하여 가열 개시를 해야 한다. 그 이유는 가열하는 동안 용융된 탄화물이 잘 흘러내릴 수 있게 하고, 이물질이 주형 내부로 들어가지 못하게 하기 위해서다. 이때 ring의 한쪽 면이 들리게 하기 위해 소환된 매몰재 덩어리를 받쳐두면 더욱 유리하다.

2) 가열 속도(가열 상승 온도) 및 시간

일반적으로 물질에 열적인 변화를 주는 것은 빠른 것보다는 서서히 하는 것이 좋다. 급격한 열변화는 변형을 초래하기 때문이다. 납형 소환 시 재료가 주형 내에서 비등되거나 부풀어오르지 않게 소환해야 하기 때문이다.

가열속도(가열상승 온도) 및 시간은 제조회사의 설명에 따르지만, 가열 속도는 주조체의 표면 활택도에 영향을 미치는 요소이다. 가열 속도가 빠르면 주형의 벽이 거칠어지고, 심한 경우에는 파열될 수 있으므로 주의해야 한다.

매몰재는 가열 온도가 상승하는 중에 열팽창 속도가 급상승하는 온도가 있다. 매몰재 제조회사마다 약간의 차이가 있어 제조회사의 지시에 따르는 것이 가장 바람직 하나 최근에 기공소에서 주로 사용되는 매몰재는 cristobalite계 매몰재가 주로 사용되고 있다. 그러므로 cristobalite계 매몰재의 가열팽창에 대한 특징을 알아둘 필요가 있다. 이 매몰재의 특징은 열팽창이 가장 많이 증가하는 온도(변환점)가 200~ 300℃부근이다.

이 온도 시간대에 가열 온도가 급상승하면 ring 주변의 매몰재와 중앙부 매몰재의 열팽창량이 차이가 생겨 매몰재에 균열이 생길 우려가 있다. 또한 이 온도 대에서는 매몰재의 팽창량이 급상승하기 때문에 가열상승 속도를 서서히 올려주거나 계류하여 ring 중앙부까지 충분한 흡열(heat soaking)이 되도록 하여 충분한 팽창을 얻을 수 있도록 한 후 다시 가열 상승시키는 것이 좋다.

주형(mold cavity)내의 탄소 잔여물이 없어지고 열팽창이 충분해지면 가열 시간의 길고 짧은 것이 본질적인 조건은 아니다. 가열 온도가 결정되면 그 시간은 저절로 결정되어 버린다. 따라서 가열 시간에 관해서 특히 중요한 것은 주형을 최고온도에서 어느 정도 계류시키면 좋은가 하는 것이다.

3) 가열 온도 및 계류시간

일반적인 가열 최고온도는 석고 결합 매몰재가 700℃, 인산염 결합 매몰재는 800℃가 적당하지만, 가열 온도는 납형의 크기나 매몰재의 종류, 합금의 종류, 주조 시 온도에 따라 결정이 된다.

예를 들면 인산염 결합매몰재를 사용했을 경우 가열 최고온도는 납형이 적은 것은 800℃(1500°F), long bridge인 경우는 875℃(1,660°F)로 가열한다. 이와 같이 위의 결정 요인들을 생각해서 가열 온도를 결정해야 한다.

계류시간은 ring의 크기에 따라 다르지만 최고 소환온도에서 약 20~30분 정도 계류시키면 된다. 그러나 ring의 크기가 크면 클수록 계류시간을 연장시키고, ring이 1개 추가 할 때마다 계류시간을 약

5~10분씩 연장시킨다.
ring을 가열하면 용융된 wax가 매몰재에 스며들어 연소에 의해 생긴 탄소 잔여물이 매몰재 입자 사이에 끼어 든다. 그러나 주형을 충분히 가열하며 많은 양의 탄소가 일산화탄소나 이산화탄소로 산화되어 날아간다.
그러나 소환의 말기에 나타나는 산화는 공기 중에서 더 잘 일어나므로 casting ring의 한쪽을 들어올려 주거나 주입로를 상방으로 향하게 함으로써 주입선과 주형 내에 공기 유통이 잘 되게 하여 wax의 산화를 도와주므로 heat technique에 의한 소환시 탄소 찌꺼기에 의한 주조체의 결함을 줄여 줄 수 있다.

4) 일반적인 소환 방법

소환법에는 크게 slow burn out 과정과 rapid burn out 과정으로 분류할 수 있다.

(1) slow burn out 과정

① 실온의 소환로 중앙부위에 링의 주입선이 밑으로 향하도록 하며 링의 한쪽이 들리게 하여 위치시킨다.
② 소환로의 온도는 약 100℃에 맞춘 후 이 온도에 이르면 링을 꺼내 금속 주입선을 제거 한다.
③ 소환로의 온도를 700~800°F로 맞춘 후 온도 변환점에 이르면 1292°F(약 700℃)까지 서서히 가열한다.
④ 1292°F까지 걸리는 시간은 약 1시간 30분 정도이며 1292°F에 이르면 약 30분간 계류 시킨다.

(2) rapid burn out 과정

① 매몰재를 완전 경화시킨 후 원추대와 금속 주입선을 제거한다. 금속 주입선의 제거가 힘들 경우에는 금속 주입선에 열을 가하면 쉽게 빠져나온다.
② 끓는 물에 5분간 링을 넣어 wax를 제거한다.
③ 800~900°F 까지 미리 예열된 furnace에 링을 넣어 약 20~30분간 유지시킨다.
④ 1,292°F까지 올려서 소환로의 온도가 1,292°F가 되면 약 30분간 계류시킨다.

5) 수화팽창(hygroscopic expansion) 법으로 매몰했을 경우 소환 방법

실제 주조체를 얻고 나면 수축보상이 충분치 못하고 부족한 경우가 많다. 이러한 경우에 많은 수축보상을 얻기 위해서는 많은 팽창이 요구된다. 금합금을 예로 보면 응고 수축량이 1.25%이므로 보상해야 하는 팽챵량도 1.25%이다. 그러나 치과 주조물은 응고 수축만 일어나는 것이 아니고 다른 요인들에 의해서 수축도 일어나고 팽창도 일어난다. 그렇기 때문에 이러한 요인들을 예상하여 팽창의 효과를 극대화해야 할 것이다. 이러한 요인 때문에 수화팽창(hygroscopic expansion)법은 효과적인 방법이다.

수화팽창(hygroscopic expansion)법으로 매몰했을 경우 소환 방법은 일반적인 소환 방법보다 낮은 온도(약 900~1,000°F)에서 소환하기 때문에 매몰재에 균열이 생기는 위험이 적고 소환시간이 단축되며 과열되지 않는다. 또한 탄소 잔여물(carbon residue)이 쉽게 제거된다.

석고 결합 매몰재 중 수화 팽창용 매몰재의 소환방법으로는

① 매몰된 ring을 끓는 물에 약 5분간 넣어 wax를 녹여낸다.

② wax를 습열에 의해서 제거 후 실온의 소환로에 ring을 원추대가 밑으로 향하도록 하고 안이 들리게 하여 주형 내에 남아있는 잔여 wax 찌꺼기를 연소시킨다.

③ 1시간에 걸쳐 900~1,000°F까지 온도를 상승시킨다. 온도를 상승시킨 후 900~1,000°F에서 약 30분간 흡열시킨다.

④ 소환시간은 약 1시간 30분이 소요되도록 한다.

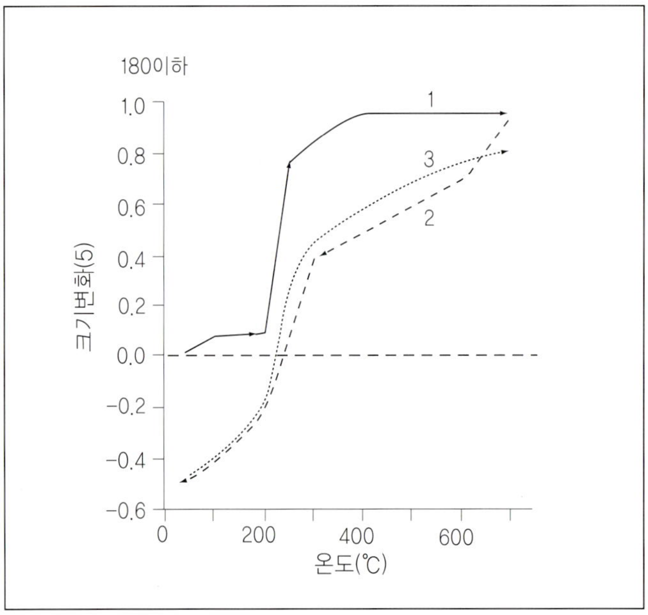

그림 2-68 석고결합 매몰재의 열팽창 및 열수축 곡선

1 : 가열
2 : 냉각(열수축)
3 : 재가열

6) 주형(mold cavity)의 요구조건

주형을 형성할 수 있는 적당한 강도와 통기성이 있어야 한다. 열에 견딜 수 있는 적절한 내열성이 있어야 하고 열적 팽창을 가지며 잔류강도가 낮아 매몰재 제거가 쉬워야 한다.

7) 주의할 점

(1) 소환온도를 너무 높게 하지 말아야 한다. 소환온도가 너무 높을 경우에는 매몰재 내의 결합재가 분해되어 아황산가스(sulfur gas)가 발생되어 금속을 오염시키고, 산화막을 형성하여 주조체 표면이 거칠어지며, 산욕(pickling)을 곤란하게 한다.

(2) 소환온도를 너무 낮게 하지 말아야 한다. 소환온도가 너무 낮을 경우(under heat)에는 다음과 같은 경우가 발생하게 된다. 습기제거가 불충분하게 된다. 주형 내의 온도가 용융된 금속온도가 낮아 피막이 형성되며 흐름성에 지장을 주어 불충분한 주조가 된다. 탄소 잔유물(carbon residue)에 의한 주조 실패가 야기될 수 있다.

(3) 매몰한 ring은 너무 장시간 방치하지 말아야 한다. 매몰한지 24시간이 지난 ring을 소환할 때는 wax가 흘러내릴 때 매몰재 내로 흡수되는 것을 방지하고, 열전도를 좋게 하기 위해 5~10분간 실온수에 담그었다가 소환한다.

(4) 재 가열은 되도록 피해야 한다. 그 이유로는 가열을 되풀이하기 때문에 실질적인 장시간 가열에 의한 표면상태의 악화와 냉각 시 강도가 약해져서 작은 외력에도 주형의 파괴가 일어나기 쉽고, 균열이 생기며, 주형 내에 이물질의 흡입 등이 일어날 가능성이 많기 때문에 가급적이면 피하는게 좋다. 그러나 팽창률의 감소에는 큰 영향이 없다.

Check point

1. casting ring을 가열하는 목적은.
2. casting ring을 가열하는 방법은.
3. sprue pin을 제거하는 요령은.
4. 처음부터 가열된 furnace에 ring을 넣었을 경우 올 수 있는 현상은.
5. casting ring의 가열온도가 부족하거나 초과하였을 경우 올 수 있는 현상은.
6. casting ring을 재 가열하였을 경우 올 수 있는 현상은.

Ⅱ. 각론

9장 주조 및 연마

| 학습 목적 |

주조합금의 처리방법, 다양한 주조방법 및 주조후의 처리과정과 주조체의 마무리 작업에 대한 전반적인 내용을 이해한다.

1. 합금의 용융
2. 주조기(casting machine)
3. 주조체 결함의 분석
4. 주조체의 마무리 및 연마
5. 연마(polishing)

9장 주조 및 연마

주조란 소환이 완료된 주형내로 금속을 용융시켜 주입하는 것을 말한다. 주조 시 사용하는 주조기는 대부분 크게 두가지 기능을 가지고 있는데 이 두 가지 장치중의 하나는 금속을 녹이는 장치이고 다른 하나는 주형 안으로 용융금속을 주입하는 장치이다.

금속의 용융은 가스 - 공기 또는 가스 - 산소(oxygen)의 혼합 불꽃 또는 전기 muffle로 행한다. 실제로 주조는 공기압에 의한 압박 주조기 또는 원심력에 의한 원심주조기에 의해 행한다. 공기압박 주조기는 진공에 의해 주형 안으로 합금을 끌어당기고 동시에 압박공기는 합금을 주형 안으로 합금을 밀어 넣는 방법이다.

원심력을 이용한 주조기 중 가장 간단한 원심기는 손에 의해 돌리는 투석기이다. 현재 여러가지 주조기가 있지만 대부분의 주조는 원심력에 의한 원심주조기를 사용한다. 원심주조기는 스프링에 의해 회전하는 것과 전동기를 사용하여 회전하는 것 등이 있다.

1. 합금의 용융

일반적으로 치과보철물 제작용으로 사용되는 합금의 종류는 다음과 같다.

① 귀금속 합금(precious alloy)

② 비귀금속 합금(nonprecious, base metal alloy)

1) 불대

불대란 금합금을 용융시킬 때 사용하는 불꽃을 말하며 불대는 적절하게 조절해야 하고 금합금을 녹이기 위해서는 불꽃의 일정한 부위를 사용해야 한다. 불꽃층은 4단계로 분류하는데 이중 환원층을 사용하는 것이 바람직하다. 불꽃의 4단계층은 다음과 같이 분류한다(그림 2-69).

① 공기층(air blast zone)

② 불완전 연소층(initial combustion zone)

③ 환원층(reducing zone)

④ 산화층(oxidizing zone)

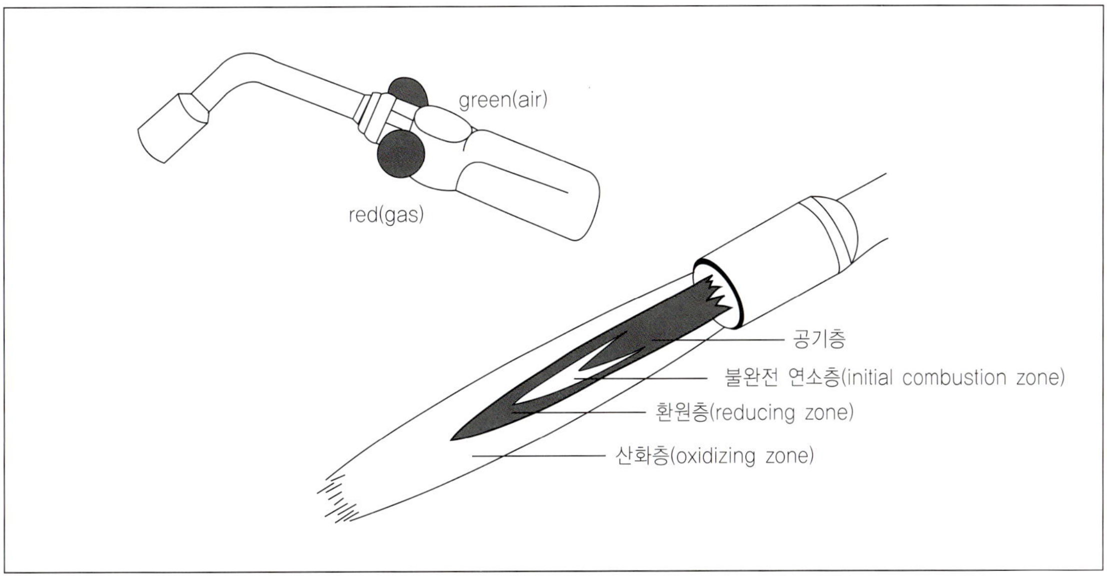

그림 2-69 불대와 flame의 4단계층

첫째, 공기층은 불대 끝에 인접한 검은 부위로써 가스와 공기가 타지 않으므로 열이 발생하지 않는다.

둘째, 그 다음 부분을 불완전 연소층이라 하며 녹색에 가까운 색을 띄며 공기층을 둘러싸고 있다. 산소와 공기가 부분적으로 연소하는 부분으로 이 부위는 용융하는 동안 합금과 접촉하지 않게 하는 것이 유리하다.

셋째, 다음 부분은 환원층으로 연소층을 둘러싸고 있다. 환원층은 불꽃이 가장 고온을 내는 부분으로 밝은 푸른색(blue light)을 띄고 있다. 환원층은 용융합금을 충분히 덮도록 해야 하고 용융시 이 부위만을 합금에 닿게하여 용융금속의 산화를 최소화해야 한다.

넷째, 바깥쪽 4번째 층은 연소되는 바깥 덮개인 산화 층이다. 산화층에서도 공기 안의 산소와 결합하여 연소가 일어난다.

불꽃에서 산화를 일으키는 부위들(공기층, 연소층, 산화층)은 용융 시 금합금에 최대한 닿지 않게 하여야 한다. 불꽃의 환원층을 적절히 조절하여 열의 공급 뿐만 아니라 합금의 산화도 최대한 막아야 한다. 이런 상태로 조절하기 위해서는 불꽃에 풍부한 가스(propane, acetylene)를 공급해야 한다.

즉 산소(oxygen) 보다 가스를 더 공급하는 것이다. 그러나 적절한 열 전이를 위해서 연소가 되지 않도록 산소도 충분히 공급해야 한다. 가스 불꽃은 약 1900°F 정도의 열을 지녀야 한다.

그러나 중요한 것은 불꽃의 온도가 아니라 열 전이(heat transfer)가 문제다. 정상적 압력 하에서 가스 불꽃의 연소율은 불꽃의 온도와 같은 온도로 금합금의 온도를 올리는데 너무 느리므로 비록 가스 불꽃의 온도가 높다 하더라도 열전이는 1900°F 범위 아래에서 합금을 용융하므로 한계가 있다고 보여진다.

불꽃의 모양도 중요하다. 다른 층과 명백히 구분되는 빛을 발하지 않는 붓과 같은 모양으로 표현한다. 너무 짧은 불꽃은 금합금을 덮기 위한 적절한 환원층을 얻지 못하고 크고 밝은 불꽃은 짧은 시간 동안 용융하기에 충분하게 열을 집중하지 못한다. 과다한 산소의 공급은 피해야 하며 이때는 시끄러운 소리가 나게 된다. 불완전한 연소, 낮은 온도, 과다한 산화를 불꽃의 모양을 보면 알 수 있도록 숙지하는데 노력을 해야 할 것이다. 일반적으로 환원층의 부위가 약 4cm 정도 되도록 조절한다.

금속을 용융할 때는 금속을 덮는 환원층을 충분히 얻을 수 있도록 커야 한다. 금속 용융시 불꽃이 금속을 완전히 덮지 못할 때는 더 많은 산화막을 형성하기 때문이다. 불대에 불을 붙일 때 먼저 가스에 불을 붙이고 그런 다음 산소를 공급한다. 적절한 불꽃을 얻을 때까지 조절한다. 충분히 가스를 공급하고 용융 시 환원층이 합금을 충분히 덮을 수 있을 때 신속히 녹여야 한다. 반대로 끌 때는 반드시 산소를 먼저 잠그고 가스를 마지막으로 잠궈서 끈다.

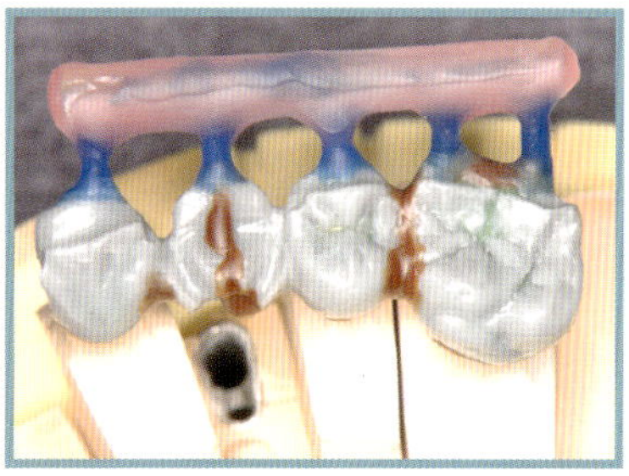

1. 모형상의 wax pattern에 sprue를 부착한 상태

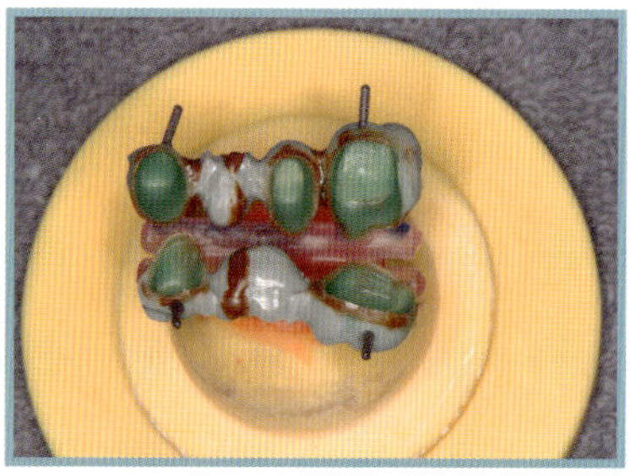

2. wax pattern을 crucible former에 부착한 상태

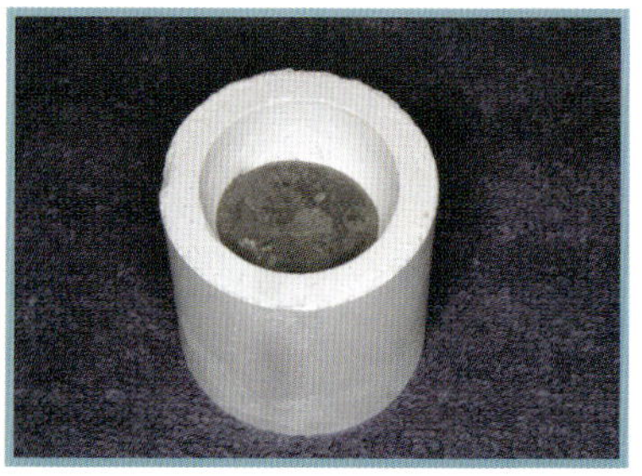

3. 주조가 끝난 주조 ring

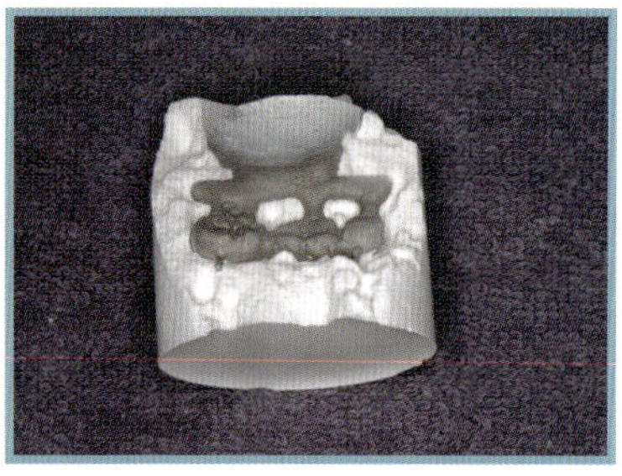

4. 주조된 ring의 내면

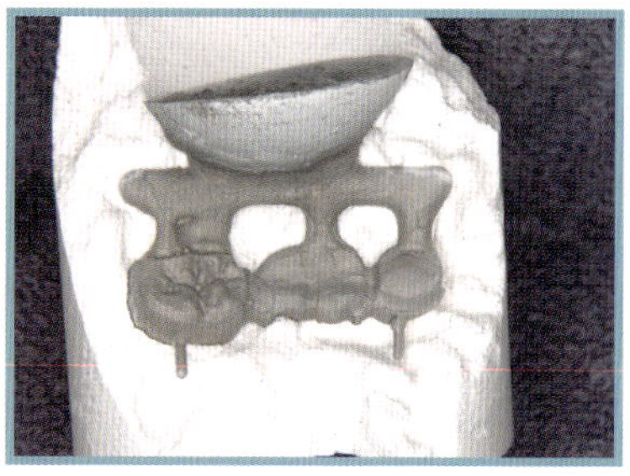

5. 주조가 완료된 ring의 내면

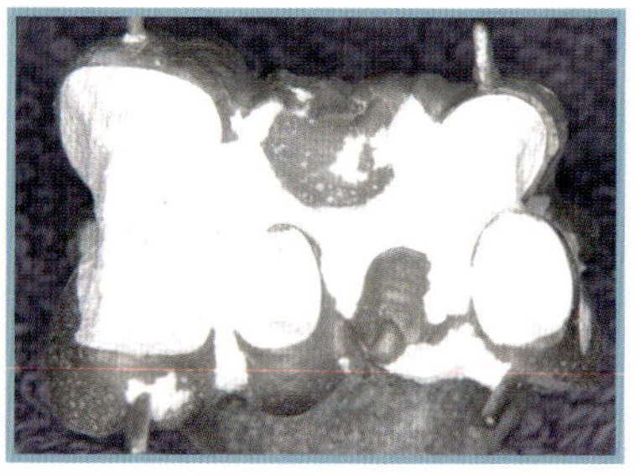

6. ring내의 주조체를 얻기위해 매몰재를 제거하는 과정

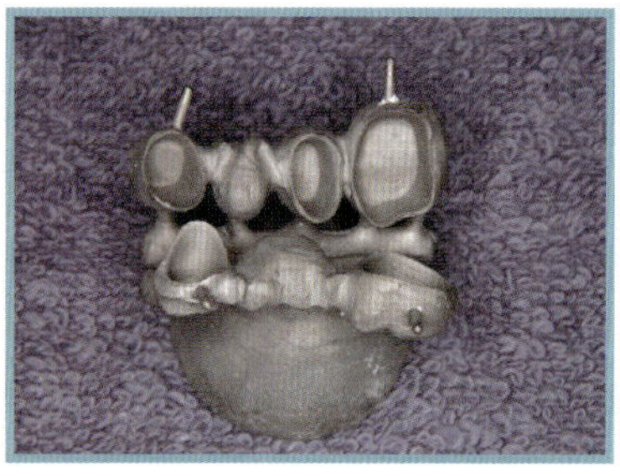

7. 주조된 ring에서 매몰재를 완전 제거한 상태

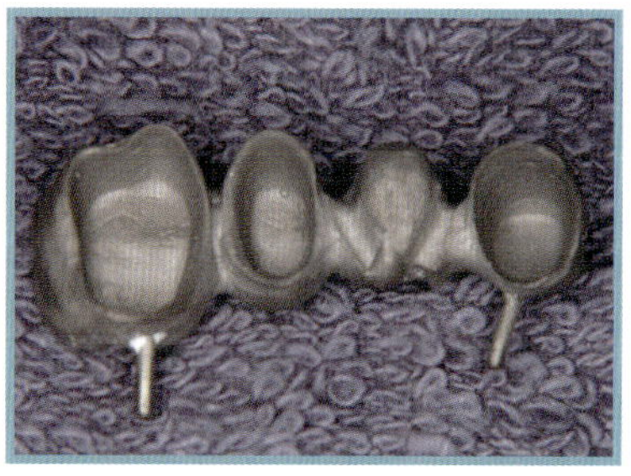

8. 주조체의 주입선을 절단한 상태

그림 2-70 wax pattern과 주조체

예) wax pattern과 주조가 끝난 상태 주조링의 구조물을 볼 수 있도록 매몰재를 적당히 제거한 상태를 보여주고 있다. 초심자의 경우는 치과보철물이 제작되어지는 과정을 관찰할 필요가 있다.

2) 금합금의 용융

금합금은 깨끗한 도가니에서 재빨리 녹여야 한다. 금합금을 빠른 시간 내에 용융시키지 않으면 성분 중 Zn이 타서 없어지게 된다. 또한 도가니(crucible)는 다른 금속과 섞이지 않도록 구별되어야 하며 용융 시 금속의 용융상태를 가시적으로 알기 위해서는 금속을 도가니에 놓고 불꽃이 금속에 대해 90°가 되게 해야 한다.
재 사용하는 금합금은 새 금속(new gold)을 50% 이상 섞어서 사용하는 것이 바람직하다. 도가니는 금속을 용융하기 전에 미리 예열을 해 놓아야 하는데 예열시키는 세 가지 방법은 다음과 같다.

① 버너(burner) 불꽃으로
② 소환로(furnace)에 넣어서
③ 도가니(crucible)에 합금을 놓기 전에 불대의 불꽃으로 예열

금합금 주조 시에는 도가니에 liner를 깔아주며 금합금이 녹기 시작할 때와 주조 직전에 융제(flux)를 첨가하여 준다. liner를 깔아주는 이유는 도가니의 소모를 적게 하기 위해서이다.
금합금을 용융 시 주조 직전에 융제를 사용하여 금속의 산화막을 제거하고, 흐름성을 높이게 한다. 융제로는 주로 붕사(borax)와 숯가루(charcoal powder)를 사용한다. charcoal powder는 old gold alloy만을 cleaning 하는데 만 사용해야 한다.
주조 직전에 사용하다 sprue hole로 이물질이 흡입되는 경우는 주조 실패의 원인을 초래하기 때문에 대부분 붕사(borax) 만을 사용하는 실정이다.
일반적으로 주조금속의 양은 무게비로 볼 때 주조체 무게의 1.5~2배의 금속을 용융시켜 주조해야 button(rest)까지 얻을 수 있다. 숙련된 치과기공사는 주조 시 필요한 합금의 정확한 측정을 할 수 있어야 한다.
규격에 의해 제대로 지대치가 형성된 것(즉 소구치의 교합면은 1mm, 대구치의 교합면은 1.2mm, band면은 0.5~0.7mm)을 원칙으로 볼 때 소구치 금관은 약 4.5~7.5g이 필요하며 대구치 금관은 약 6.0~9.0g 정도 필요하다(이것은 주입선과 button을 포함한 주조체에 요구되는 전체량이다). 매우 큰 대구치 금관은 약 9~12g이 필요하지만 이런 경우는 흔하지 않다. 주조금속의 양을 측정하는 다른 방법은 납형의 무게를 달고 납형의 무게에 17을 곱한다. 납형과 사용할 금합금의 무게를 측정하기 위해 정확한 저울을 사용해야 한다.
금합금의 용융단계는 둥그런 단추 모양의 다홍색(cherry red) 구형이 되면서 연한 황백색(light yellow)를 띠고 회전(spin)하는 상태가 된다. 이때가 주조시기이며 금합금의 용융온도(약 960°C)보다 약 50°C 정도 높다. 여기서 더 용융시키면 백열색(white)을 띠고 아주 적은 입자들이 튀어나오는 상태가 되는데 이 시기는 과열된 상태이다.
용금이 과열되었을 때는 다음과 같은 현상이 나타날 수 있다.

산화의 위험성을 높게 하고, 주조체의 margin이 허술하게 되거나 전체적으로 rough surface가 되는 것을 피하기 어렵게 된다. over heat된 gold alloy 특히 hard type의 alloy는 용융 중에 쉽게 산화되며 또한 응고될 때에 용해된 산소를 방출하여 casting body 전체에 걸쳐서 많은 기포를 남긴다. 이것을 occluded gas porosity라고 하며 일반적으로 주조체 표면에 적은 pit들이 발생하게 된다.
이와 같은 surface porosity는 casting body surface를 변색시키거나, 음식물 잔사가 체류하기 쉬운 좋은 잠복처가 되는 것이다. 이와 같이 over heat 하거나 또는 melting 조작의 잘못으로 인하여 occluded gas porosity가 생긴 casting body의 모든 다공부(多孔部)에서는 금합금 본래의 성질 hardness, strength 및 ductility(연성, 延性) 등이 변하여 극도로 약해진다. 이와 같은 현상을 초래하지 않게 하기 위해서는 over heat 되지 않도록 함과 동시에 melting 중에도 reducing flame을 적절히 사용하는 것과 체계적이고 숙련된 주조술을 연마하여 조절될 수 있다.

3) 비귀금속 합금의 용융

비귀금속 합금의 용융도 금합금과 크게 다른 것은 없다. 금합금과 마찬가지로 비귀금속의 종류에 따라 오염 방지를 위해 도가니를 구별해서 사용해야 한다. 비귀금속은 용융온도가 높기 때문에 도가니에 liner를 깔 경우 liner가 먼저 타서 금속을 오염시키게 되므로 liner를 깔지 않고 용융시킨다. 주조 전에 도가니를 미리 예열해야 하는 것을 잊지 말아야 한다.
금합금과는 달리 비귀금속 합금은 주조직 후 급냉과 같은 열처리를 하지 않는다. 또한 한 번 사용된 비귀금속은 금합금과는 달리 재사용하여서는 안된다. 그러므로 소비를 줄이기 위해 주조 전에 주조에 필요한 양만큼 계량하는 습관을 지녀야 한다. 금합금의 계량법과 같은 방법이며 가장 알맞은 주조금속의 양은 무게비로 볼 때 주조체 무게의 1.5~2배 정도이다.
비귀금속 합금의 용융상태는 매우 다양하다. 금속 종류에 따라 여러 가지 상태를 띄게 되므로 합금 제조회사의 설명서를 충실히 참조해야 할 것이다. 일반적인 비귀금속 합금의 주조시기는 크게 두 가지 부류로 볼 수 있다. 하나는 용융되어 물과 같이 출렁거리는 시기이며 다른 하나는 용융되어 그 형태가 흐트러지면서 주저앉는 시기이다.
보안경을 착용하고 금속용융상태를 계속 지켜보는 것이 중요하다. 이 시기를 놓치게 되면 주조금속이 과열되어 부적절한 주조체를 얻게되므로 많은 경험과 노력으로 이 시기를 맞추어야 한다.

2. 주조기(casting machine)

1) 주조기의 종류

(1) 압박 주조기(pressure casting machine)

① 증기 압력형(steam pressure type)

② 공기 압력형(air pressure type)

(2) 원심 주조기(centrifugal casting machine)

① Hand driven type

② Spring tension type

③ Motor driven type

(3) 진공 주조기(vacuum casting machine)

(4) 고주파 주조기(high frequency casting machine)

2) 원심 주조기의 개요

소수의 원심주조기는 수직면에서 회전하지만 대부분 수평평면에서 회전한다. 원심주조기의 arm(cross arm)은 무게를 맞추는 balancing arm과 주조하는 casting arm으로 구성되어 있다. 주조압은 arm의 길이에 정비례한다.

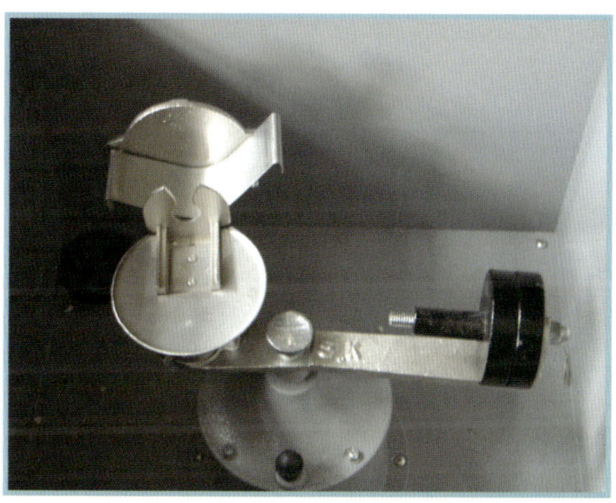

원심 주조기

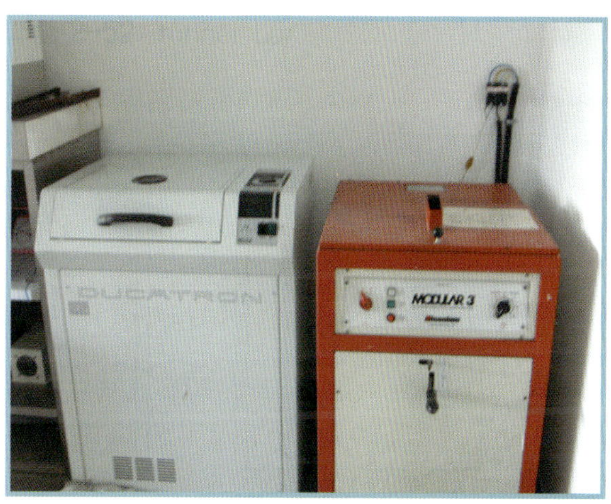

고주파 주조기

그림 2-71 주조기

주조하는 부분은 합금을 용융하는 도가니(crucible)를 붙잡고 있는 bracket과 주조링을 유지시키는 cradle로 구성되어 있다. 용융된 합금이 도가니에서 투사되어 링 안으로 들어 갈 수 있도록 도가니의 입구를 맞추기 위해서는 cradle을 링과 맞추어 크기를 골라 설치해야 한다.

원심주조기의 casting arm은 꺾여져 있다. 이러한 casting arm의 장점은 arm이 중요한 원심력을 갖고 충분히 가속하기 전에 최초의 회전 시 도가니에서 주입선 안으로 직접적으로 같은 선상에 힘의 방향(용융 금합금이 투사되는 방향)이 미치게 된다는 것이다. 꺾여진 부분은 arm이 회전하는 동안에는 곧게 펴져 있다. 충분한 회전력을 갖는 동안 원심력을 얻기 위해 주입선 통로와 같은 선상에 있지 않고 최초의 힘은 도가니의 옆으로 향해 있는 것이다.

arm은 용수철에 의해 회전하는 회전축의 중앙에 있다. 용수철에 힘을 주기위해서는 필요한 횟수만큼 arm을 감아서 행한다. 거의 대부분의 원심주조기는 시계 반대방향으로 회전하므로 시계방향으로 감아준다. 일반적으로 금합금일 경우에는 약 3번, 비귀금속일 때는 주조체의 크기에 따라 4~5번 감아 준다. arm을 감고나서 stop rod(stop pin)를 올려서 받쳐 놓으면 고정된다.

다른 크기의 링을 주조하는 경우는 arm의 균형을 맞추기 위해 균형(balancing) arm의 무게추를 제거하거나 추가함으로써 쉽게 균형을 맞출 수 있다. arm의 균형을 맞추기 위해 사용하는 링을 가공링(dummy ring)이라 하는데 이것은 주조링과 무게가 같다. arm의 균형이 맞지 않으면 주조기를 동작시킬 때 arm이 진동하게 되어 자칫 다치기도 하며 주조기를 상하게 할 뿐만 아니라 주조실패의 원인이 된다.

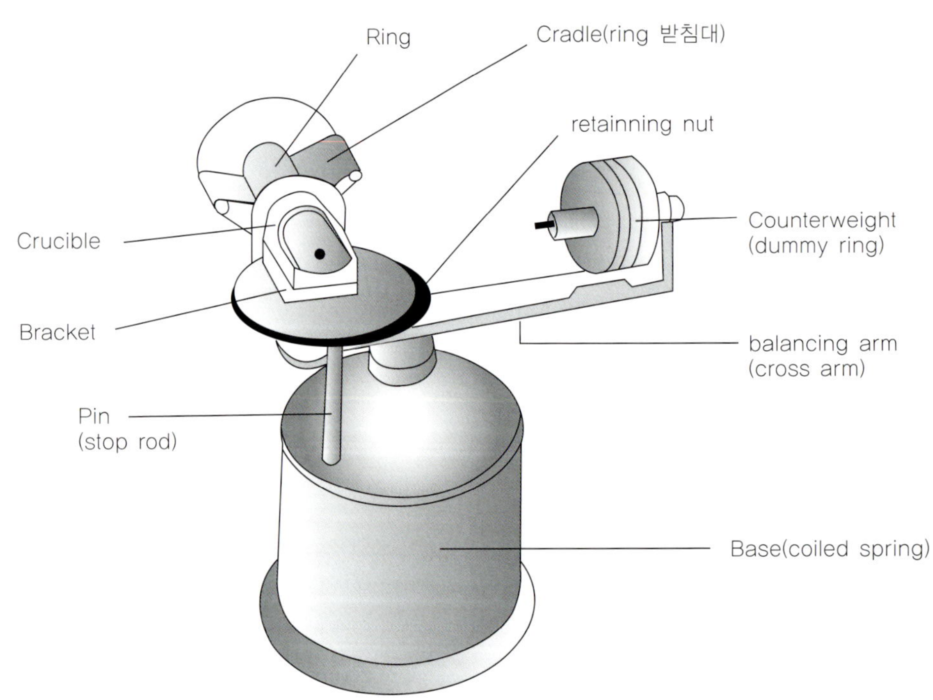

그림 2-72 원심 주조기의 구조

3) 주조 준비

(1) 원심 주조기 arm의 균형

① 링의 주입선 구멍과 주조기의 구멍(도가니 입구)을 적절하게 배열하기 위해 cradle(ring 받침대)을 선택하고 위치시킨 후 도가니(crucible)를 주조기에 놓는다.

② 링의 적절한 위치와 주조 arm의 평행을 측정하기 위해 가공링을 cradle에 놓는다.

③ 기계의 균형을 검사하기 위해 축 위에 있는 잠금장치(retainning nut)를 푼다.

④ 균형측의 무게추를 추가하거나 제거하여 조정한다. arm이 균형을 이루면 잠금장치를 조이고 가공링을 제거하고 주조 시 필요한 보조기구를 준비하면 주조준비는 끝난다.

(2) 주조의 보조 도구

① 불대 점화기 : 재점화를 위해 필수적인 것은 아니지만 용융 시 불꽃이 꺼지는 것에 대비하기 위해 준비하는 것이 좋다.

② 집게 : 도가니에 주조할 합금을 놓는데 사용하거나 또한 예열된 도가니(crucible)을 주조기에 위치시킬 때 사용한다.

③ 융제(flux) 그릇 : 융용하는 동안 융제를 뿌릴 때 사용한다.

④ 링 집게 : 소환기(furnace)에서 소환된 링을 주조기로 옮기는데 사용한다.

⑤ 색안경(goggle) : 합금을 용융 시 눈을 보호하면서 합금의 용융상태를 확인하기 위해 사용한다.

4) 주조 과정

(1) 일반적인 원심주조기를 사용한 주조방법

① 충분한 시간동안 소환하여 탄소 잔유물을 완전히 제거한다.

② 물에 적신 liner를 도가니에 적합시킨다. 비귀금속 합금은 내장하지 않는다. liner를 하지 않는다면 오염을 방지하기 위해서 깨끗한 새 도가니를 준비해야 한다. 도가니 구멍 주위에 liner가 정확히 적합되었는 지를 확인한다.

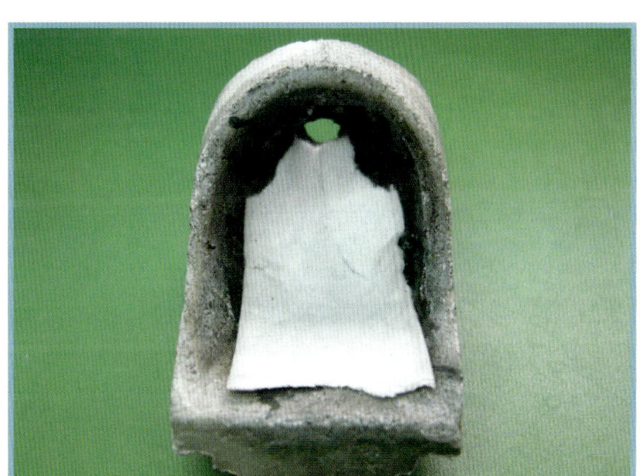

그림 2-73 도가니에 liner 내장

③ 산욕(pickling)된 주입선과 button은 같은 성질의 새로운 금합금의 동일한 양(50%)을 첨가하여 재사용한다. 다른 품질이나 종류의 금합금은 혼합하지 않는다.

④ 주조기의 균형을 확인하고 보통 3~4번 감는다. 금속의 종류나 wax pattern의 형태에 따라 달라질 수 있다. 많은 양의 금이 필요한 매우 두꺼운 금관은 금 무게로 주조압이 되므로 3번에서 3$\frac{1}{2}$번 정도 감는다. 얇은 주조체는 냉각을 일으키기 전에 주형내에 용융금속을 채우기 위해서 4번 정도 감는다. 또한 흐름이 느린 고온 용융 합금도 최대의 주조압이 필요하므로 감는 횟수를 늘려서 4~5번 감은 다음 arm을 잠금장치로 고정시킨다.

⑤ 금속을 용융하기 전에 도가니를 예열한다. 실온의 도가니는 금합금의 용융시간을 연장시킨다. 가스를 먼저 점화시킨 다음 산소를 공급하여 적절한 불꽃이 얻어질 때까지 산소나 가스의 공급을 조절 한다. 불꽃은 용융 금속을 덮을 수 있도록 충분히 크고 신속한 용융을 할 수 있도록 충분히 강한 불꽃이어야 한다.

⑥ 합금을 도가니에 놓는다.

⑦ 도가니에 금합금을 올려놓고 난 다음 불대의 환원대를 이용하여 합금을 용융 시키기 시작한다. 산화막을 제거하기 위해 용융 합금에 융제(flux)를 뿌린다. 비귀금속 합금은 융제 사용을 하지 않는다. 그렇지만 일반적으로 붕사(borax)는 규격의 금합금을 위한 융제로써 사용한다. 주조기

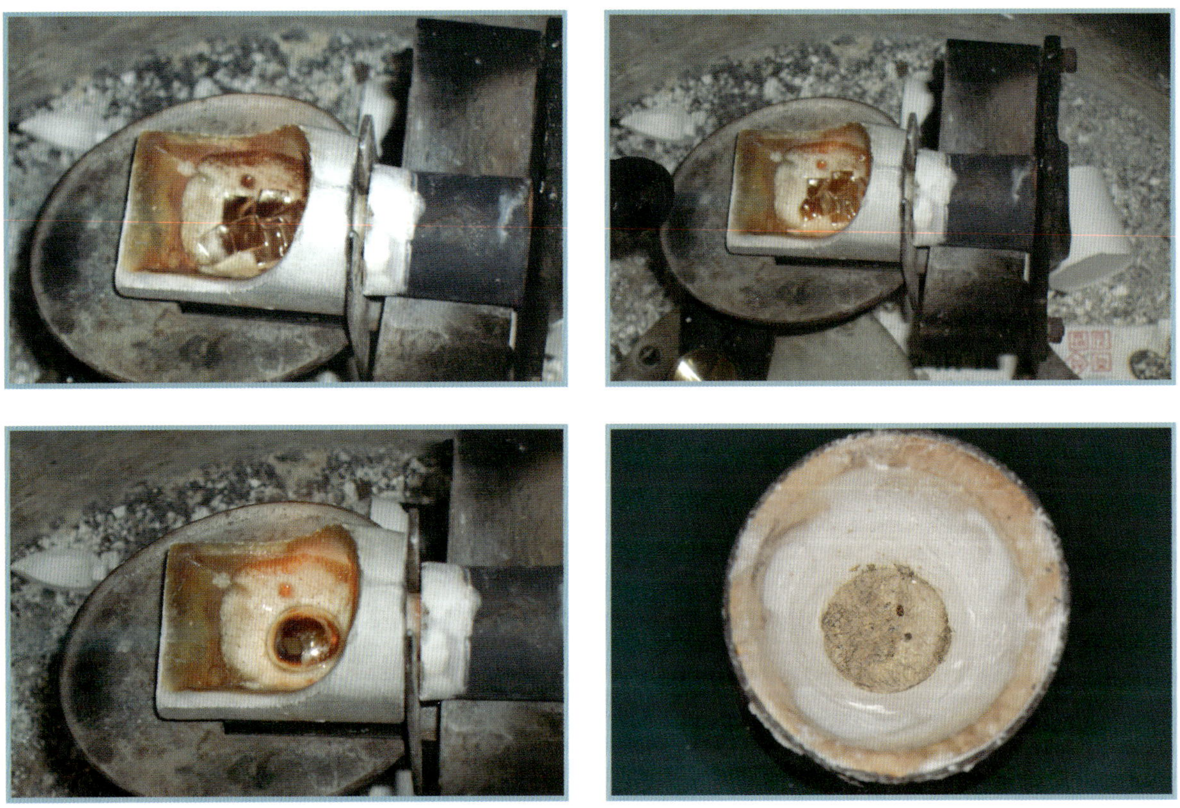

그림 2-74 주조과정

에 링을 위치한 후에는 융제 처리를 해서는 안 된다. 주입선 통로와 주형 속으로 불꽃의 바람으로인해 융제가 들어 갈 수 있기 때문이다. 적정한 불꽃을 조정한다. 산화(oxidation)는 합금에서 불꽃의 거리가 너무 멀든지 너무 가깝든지 또는 가스가 충분하지 못함으로써 많이 발생한다. 그러므로 불대의 위치를 올바르게 하고 불꽃을 조절한다.

⑧ 링을 소환기에서 꺼낸다. 금합금이 거의 용융되었을 때 즉시 매몰재의 조각들이나 다른 부스러기를 제거하기 위해 주입선을 밑으로 해서 완전 소환된 ring은 적은 충격에도 파절되기 쉬우므로 조심스러우면서도 가볍게 링을 두드린다. 소환기에서 링을 꺼내어 주조가 끝날 때까지 30초를 초과해서는 안된다.

⑨ 재빨리 링을 주조기에 갖다 놓는다. 만약 링에 주조압과 관련해서 표시를 했다면 cradle안에 올바르게 위치한다. 도가니의 앞부분을 링의 원추대 부분에 꼭 맞게 한다. 도가니의 앞부분을 집게로 잡아 밀어서 링과 꼭 맞게 한다. 이때쯤 주조할 수 있을 정도로 합금이 용융되어 있어야 한다.

⑩ 잠금 장치를 푼다.

정확히 링을 안착시킨 것을 확인하고 주조기의 무게추 끝 부위를 꽉 붙잡고 잠금 장치를 밑으로 떨어뜨리기 위해 부드럽게 약간 당긴다. 이 때 용융합금의 상태를 보고 주조할 것을 결정한다. arm을 살짝 흔들어서 용융합금을 움직여 본다. 금합금일 경우 용융합금의 표면은 거울과

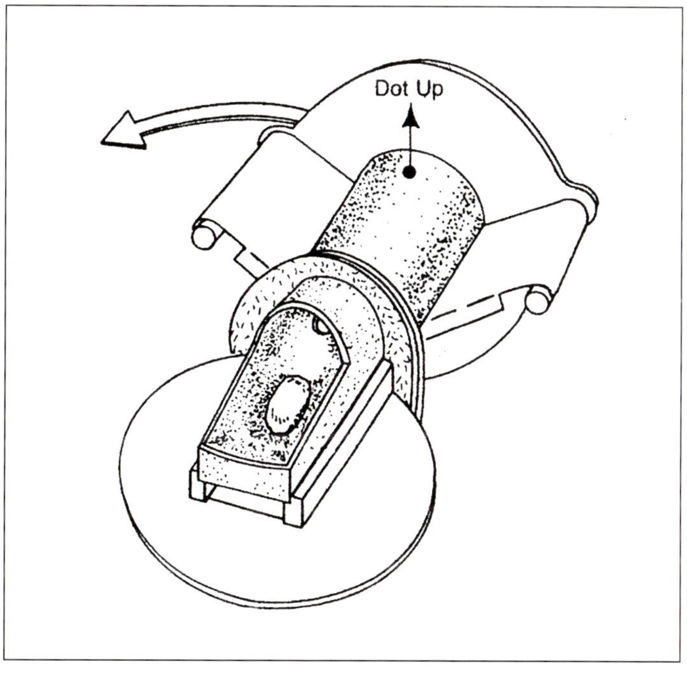

그림 2-75 주조기 내에서 정확한 ring의 위치를 보여준 것으로 one dot가 상방을 향하도록 한다.

같이 빛나고 밝은 오렌지색을 띄게 될 때이다. 비귀금속의 용융시기를 육안으로 판별하는 방법은 대체로 금속이 푹 주저 앉을 때가 주조시기이다.

※ 주의 : 합금의 입자가 튀거나 끓은 것에 주의하여야 한다. 과다한 열(over heat)로 인한 실수가 더 많다. 불꽃을 이용하던가 arm을 살짝 흔들어 줌으로써 합금이 적절한 유동성을 나타낼 때 적절한 열을 주게 하는 것이다.

⑪ 주조하기에 합금이 알맞은 용융상태가 되면 즉시 손이 앞으로 딸려가는 듯 하면서 arm을 놓는다. arm이 회전하기 직전까지 용융금속 위에 불꽃을 대고 있어야 한다. 불대 주조기 arm이 회전하는데 방해가 되지 않도록 arm 위에 위치해야 한다. 원칙적으로 주조기가 회전을 멈출 때까지 놔둔다. 주조기가 멈추면 링을 주조기로부터 제거한다.

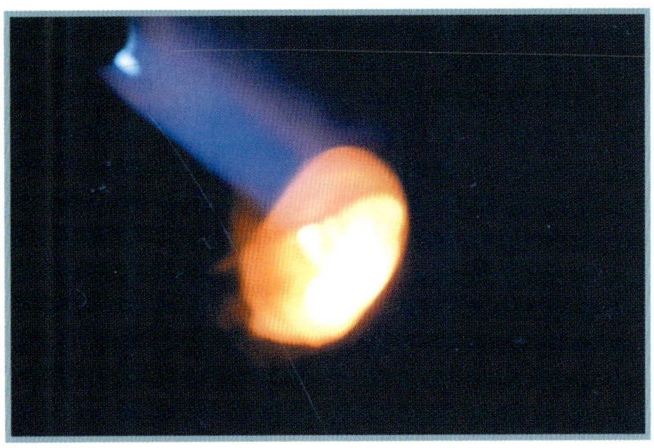

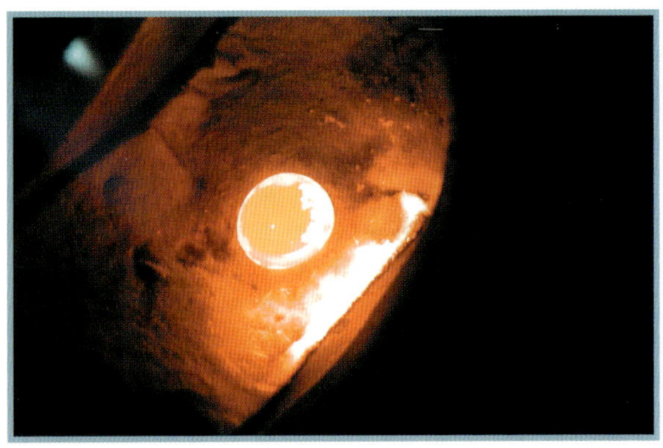

그림 2-76 금속의 용융

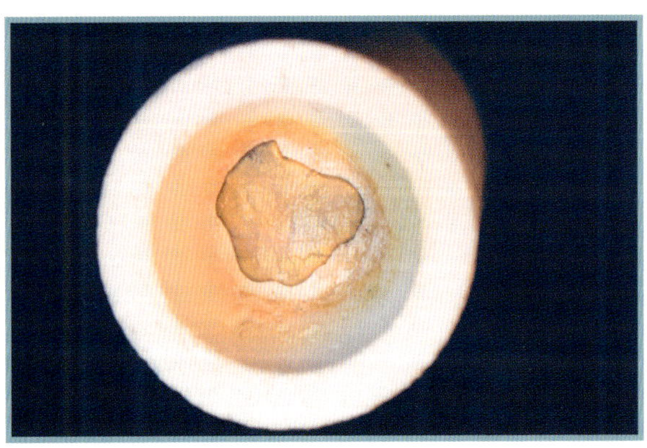

그림 2-77 Button

3. 주조체 결함의 분석

주조 결함은 크게 변형, 표면의 거칠음과 변색, 다공성, 미세부분의 불완전 주조로 짧아지는 경우 등 여러 가지로 나타난다.

1) 변형

변형은 wax의 과열이나 과냉, 조각 시 불충분한 압력, 주입선의 설치 시 납형이 열을 받았을 때, 매몰이 지연되거나 산욕 시 뜨거운 산용액에 넣었을 때, 납착 시 과열 등의 원인을 들 수 있다. 이런 변형은 주조체가 die에 정확히 적합되지 않는 결함이 생긴다.

2) 다공성

국부수축 다공성은 용융금속의 양이 부족할 때 종종 발생한다. 정확한 크기의 주입선을 부착하거나 수축류를 주조체 가까이에 달아주거나, 소환 온도를 정확히 지킴으로써 줄일 수 있다. 대체로 주입선과 주조체 연결부위와 가까운 곳에서 흔히 발생하는 다공성은 suck-back 현상으로 생긴다. 미세다공성은 주형내 온도가 낮거나 용융금속의 온도가 액상온도에 근접할 정도로 온도가 낮아 용융금속이 급격하게 응고될 때 발생한다. 대체로 주조체 내면에 많이 발생한다.

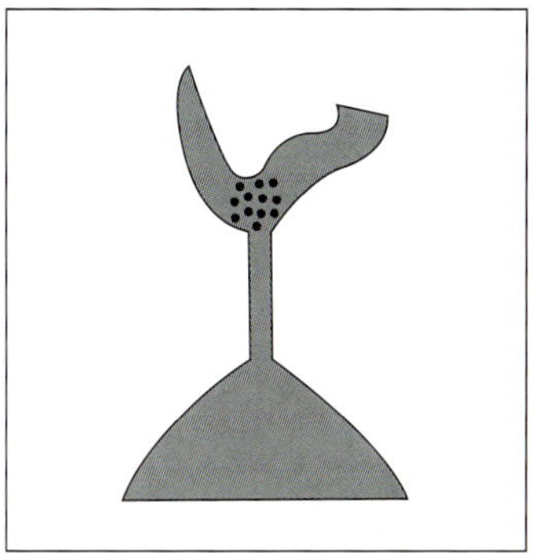

그림 2-78 다공성

표면하 다공성은 용융금속의 온도가 너무 높거나 주입선의 굵기가 너무 굵어 주형에 먼저 주입된 용융금속과 다음에 주입된 용융금속간의 수축 차이에 의해 발생되며 대체로 주조체의 주변에 생긴다. 가스 혼입에 의한 다공성은 미세다공성보다 결함의 크기가 크다.

가스에 오염된 주조체는 검게 나타나며 매몰재를 제거하고 산욕 후에도 쉽게 제거되지 않는다. 작은 핀포인트 형태의 구멍이 주조체 전면에 생길 경우에는 연마에 의해 제거될 수 있다.

큰 구멍의 경우에는 불대조절을 잘못하였거나 환원 대를 사용하지 않아 가스가 혼입된 경우에 발생하므로 이런것을 정확히 조절 한다면 방지할 수 있다.

3) 거칠음

덜 mixing된 매몰재, 과다한 진동, 완전 경화가 끝나기 전의 바른 소환, wetting agent의 과다한 사용 등이 그 원인이 되며 전체적이거나 부분적으로 이끼가 낀 듯한 표면의 거칠음을 보인다.

4) 짧은 변연

주조 후 주형의 급냉이나 주조 압력이 부족하였을때, 불완전한 소환 등으로 인해 나타나며 짧고 둥근 변연이 되거나 매끄럽고 빛나는 표면을 보인다.

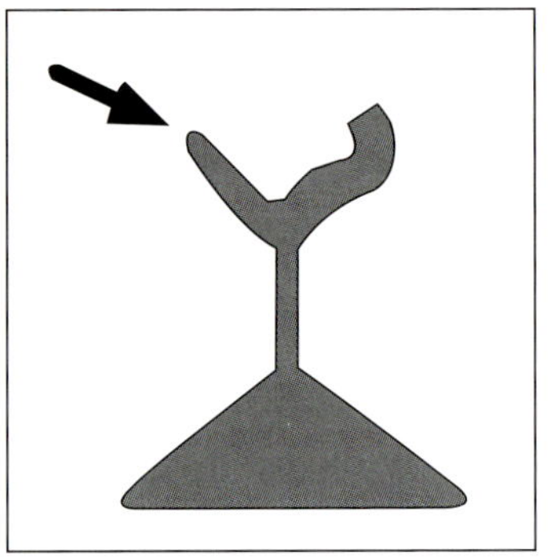

그림 2-79 margin이 짧고 둥글게 나타나는 현상

5) 부적합

혼합물의 온도나 소환온도, 혼수비 조절의 실패로 인해 나타날 수 있으며 주조체가 작거나 큰 경우가 있다.

6) 기포

매몰 시 혼수비가 낮아 매몰재의 반죽이 너무 된 경우에는 커다란 기포가 생길 우려가 있으며, 매몰재에 과다한 공기가 유입되었거나 매몰 시 ring의 과다한 진동 등으로 인해 표면에 작은 기포가 생긴다.

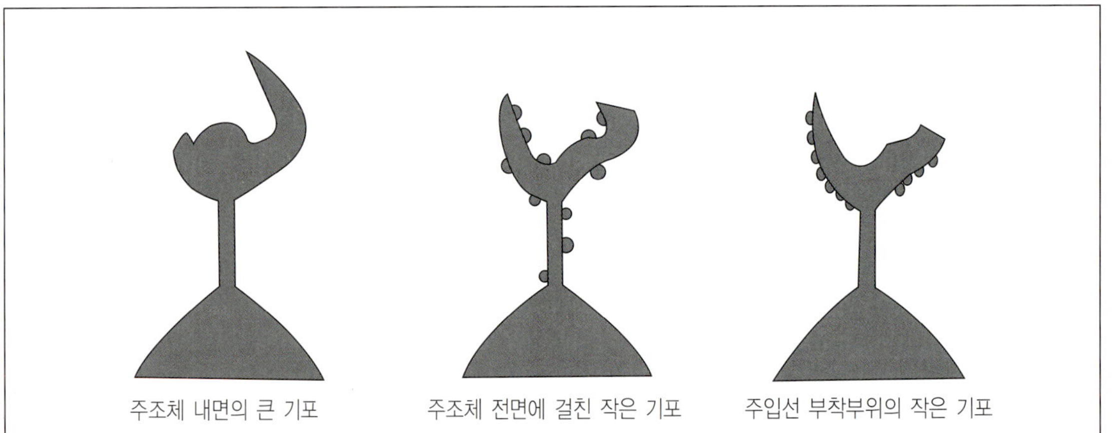
주조체 내면의 큰 기포
주조체 전면에 걸친 작은 기포
주입선 부착부위의 작은 기포

그림 2-80

7) 변색

불완전한 소환이나 주형의 과열, 주조 합금의 과열 등으로 인해 유황 오염이 생길 수 있으며 매몰재는 빛나거나 검게 변색될 수 있다. 부적합한 세척이나 산 용액으로부터 동의 침전물이 생기거나 산화되고 부식된 금속을 사용할 경우에 검게 변할 수 있다.

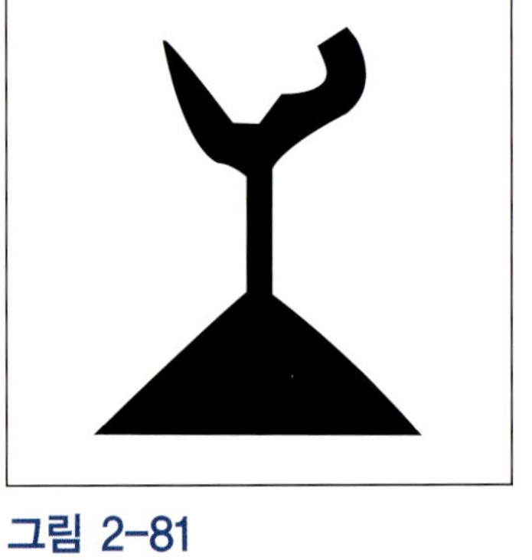

그림 2-81
주조체가 검게 나타나는 현상

8) fin

매몰재가 완전 경화되기 전에 높은 열에 의한 소환을 하거나, 갑작스런 온도 상승, furnace의 지나치게 높은 온도에 의한 소환과 강한 주로 압에 의해서 발생할 수 있다.

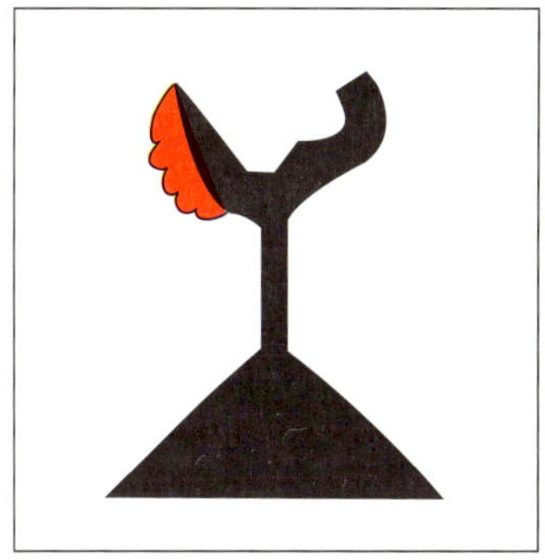

그림 2-82 fin 현상

4. 주조체의 마무리 및 연마

주조 후 매몰된 링에서 주조체를 제거한 다음 적절한 마무리(finishing)와 연마(polishing) 작업을 하기 위해 올바른 과정이 필요하다. 다음과 같은 순서에 따라 행한다.

① 주조체의 냉각(경화 및 연화열처리)
② 세척(cleaning) 및 산욕(pickling)
③ 검사(inspection) 및 치형의 접합
④ 주입선 절단(sprue pin cutting)
⑤ 치형에 주조체 적합(test fitting)
⑥ 교합수정(occlusal correction)
⑦ 연마(polishing)
⑧ 표면 다듬기(surfacing)
⑨ 광택(high polishing, gloss)

1) 주조체의 냉각

주조된 귀금속 링을 실온수에 넣거나(비귀금속 합금은 하지 않는다.) 실온까지 서서히 냉각시키는 방법이 있다.

(1) 열처리

① 연화 열처리(softening(solution) heat treatment)

주조된 귀금속 링을 붉은색이 사라지고 검붉은색이 되었을 때 물 속에 넣어 급히 식히는 것(quenching)으로 이렇게 하면 경도는 감소하나 연성은 증가하여 연마가 용이하다. 금속이 너무 연하여 저작압에 의해 변형될 우려가 있는 경우는 보철물을 구강에 장착하기 전에 강도를 찾아야 할 것이다.

붉은색이 완전히 사라지기 전에 서둘러 급냉하면 가열된 매몰재 부스러기가 튀어나오는 수도 있으며 합금의 냉가공 수축 시에 발생하는 내재적 응력이 증대되고 미세한 margin 부위가 손상되어 변형을 초래할 수도 있다.

그러므로 작은 ring은 casting 후 3분이상, 큰 ring은 5~6분 정도 bench cooling한 다음에 급냉하여야 한다. 급냉 한 후에 brushing나 초음파 세척기를 사용하여 세척하여 주조체를 검사한다.

② 경화 열처리(hardening(age hardening) heat treatment)

주조된 링을 실온에서 서서히 식히는 방법이다. 이렇게 하면 강도는 증가하고 연성은 감소한다. 경화 열처리를 하는 방법은 방냉법과 소환용 전기로를 이용하는 법이 있다.

a) 방냉법

주조 후 일정한 시간동안 서냉 후에 찬물에 넣어 냉각시킨다. 이렇게 하면 금속은 탄성과 강도를 얻는다. 그 시간은 제조사마다 다르므로 지시서에 따라야 하나 일반적으로 다음과 같다.

- inlay (small castings) : 6 - 10 (4 - 5)분
- 관교의치(medium castings) : 10 - 12 (8 - 10)분
- 국소의치(large castings) : 12 - 16 (10 - 15)분

b) 소환용 전기로 이용법

600~700°F까지 가열한 소환용 전기로에서 15분 정도 계류한 후 서서히 냉각시킨다.

2) 세척(cleaning)

주조체에 묻어 있는 잔여 매몰재, 불순물 등을 제거하는 과정이다. 비귀금속인 경우에는 산욕을 하지 않는다. 주조체의 세척은 연마 전과 연마가 끝난 후에 주조체의 불순물을 제거하기 위해 행한다. 세척의 방법에는 여러 가지가 있는데 용도에 따라서 선택하여 행한다. 세척의 방법에는 다음과 같은 방법들이 있다.

① 솔질(burshing)
② 모래 분사(sand blasting)
③ 초음파 세척(ultrasonic cleaning)
④ 끓는 물에 세척(boiling)
⑤ 증기 세척(steam cleaning)

위의 방법들 중 솔질, 초음파 세척, 끓는 물에 세척, 증기 세척 등은 주로 최종연마가 종료된 후에 주조체를 깨끗이 하기 위해 행하는 방법들이다.

(1) 솔질(brushing)

미지근한 세제물로 주조체를 칫솔과 같은 솔 등으로 닦아 내는 방법이다. 이 방법은 금합금일 경우에는 최종 연마가 끝난 금관 표면에 흠집이 생기게 되므로 주의를 요한다.

(2) 모래 분사(sand blasting)

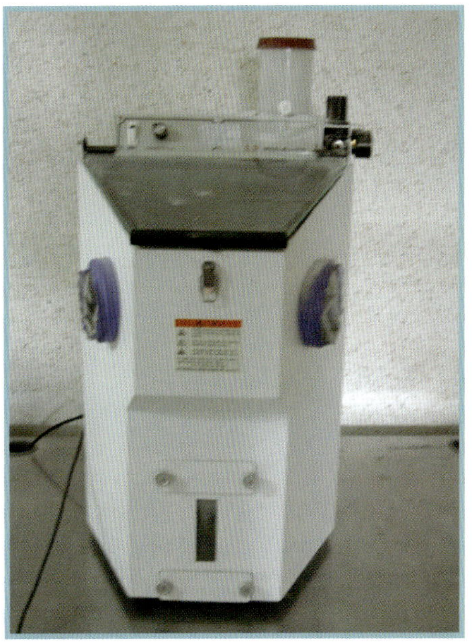

그림 2-83 Sand blaster

주조체의 구석진 곳에 묻어 있는 잔여 매몰재와 산화막 등을 모래 분사기(sand blaster)를 이용하여 없애는 방법이다. 모래 분사기의 모양은 다양하며 sand의 종류도 금속의 종류에 따라 다르다. 경도가 높은 금속일수록 sand의 입자 크기는 커진다.

만약 금속에 적절하지 못한 sand를 사용하거나 장시간 작업을 할 경우에는 마모에 의해 주조체에 구멍이 나며 특히 변연(margin) 부는 쉽게 손상을 가져오게 된다. 그러므로 종류에 따른 sand를 사용해야 하며 또한 모래 분사는 한 번에 장시간 작업을 하는 것이 아니라 잠깐동안 여러 번 반복하여 행하며 작업 중 수시로 주조체를 검사해야 한다. 특히 tip과 주조체의 거리를 일정하게 유지(약 1-2㎝)하는 것이 바람직하다.

작업과정

① 공기 압축기(air compressor)의 계기를 검사하다.

② 모래 분사기의 내부 전등을 켜고 모래를 검사한다.

③ 주조체를 넣고 유리판을 닫고 tip과 주조체의 거리를 일정하게 유지하며 압축공기를 유입시키며 짧게 반복하여 스윗치를 작동한다.

④ 작업 중 수시로 주조체를 꺼내어 검사해야 한다.

(3) 초음파 세척(ultrasonic cleaning)

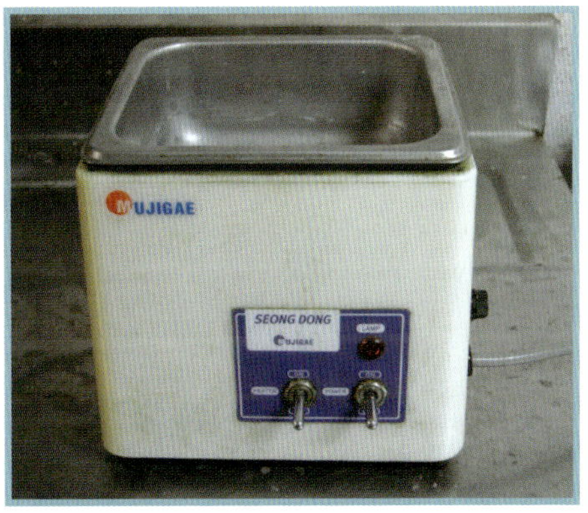

그림 2-84 Ultrasonic cleaner

초음파 세척기(ultrasonic cleaner)를 사용하여 세척하는 방법이다. 초음파 세척기 내의 수조(bath)에 넣는 용액은 세척 방법과 금속의 종류에 따라 비눗물, 실온수, 증류수, 염산(HCL), 불화수소산(HF) 등을 선택하여 사용한다.

(4) 끓는 물에 세척(boiling)

세제물 또는 증류수 등을 끓여서 최종 연마가 끝난 보철물을 세척한다.

(5) 증기 세척(steam cleaning)

증기 세척기(steam cleaner)를 이용하여 세척하는 방법으로 tip과 보철물의 간격 약 1-2㎝ 정도 되도록 확실한 세척을 할 수 있다.

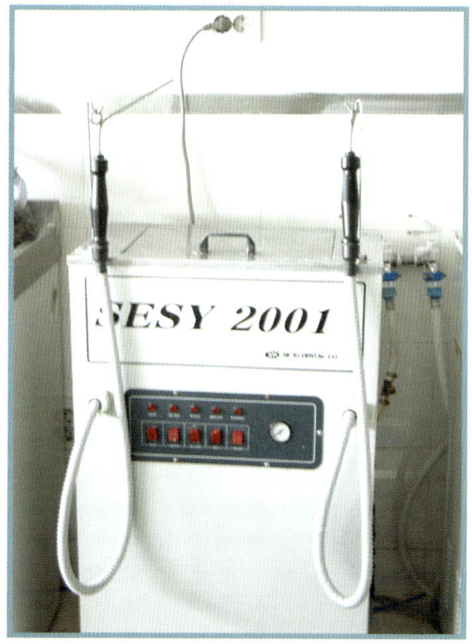

그림 2-85 Steam Cleaner

3) 산욕(pickling)

(1) 개요

산욕은 금합금 주조체를 산 용액에 넣어서 금속 표면에 불순물과 산화막을 제거하는 과정이다. 주조체는 금속의 부분이 깨끗해질 때까지 산욕을 한다.

산욕은 상당한 주의를 요한다. 피부에 접촉되면 인체에 유해하기 때문이다. 산욕 시 발생되는 가스도 인체에 해를 일으키고 장비를 손상시킨다. 산 용액은 오염되지 않은 깨끗한 용액을 이용하되 가능한 한 통기성이 좋은 곳에서 행해야 한다.

50% 염산(hydrochloric), 황산(sulfuric), 인산(phosphoric), 질산(nitric aid), 불화수소산(HF)용액이 산욕에 사용된다. 질산은 주조체가 저온용융합금으로 오염될 가능성이 있을 때마다 사용한다. 이것은 보통 저온용융금속 치형을 사용할 때 필요하다. 일반적으로 금합금의 경우에 50% 염산용액이 사용되는데 용기 속에 주조체를 넣고 용액을 서서히 가열시켜 끓기 시작하여 20초 이내에 마무리 한다.

부적절한 산욕은 구강내에서 금합금 보철물의 변색을 일으키며 만약 용액이 오염되었다면 산이 전해질 용액(electrolytic solution)의 역할을 하여 오히려 주조체를 변색시킨다.

(2) 주의사항

① 산 용액에서 주조체를 이동할 때 금속 집게를 사용하지 않는다. 일반적으로 플라스틱이 피복된 집게나 유리막대 같은 집게를 사용한다. 만약 이런 것이 없다면 치과기공소에서 보통 사용하는 집게에 자가중합레진(autopolymerizing)으로 피복하여 사용한다. 금속집게로 주조체를 오염된 산 용액에 넣으면 전기분해가 일어난다. 집게는 하나의 전극으로 주조체는 다른 전극으로 역할을 한다. 그 결과 주조체에 도금되는 현상이 일어난다.

② 산 용액이 오염되거나 변색되면 버리고 새 용액을 사용한다. 서로 다른 종류의 금속을 같은 산 용액에 사용하지 말아야 한다.

③ 적절한 용기(유리, 도자기 등)에 산 용액을 밀폐하여 보관하고 사용전에 주의사항을 점검한다.

④ 산을 희석할 경우에는 물에 산을 넣어야 한다. 산에 물을 희석할 경우는 튕겨 올라오는 경우가 발생할 수 있다. Pd 합금은 50% 염산에 녹기때문에 실온의 산 용액에서는 1시간, 뜨거운 산 용액에서는 10분 이상 넣어 두어서는 안되고 20초 내에 시행하는 것이 바람직하다. 실온에서도 가스를 배출하므로 다른 기구에서 멀리 떨어져서 보관하고 사용한다. 산용액을 다른 용액과 혼합하지 말아야 한다.

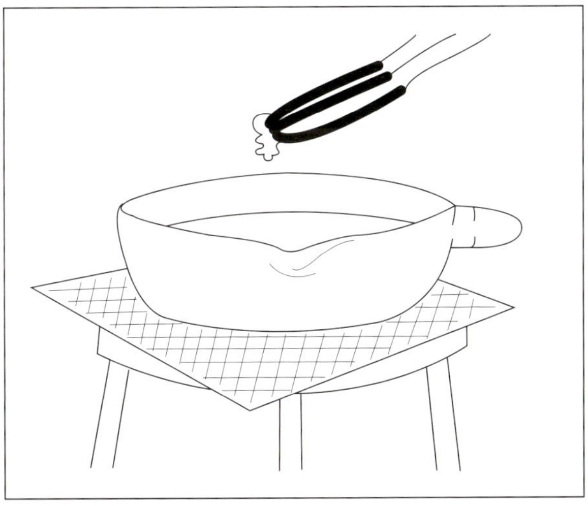

그림 2-86 pickling

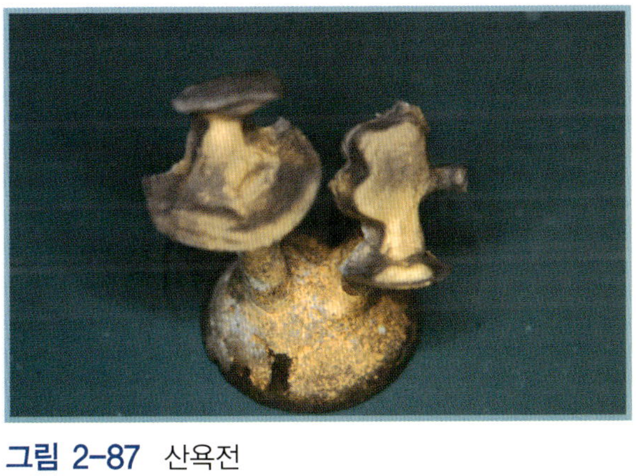

그림 2-87 산욕전

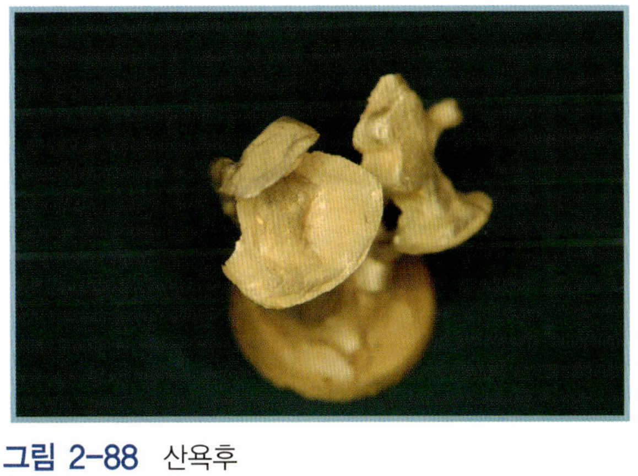

그림 2-88 산욕후

⑤ 주조체에 열을 가하여 산용액 속에 넣어서는 안된다. 주조체의 얇은 부위 특히 margin 부위의 손상을 초래할 수 있으며 또한 급냉으로 인해 주조체가 변형될 수 있으며 주조체의 약화 및 연마가 어렵게 된다.

4) 검사(inspection)

(1) 양형적 결함(positive defacts)

양형적 결함이란 주조체 표면에 돌출되어 나타난 것이다. 일반적으로 기포로 인한 돌출 균열에 의한 fin이 생긴 것 등이 있다. 그 원인으로는 과다한 습기에 의해 매몰재 안에서 기포가 발생되는 것, 습기의 집중에 의해 매몰재의 약한 곳에 균열이 생긴 것, 과도한 진동에 의한 것 등이다. 진동을 할 때는 가볍고 길게하는 것은 영향을 주지 않으나 지나친 진동은 문제가 발생된다. 매몰재 입자가 급팽창하는 온도에 급상승하게 되어 흔히 fin이 발생한다.

(2) 음형적 결함(negative defacts)

음형적 결함이란 주조체 내에 공간이 생긴 것이다. 일반적으로 기포, 기타의 잔유물에 의한 것, 부정확한 주입선, 금속의 불충분한 용융, 금속의 빠른 냉각, 부적당한 통기성, 불완전한 소환, 부족한 주조압 등의 원인으로 발생한다.

5) 주입선 절단(sprue pin cutting)

(1) 개요

주입선의 절단은 치형에 적합을 하고난 다음에 하는 경우와 적합 전에 하는 경우가 있는데 inlay는 적합을 한후에 절단하는 것이 유리하고 기타 주조체의 경우는 절단을 하고 난 다음에 적합을 하는 것이 일반적으로 유리하다.

주입선 절단은 주조체의 외형이 손상되지 않는 범위내에서 최대한 주조체에 가깝게 자른다.

또한 금속에 따라서 자르는 disk의 두께도 고려 해야 한다. 금합금의 경우는 얇은 것, 비귀금속의 경우는 좀 더 두꺼운 것을 사용하는 것이 작업을 용이하게 한다.

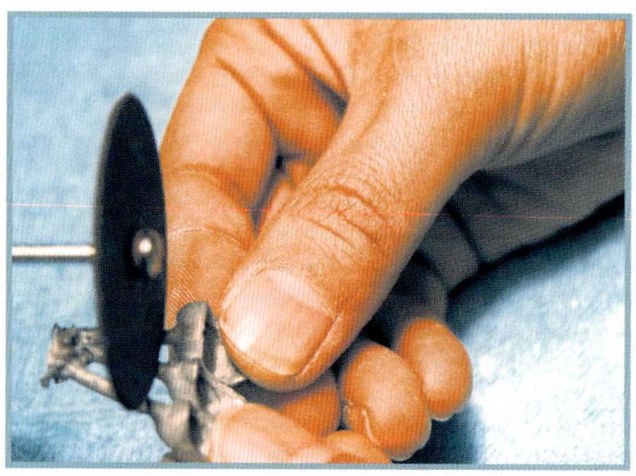

그림 2-89 주입선 절단

6) 치형에 주조체 적합(test fitting, adaptation)

(1) 개요

이 과정은 매우 섬세하고 주의를 요하는 과정이다. 치형이 손상될 정도의 무리한 힘을 주어서는 안된다. 가장 정확한 적합이란 주조체의 미비한 기포를 제거한 다음 치형에 무리 없이 삽입되어 시적 되는 것이다. 부족한 기포제거는 die를 손상되게 하므로 주의하여 완전히 제거 후 적합하도록 한다. 보다 정확한 보철물을 제작하는 지름길은 보철물의 모든 제작 과정을 원칙에 의하여 세심하고 주의 깊게 행하여 적합 시 수정할 필요 없이 마무리되어 지도록 하는 것이다.

(2) 작업 과정

① 내면의 적합상태를 검사하기 위해 치형과 인접치의 접촉점 부위에 표시제(indicator paste)를 도포하여 주조체 내면의 적합상태를 검사한다.

② 조직적인 검사와 주조체에 기포 등을 수정한 후 주조체를 치형에 시적해야 한다. 이 작업은 매우 조심스럽게 행해야 한다.

③ 치형에 주조체를 시적한다. 이 때에 주조체에 압력을 주지 않고 행한다. 치형에 적합되면 납형에서 적합되었던 것과 똑같이 이루어져야 한다.

④ 치형에 완전한 적합이 완료되면 작업모형에 삽입하여 인접면, 교합면의 접촉점을 점검한다.

⑤ 주조체의 확실한 적합이 이루어지면 주조체 내면의 정리를 위해 내면에 가볍게 모래분사(sand blasting)를 하여 주조체 내면을 마무리 한다.

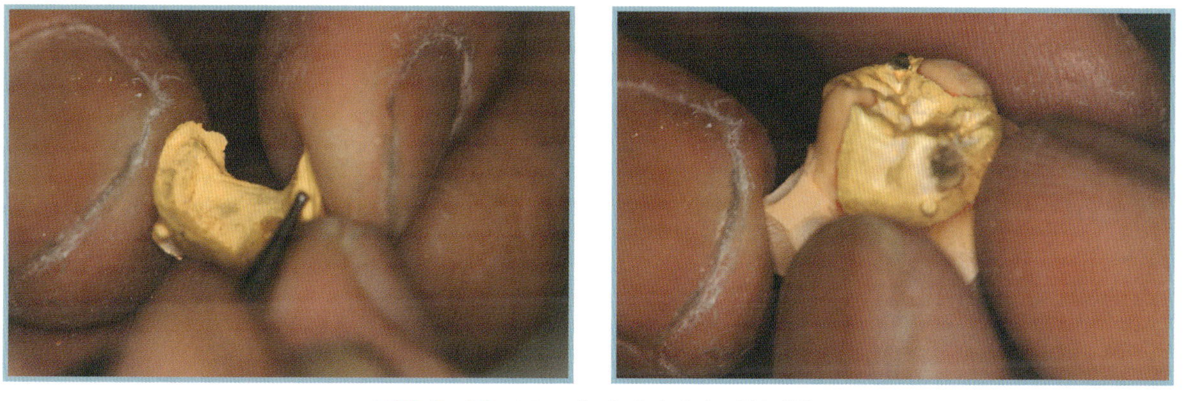

그림 2-90 주조체 내면정리와 치형적합

7) 교합 수정(occlusal correction)

(1) 개요

정리된 주조체를 치형에 적합하여 적합 여부를 확인한 후에 교합기에 안착시켜서 대합치와 대합되게 한다. 이때 교합지를 대합치의 사이에 넣고서 교합되게 하면 교합이 높은 곳을 쉽게 확인할 수 있다. 그런 다음 셀로판 종이를 대합치와 접촉되는 사이에 놓고 빼낸다. 이때에 무리없이 빠져 나와야 한다. 그러나 자칫 교합이 일어나지 않는 곳도 삭제할 수 있으므로 교합지에만 의존해서는 안된다.

그러므로 치과기공사는 대합치의 중심구(central groove) 또는 변연융선(marginal ridge)의 안정된 부위와 중심 교두정의 중심 접촉이 적절하게 위치하는 곳을 숙지하여야 한다.

중심교합(centric occlusion)의 조절은 단순히 접촉되는 것만을 제거하는 것이 아니며 접촉점(centric point)에 적절히 위치하며 위치되는 순간 잔존치아의 접촉도 일어나야 한다.

기능측 접촉의 양이나 범위는 잔존치아 또는 치과에서 의뢰한 기능적 교합의 종류에 의해 결정될 것이다.

(2) 작업 과정

① 중심교합을 점검한다. 교합지를 주조체 교합면의 협측에 올려놓고 중심교합을 행한다음 설측에서도 중심교합을 점검한다. 교합지를 주조체 교합면의 설측에 올려놓고 중심교합을 점검한다.

② 지나치게 대합되는 교합점을 삭제한다. 주조체에 표시된 중심교합점들을 확인하고 필요치 않은 교합점들을 stone point로 조금씩 삭제한다. 작업 시 두께가 얇은 부위는 자칫 실패할 우려가 있으므로 device로 두께를 측정하면서 행한다.

③ 대합되는 교합의 정도를 점검한다. 셀로판 종이를 삽입하여 대합의 정도를 확인한다. 셀로판지가 무리없이 빠져나와야 한다. 만약 그렇지 못할 경우에는 위의 방법을 반복 시행한다.

④ 점 접촉점이 되도록 교합점을 점검한다. 필요치 않은 교합점을 삭제한 후에도 셀로판지가 빠져나오지 않을 때에는 중심교합점 자체가 높다는 결론이므로 중심교합점을 삭제하여 교합을 수

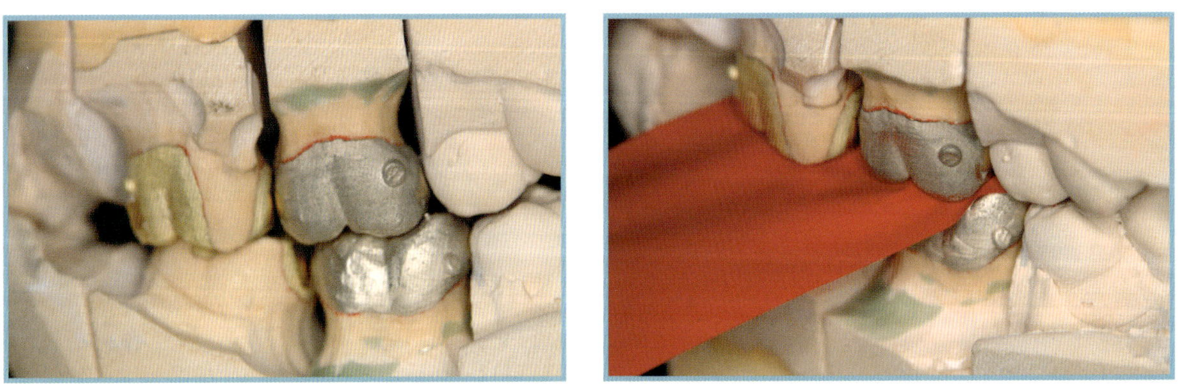

그림 2-91 교합점검 및 교합점 확인

정한다. 주의할 점은 중심교합점을 삭제하더라도 교합점의 직경이 1mm 이내로 형성해야 한다. 그렇지 못할 경우에는 저작 효과가 감소한다.

⑤ 중심교합에서 운동하는 것을 점검한다. 측방운동을 행하여 수정한다. 전 · 후방운동을 행하여 수정하고 최종적으로 셀로판지를 삽입하여 검사, 확인한다.

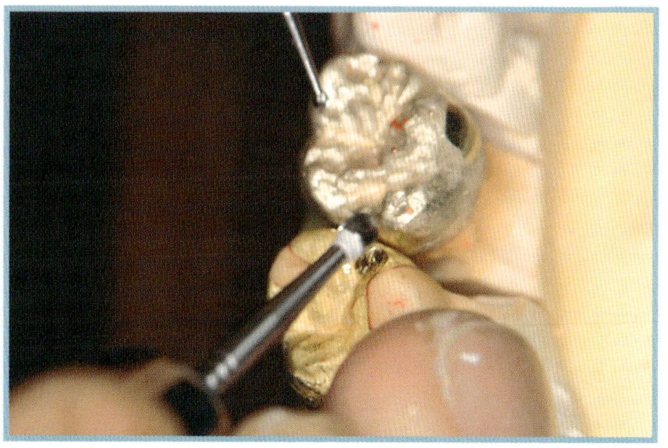

그림 2-92 교합점 확인 후 지나친교합력 교합점 삭제

5. 연마(polishing)

1) 개요

구강내에 장착하는 모든 보철물들은 깨끗하고 매끄럽게 연마되어야 한다. 연마시 고려해야 할점은 심미성, 안정성, 친화성이 있어야만 한다. 그러므로써 음식물 잔사 등 부스러기의 축적과 보철물의 부식(tarnish), 변색(corrosion) 그리고 재발생하는 우식(decay)을 일으키는 요소, 음식물 잔사의 저류를 막기 위함이다.

치과 보철물을 연마하는 데는 다음과 같이 크게 3가지 방법으로 분류할 수 있다.

① 화학적 연마(chemical polishing) : 산욕(pickling)
② 전해적 연마(electro polishing) : 국소의치 frame(전해액 : 인산 1 : 글리세린 1)
③ 기계적 연마(mechanical polishing) : 기공용 motor를 이용한 연마

납형 제작에 표현한 예술적 감각과 기능적 요소는 주조체를 연마하는데 있어서도 그대로 유지되어야 한다. 연마작업은 이런 기술적 요소를 최대한 표현되게 하는 것이다.

금속의 종류에 따라 연마 재료를 달리 사용해야 한다. 이는 서로 다른 종류의 금속 성분으로 인해 오염되는 것을 방지하기 위함이다. 연마과정에는 표면 다듬기(surfacing)와 광택(high polishing)의 두단계로 나눌 수 있다. 이는 뒤에 나올 연마작업 과정에서 자세히 설명하고자 한다.

2) 마모율에 영향을 미치는 요소

마모율에 영향을 미치는 요인은 크게 분류하여 입자의 크기, 압력 그리고 주조체를 가로지르는 입자들의 움직이는 속도라 할 수 있다.

(1) 입자의 크기

연마제는 주로 입자의 크기에 따라 선택한다. 최초 연마제는 연마할 표면의 상태나 제거할 표면의 양에 따라서 선택된 연마 순서에 의해 사용한다. 연마제는 순서에 의해 사용해야만 연마시간이 절약된다. 그러므로 어떠한 경우에도 순서대로 단계별 과정과 연마제의 선택이 중요하다. 연마제의 선택은 시간과 재료의 가장 경제적인 효과와 숙련된 노하우를 통해 판단한다. 통상적인 선택의 순서는 연마제 입자의 크기 순에 따른다.

(2) 압력

연마에 영향을 미치는 요인은 주조체에 대한 연마제의 압력을 들 수 있다. 일반적으로 큰 압력은 깊게 파인 곳과 좀 더 빨리 삭제할 주조체에 연마제를 세게 압력을 가하는 것이다.

그러나 강렬하게 사용하는 wheel은 빨리 닳아지므로 강한 힘은 입자를 없애거나 파괴하는 경향이 있다. 또한 강한 힘에 의해 더 큰 열을 발생한다. 그러므로 단계적이며 비연속적인 가벼운 압력으로 행해야 한다.

(3) 속도

연마에 있어서 표면을 닳게 하는 요인 중의 하나는 입자의 속도이다. 일반적으로 사용하는 빠른 wheel은 단위 시간에 대한 더 많은 시간에 입자가 표면에 접촉하게 하는 것이다. 그러므로 속도의 증가는 연마율 증가로 나타난다. 그렇게 모든 보철물의 재료를 일률적으로 적용할 수는 없다. 보철물 재료의 성질에 따라서 선택되어야 하는데 레진 보철물일 경우에는 저속으로 행하며 금속보철물일 경우에는 고속으로 연마한다.

여기서 언급한 속도는 사용하는 기계의 회전이나 rpm 뿐만 아니라 연마될 물체와 접촉하는 속도를 말한다. 이렇게 해서 rpm이 큰 연마 wheel은 작은 wheel 보다 연마 입자를 표면에 더 빨리 접촉되게 하는 것이다. 증가한 직선 속도는 연마율의 증가를 가져온다. 이것은 약한 압력을 줌으로써 줄일 수 있다. 일반적으로 작은 wheel과 bur는 높은 속도로 사용하고 직경이 큰 wheel은 낮은 속도로 사용한다. wheel의 크기에 관한 결정, 회전속도 그리고 연마제는 숙련된 노하우에 의해 선택되어짐이 바람직하다.

3) 연마 순서에 요구되는 고려사항

(1) 첫째, 연마제의 사용단계이다. 위에서 언급한 바와 같이 거친 연마제를 먼저 사용한다.

즉 stone wheel과 disc로 주입선 부착부위와 다른 거친 부위의 외형을 형성하고 매끄럽게 하기 위해 point 종류를 사용한다. 그리고 기구로 인해 남게 되는 긁힌 자국은 고운 연마제를 사용해서 없앨 수 있다. 다시 말해서 거친 연마제로 시작해서 고운 연마제로 연마를 끝내야 한다.

(2) 둘째, 연마제를 바꾼 후 연마제의 방향이 변경되는 것이다. 가능하면 더 균일한 연마를 위해 고운 연마제로 바꾼 후에 거칠게 긁힌 자국에 대해 일반적으로 덜 긁힌 자국은 편측에 있어야 한다. 다시 말해서 연마의 방향이 한쪽 방향으로 순서있게 이루어지는 것을 말한다.

(3) 셋째, 연마제의 변경에 따라 주조체에 묻은 연마제를 세제에 의해 충분히 씻어 내는 작업이 필요하다.

(4) 넷째, 특정 연마제를 선택하여 연마를 실행한 경우는 주조체 전체를 다듬고 난 다음 또 다른 연마제를 사용함이 바람직하다. 긁힌 자국이 잘 보이지 않고 균일하게 되면 광택제를 사용한다.

(5) 다섯째, 금속의 연마는 연마 wheel이 변연을 향해 회전해야 하므로 주조체를 wheel의 방향에 방해되지 않도록 잡아야 한다. 만약 wheel이 반대방향으로 회전하면 변연(margin)은 손상될 우려가 있다. 도재의 경우는 회전방향을 변연에서 중앙방향으로 향하는 것이 margin 파절을 줄일 수 있어 바람직하다.
(금속은 중앙에서 변연, 도재는 변연에서 중앙으로 회전방향을 향하게 하는 것이 일반적인 연마 방법이다.)

4) 사용되는 기계와 기구 및 재료

(1) 기계

- 기공용 모터
- Lathe
- High speed moter
- Micro moter
- 초음파 세척기

(2) 기구

Separating disk, Sandpaper disk, Stone wheel, Stone point, Rubber wheel, Rubber point.
Diamond wheel, Diamond point, Robinson brush, Brush wheel, Cotton wheel(felt wheel).
Felt cone, Rag wheel, Buffer wheel, Mandrel, Fissure bur, Round bur.
Bud bur, Denture bur, Inverted cone bur, Arbor band, Articulating paper.
Rubber point mandrel

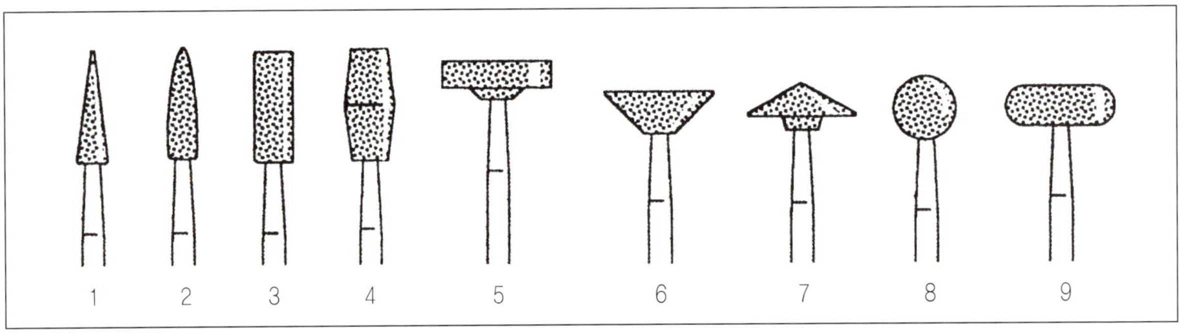

그림 2-93 통상적인 형태의 연마 stones
1. cone 2. flame 3. cylinder 4. barrel 5. wheel
6. inverted 7. knife edge 8. round 9. round edge

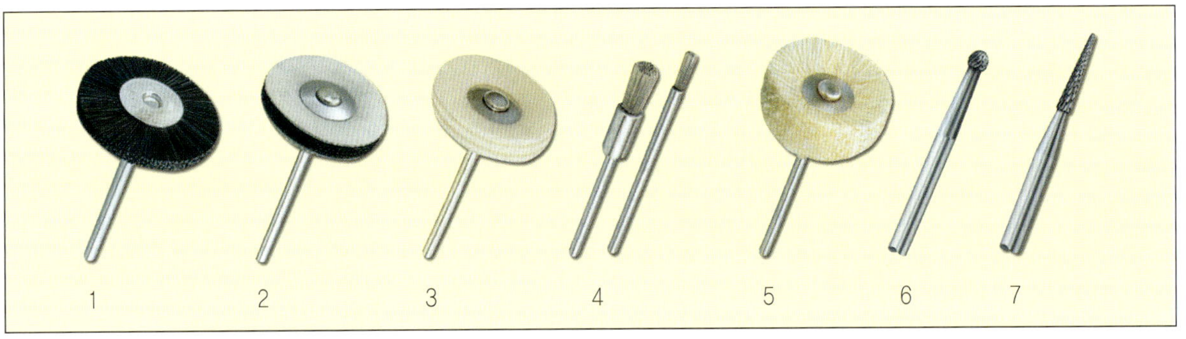

그림 2-94 기구의 일반적인 명칭
1. brush wheel 2. rag wheel 3. felt wheel 4. pen-shaped brush
5. cotton wheel 6. round bur 7. fissure bur

(3) 재료

Rouge, Tripoli, Pumice

5) 주조체 연마에 사용되는 기구들과 연마제 및 기구 선택의 예

(1) 주입선 제거, 외형 수정에 사용되는 재료

① Carborundum(silicon carbide)disk

② Stone wheel 또는 point

③ 거친 sandpaper disk

④ Medium sandpaper disk

⑤ 거친 rubber wheel, bur(bur는 교합면 형태를 매끄럽게 하는데 가장 유용하다.)

⑥ Flame finishing bur : No. 242, 245, 557, 700

⑦ Round finishing bur : No. B, C, D

⑧ Round regular : No. $\frac{1}{2}$, 2, 4, 6

(2) 최종 연마 및 광택

① 고운 sandpaper disk

② 고운 rubber wheel or point

③ Rag wheel에 젖은 pumice

④ Tripoli : 고운 brush wheel, 작은 felt 또는 rag wheel

⑤ Rouge : 작은 felt wheel, 고운 brush wheel, 부드러운 가죽 wheel

6) 연마 작업 과정

(1) 표면 다듬기(surfacing)

① 주조체의 표면을 stone wheel, point, sand paper 순으로 다듬는다.

② 모든 회전기구는 작동시켜 주조체에 갖다 댄다. 연마기구를 용도에 따라서 다듬어서 사용하는데 다듬을때는 강한 연마기구에 회전시켜 사용한다. 이런 경우 사용하지 않는 diamond wheel을 사용하면 바람직하다.

③ 다음으로 주조체 표면을 rubber wheel, point로 매끄럽게 한다. rubber wheel은 여러 종류가 있다. 가장 좋은 종류는 금속의 삭제를 피하면서 표면을 매끄럽게 하는 것이다. 그와 같은 wheel은 stone 또는 diamond에 갈아서 다양한 주조체표면에 적합하게 형태를 만들어서 사용한다. rubber wheel은 삭제 능력이 강하므로 금합금 주조체인 경우에는 변연(margin)의 1mm 상부까지만 연마한다. rubber wheel의 작업은 광택의 기초를 이루는 과정으로써 이 과정중 주조체표면에 어떠한 흠집도 남겨서는 안된다.

④ 교합면의 구(groove)는 #$\frac{1}{2}$ round bur또는 #700 fissure bur로 재형성한다. 구를 재형성할 때 두세번 행하는 것이 아니라 한 번에 이루어져야 한다. 특히 납형제작시 형성된 구가 아닌 새로운 구를 형성한다든지 또는 형성된 구를 없애는 일은 없어야 할 것이다.

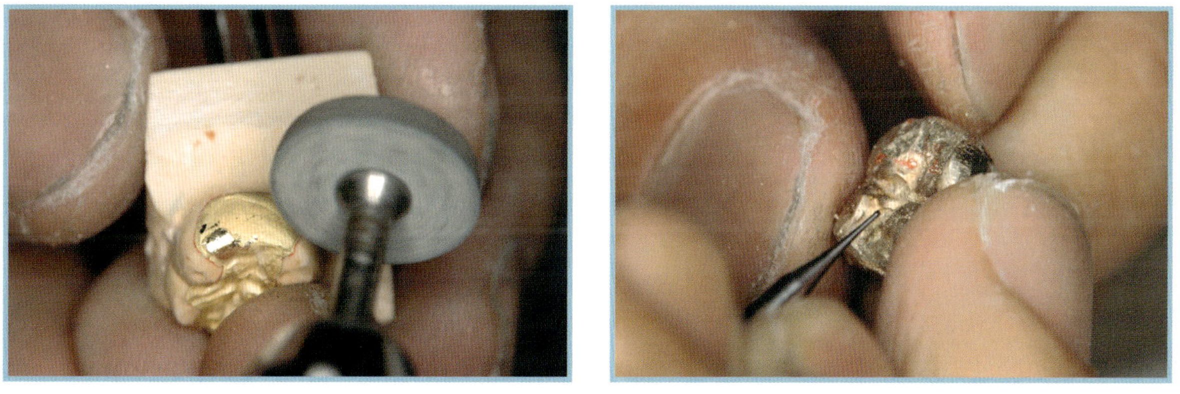

그림 2-95 표면 다듬질

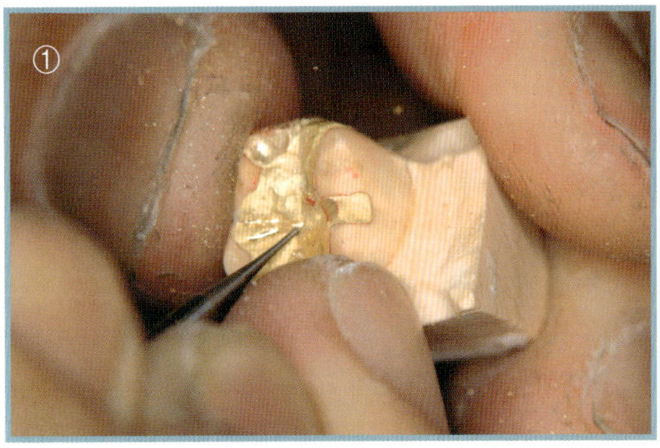
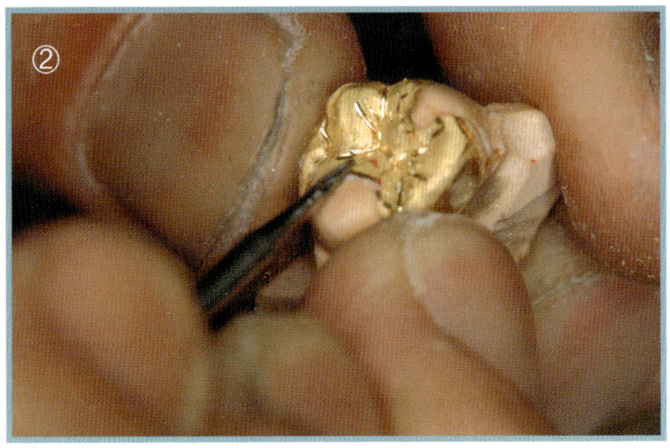
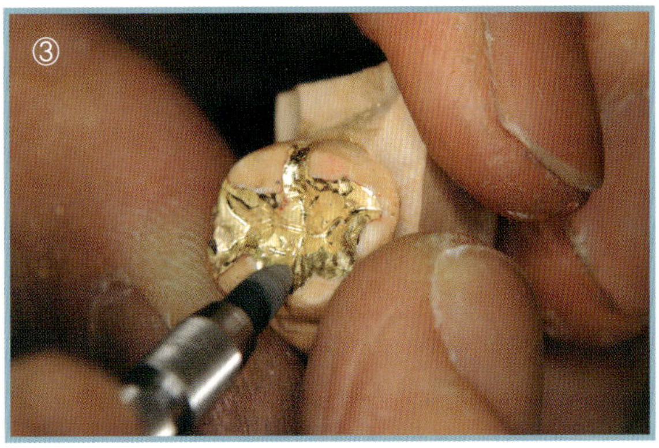

① groove 연마
② 교합면 융선 연마
③ inlay margin 연마

그림 2-96

⑤ Rubber point로 주조체표면을 최종적으로 다듬는다. point를 금강석(abrasive stone)에서 매끄럽고 뾰족하게 사용하기에 알맞은 형태로 만든다. 뾰족한 rubber point는 다른 기구가 접근할 수 없는 부위에 사용한다. 주조체의 변연(margin)은 칼날처럼 형성해야 한다. rubber point는 다른 연마 기구들과 달리 한 방향으로만 다듬어야 한다. 이는 일률적인 광택을 얻기 위해서이다. rubber point를 이용한 연마가 제대로 시행되지 않았을 경우에는 high polishing을 한다고 해도 주조체 표면이 매끄럽고 윤기있는 광택을 가지지 못하므로 연마제 사용단계의 원칙과 순서를 지켜서 꼼꼼히 시행하여야 한다.

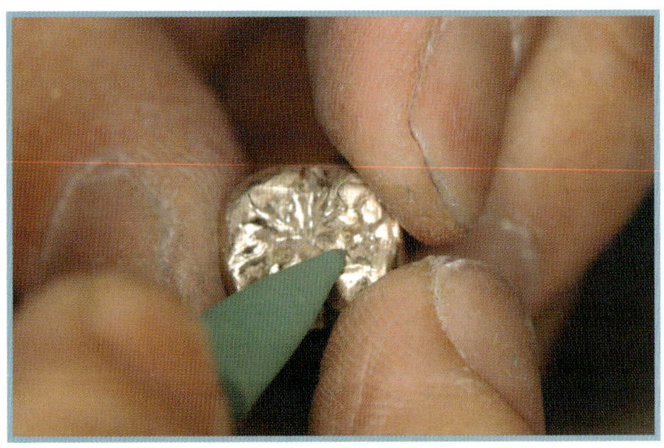

그림 2-97 교합면 연마(rubber point)

(2) 광택(high polishing)

① 일반적으로 felt wheel과 brush wheel에 rouge를 묻혀 사용한다.

② Tripoli를 묻힌 felt wheel로 인접부위와 접근하기 쉬운 표면에 사용한다. 이미 주조체를 rubber point로 연마하여 주조체 표면이 매끄러워졌으므로 tripoli 사용 후에 곧 광택이 난다. 약간의 압력을 주면 광택이 더 날 것이다.

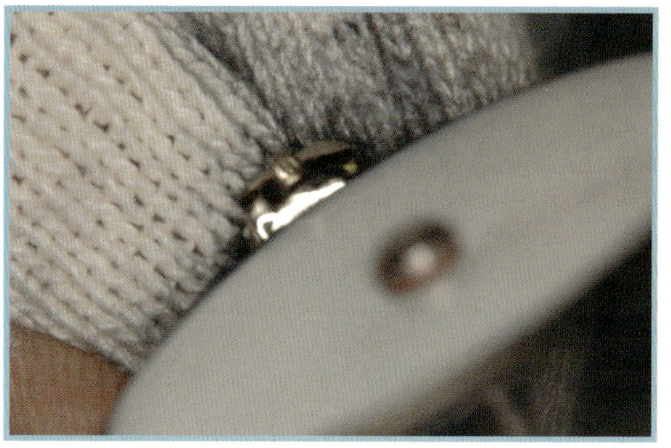

그림 2-98 광택내기

③ Brush wheel에 tripoli를 묻혀 불규칙한 교합면(소와 구)에 광택을 낸다. 모든 구(groove)에 충분한 광택 효과를 얻기 위해 알맞은 속도, brush wheel의 위치 그리고 압력은 중요하다.

④ 젖은 rag wheel 또는 felt wheel에 pumice를 묻혀 가벼운 압력과 느린 속도로 교합면을 다듬질하여 광택을 낸다.

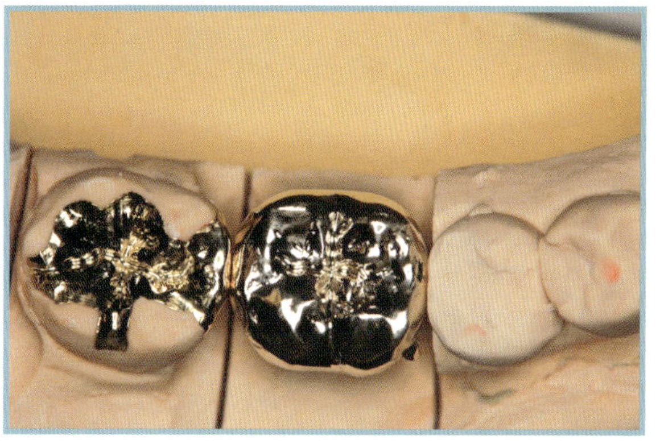

그림 2-99 광택내기가 마친상태(모형에 접합)

⑤ Rouge를 사용하기 전에 반드시 주조체를 세제물로 씻고 검사한다. 다음 단계를 진행하기 전에 표면 전체에 균일한 광택이 나야 한다. 만약 거칠고 긁힌 자국이 남아 있으면 rubber wheel, point로 제거한 다음 다시 high polishing 단계를 시작한다. 눈에 보이는 모든 긁힌 자국은 광택을 내기 전까지 반드시 제거해야 한다.

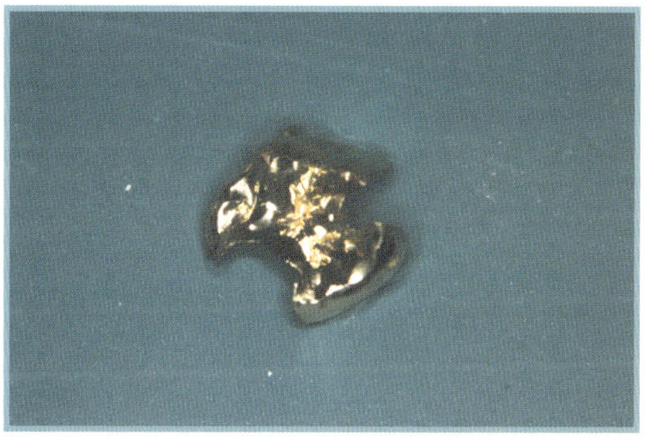

그림 2-100 최종연마가 완료된 inlay

⑥ Tripoli와 같은 방식으로 felt wheel 또는 rag wheel에 rouge를 묻혀 약간의 압력을 주면서 광택을 낸다. 최종 광택제는 빠른 속도로 사용해야하며 변연에 지나친 연마가 되지 않도록 주의한다. 작은 가죽 wheel도 사용한다. wheel은 각 광택제에 따라 다르게 사용해야 한다. 그러므로 rouge와 tripoli는 각각 다른 wheel로 사용해야 하며 레진에 광택을 내는 wheel과 금속에 광택을 내는 wheel도 따로 사용해야 한다. 그리고 더욱 더 중요한 것은 금속 종류에 따라 wheel을 따로 사용해야 오염을 방지할 수 있다.

⑦ 주조체가 치형에 정확하게 적합하면 간혹 손의 힘으로만은 쉽게 제거되지 않는다. 이런 현상이 일어나면 dowel pin을 보호하기 위해서 수건으로 싸고 집게로 dowel pin을 꽉 잡고 작은 망치나 spatula의 금속 손잡이로 집게를 두드린다.

⑧ 주조체를 세척한다. 금합금인 경우에는 솔질을 강하게 하면 흠집이 생기므로 솜에 뜨거운 세제물을 적셔 문지른다. 초음파 세척기를 이용해도 좋다.

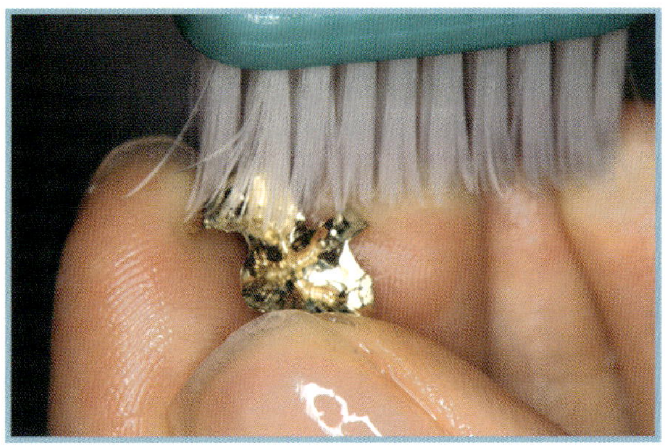

그림 2-101 brush로 세척

⑨ 흐르는 물로 세제물을 세척한다. 초음파 세척기를 이용하면 깨끗이 제거된다.

⑩ Steam cleaner를 이용하여 작업모형을 깨끗이 세척한 후 보철물을 작업모형에 접합하여 마무리 한다.

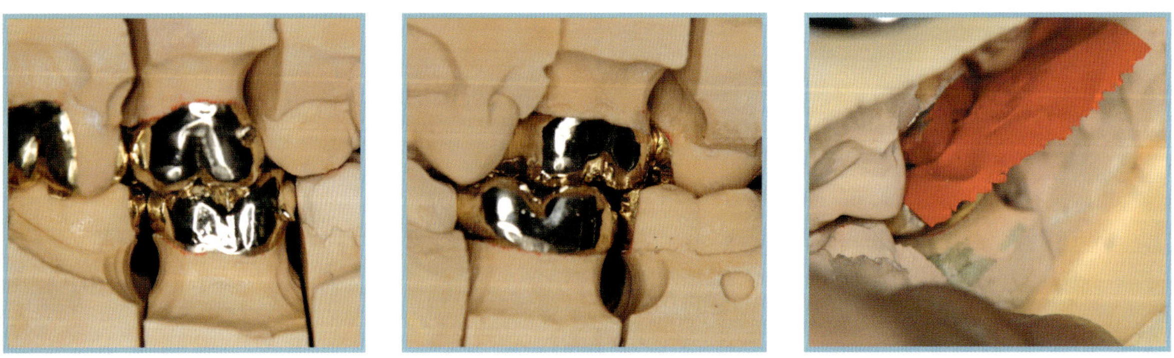

협측 모습 설측 모습 교합지 삽입

그림 2-102 교합점검

Check point

1. Blow pipe의 flame층 도해.
2. 용금 시 이용되는 flame층은.
3. 용금 시 reducing flux를 뿌려주는 시기와 이유.
4. 용금 시 over heat 현상.
5. 주조체의 결함에 분석은.
6. 원심주조법을 설명하시오.
7. 급냉시키는 시기, 급냉의 이유.
8. Gold alloy의 경우, 주조 후 급냉 시기는.
9. 급냉 후 금속의 성질 변화를 설명하시오.
10. 산욕용액은.
11. 산욕 시 사용가능한 용기는.
12. 산욕 시의 주의사항은.
13. 산욕을 시행하는 과정은.
14. 주조체 내부에 생긴 결함은.
15. 매몰 부주의로 인해 주조체 표면에 생긴 결함은.
16. 주입선 절단은.
17. 연마기구의 회전방향은.
18. 주조체를 연마하는 목적은

Ⅱ. 각 론

10장 Gold inlay 제작과정

(실습편)

10장 Gold inlay 제작과정(실습편)

- 인상에서 연마까지 -

1. 인상체 점검 (1~3)

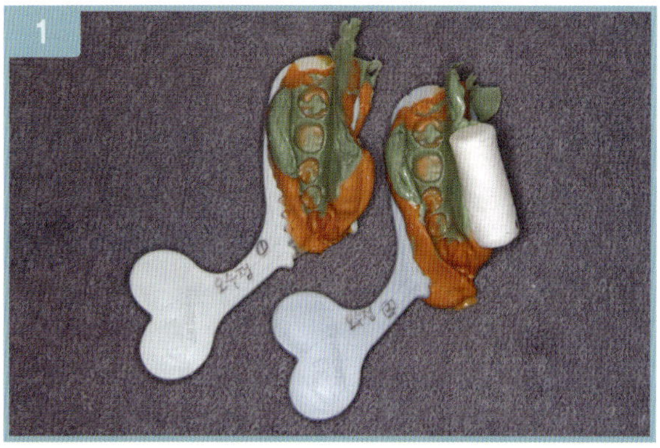

와동이 형성된 인상체

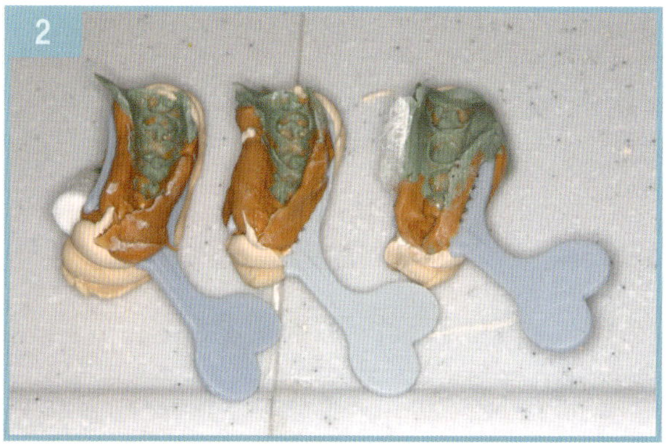

와동과 대합치 인상체

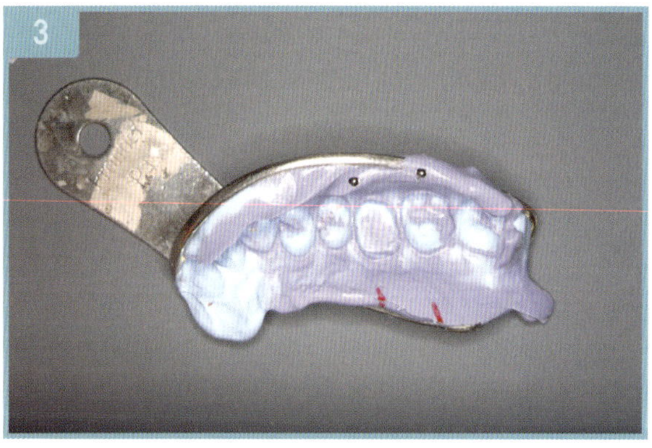

금속 tray와 인상체

Check point

1. 정확한 인상인가
2. margin부의 확인
3. margin부의 기포확인
4. 인상체를 저항이 발생되지 않는곳에서 경화되게 하였는가
5. 이액현상이 일어나지 않게 하였는가
6. 흐르는 실온수에 이물질을 완전히 제거 하였는가

2. 진공교반기에의한 모형재 혼합 (4~7)

4

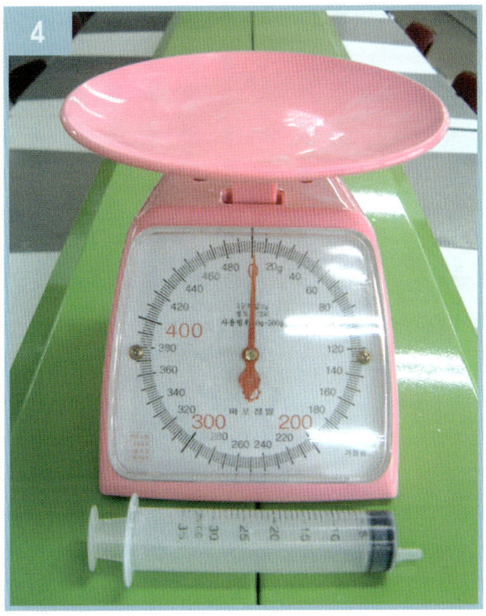

stone의 용량을 측정하기 위한 저울

5

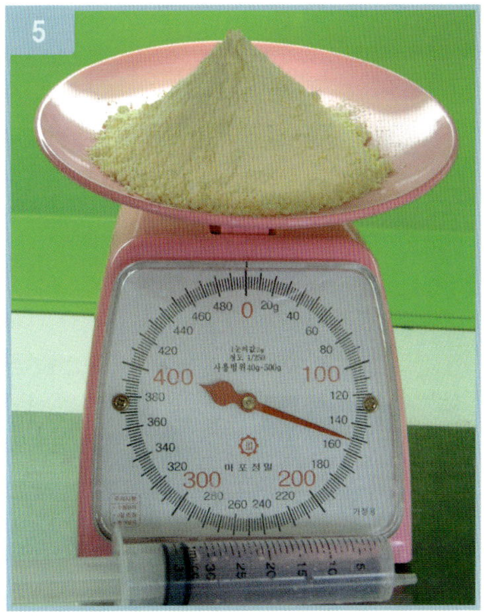

stone량 측정

6

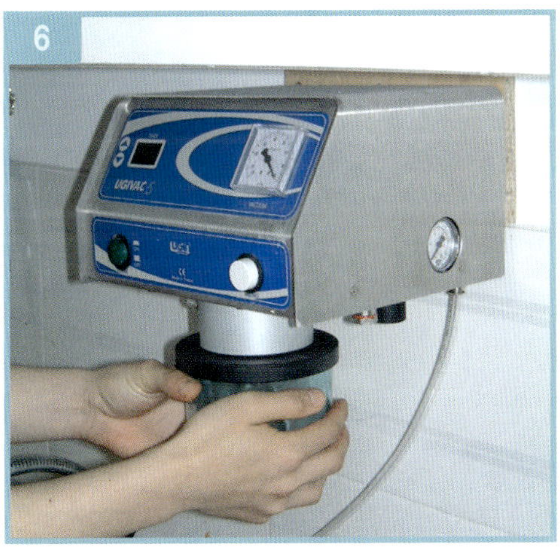

진공 교반기에 의한 교반

7

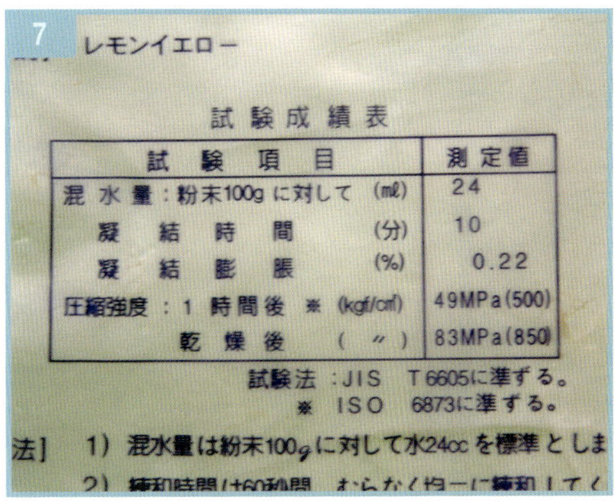

レモンイエロー

試 験 成 績 表

試　験　項　目	測 定 値
混 水 量：粉末100g に対して (㎖)	24
凝　結　時　間 (分)	10
凝　結　膨　張 (%)	0.22
圧縮強度：1 時 間 後 ※ (kgf/㎠)	49MPa(500)
乾　燥　後 (〃)	83MPa(850)

試験法：JIS　T 6605に準ずる。
※ ISO　6873に準ずる。

法] 1) 混水量は粉末100gに対して水24ccを標準としま

제조사에 따른 혼수비 결정

Check point

1. 저울은 정확한가(눈금확인)
2. 혼수비에 맞는 powder 무게 측정(그림 5)
3. Liquid 측정
4. 제조회사에서 지시한 혼수비인가(그림 7)
5. 진공상태의 교반인가(그림 6)

3. 인상체에 모형재주입 (8~12)

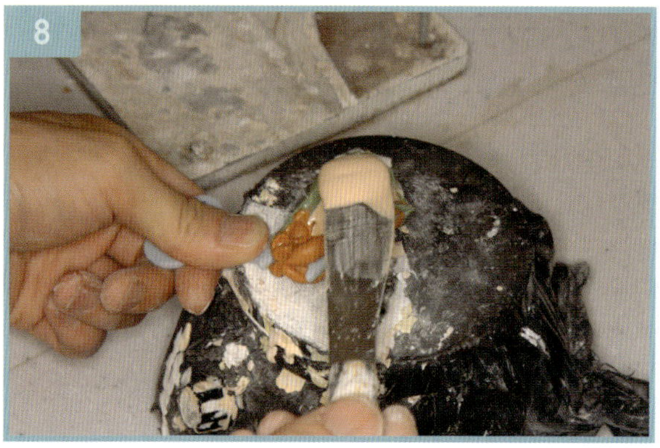
8

Check point

1. 흐르는 실온수에 타액 · 혈액 등의 찌꺼기가 완전 제거 됐는가
2. 적절한 진동에 의한 모형재 주입(그림 8, 9, 10) 모형재가 흐를수 있을 정도의 진동인가
3. 심한 진동은 기포를 유발한다.(그림 8, 9, 10)
4. 적당한 혼수비율(제조회사 기준에 의함)
   - 혼수비가 높으면 잔기포 발생
   - 혼수비가 높으면 석고면이 거침
   - 혼수비가 지나치게 낮으면 미세한 코너까지 들어가지 않는다.
5. 인상체가 변형이 되지 않도록 저항을 받지 않게 하였는가
6. 1차모형 경화 후 석고분리제를 도포하였는가

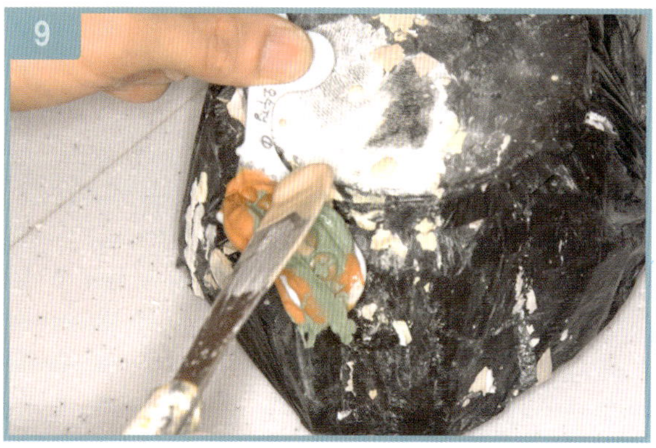
9

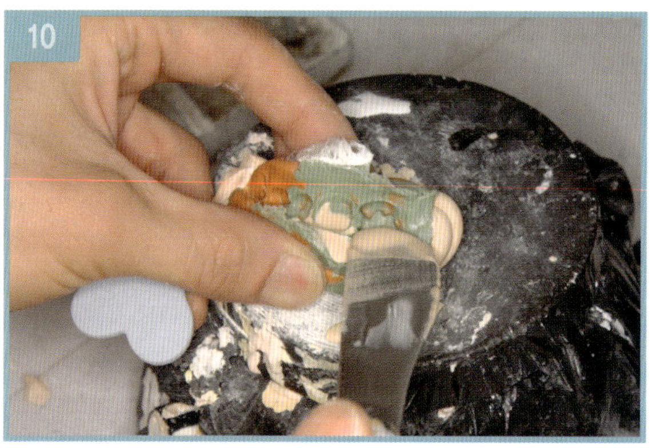
10

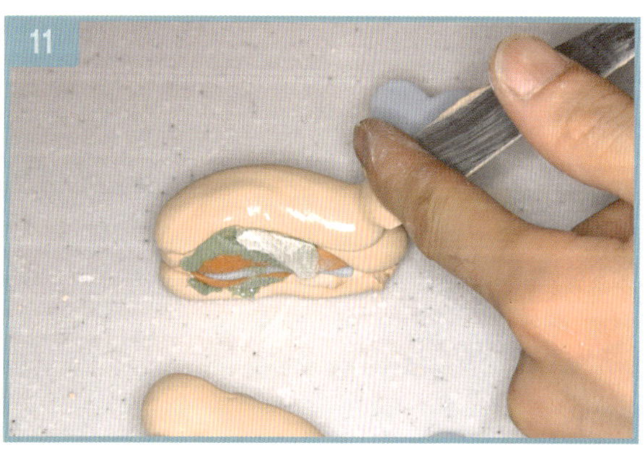
11

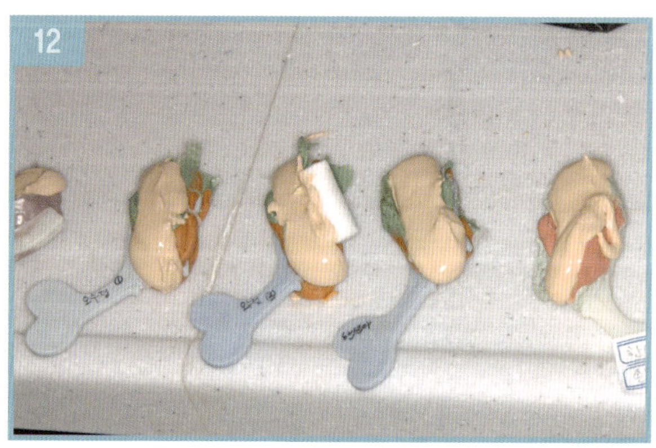
12

4. 인상체에서 모형 분리 (13~16)

13

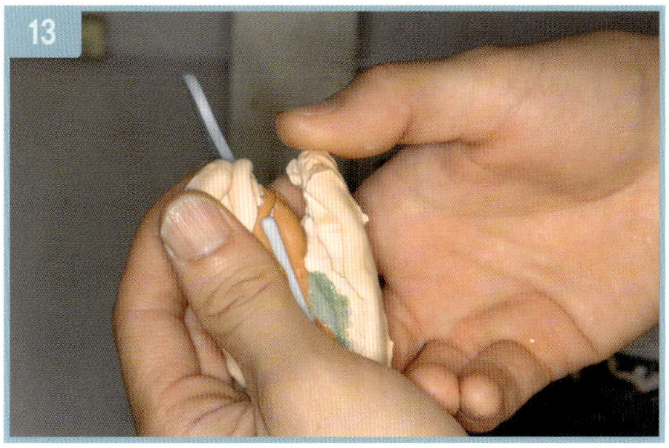

14

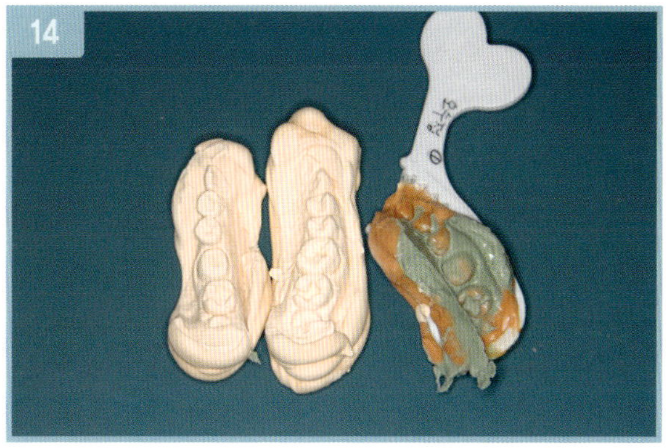

15

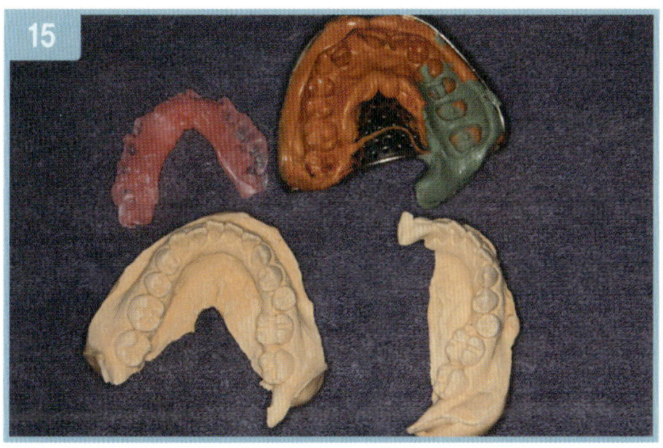

치아모형과 check bite

16

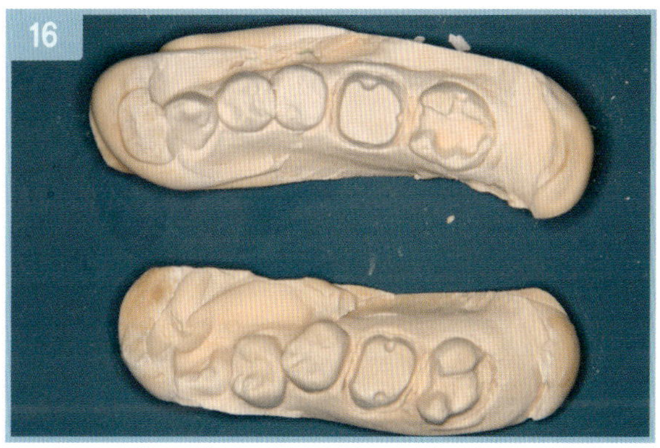

Check point

1. 강력하고 급작스런 힘을 가하지 않는다. (그림 13)
2. 기포 margin부를 정밀히 점검한다. (그림14)

5. 모형 다듬질 (17~22)

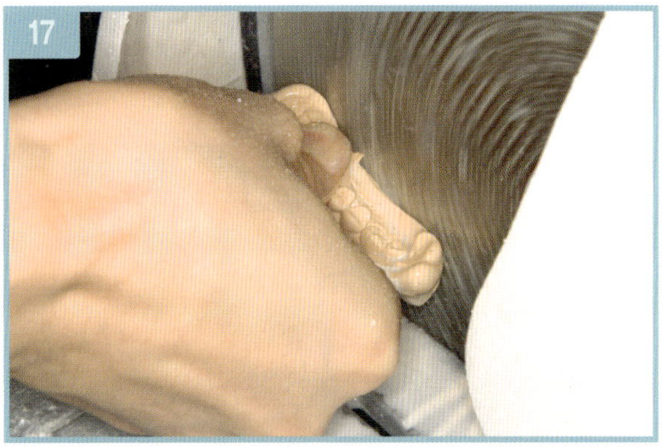
17

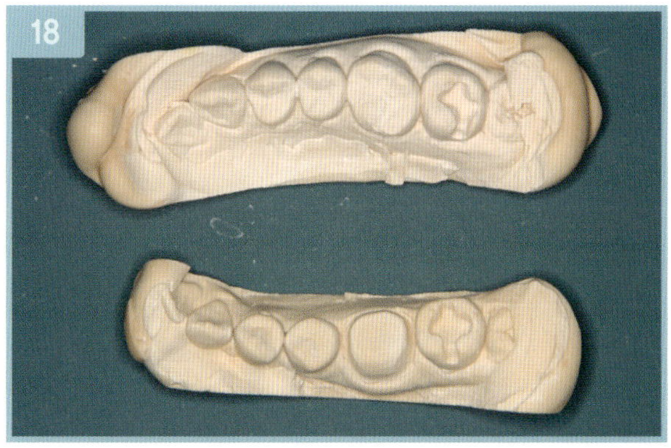
18

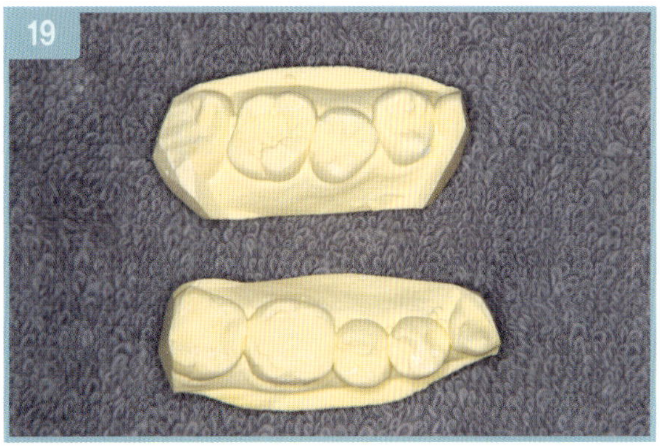
19

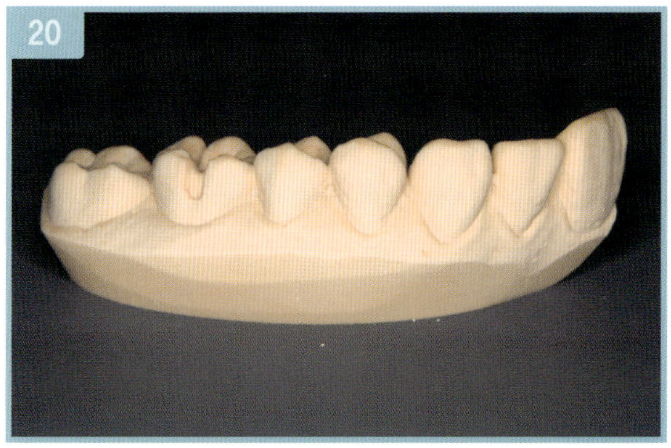
20

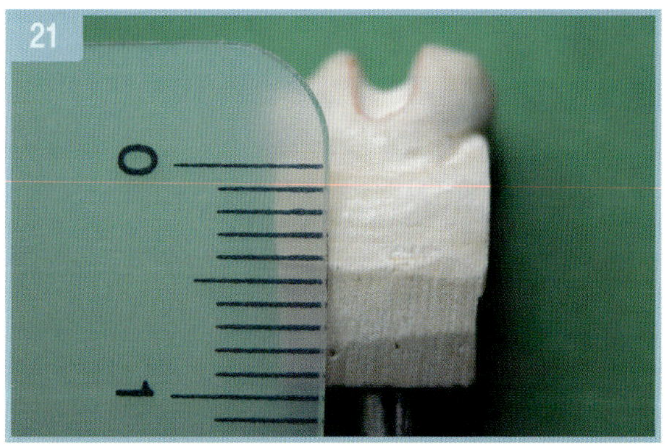
21

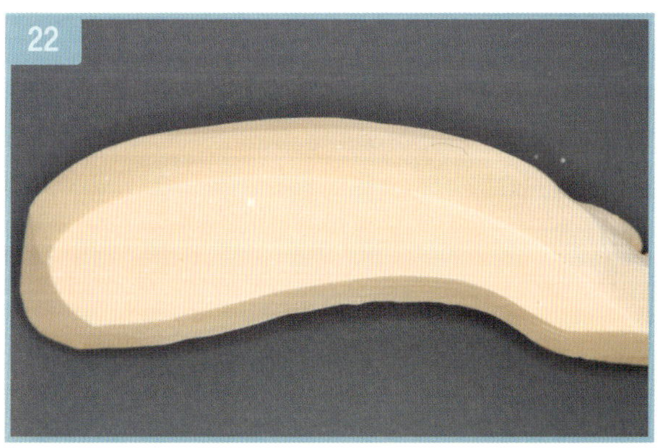
22

Check point

1. 적정한 수분공급을 하였는가 (그림 17)
2. 모형의 바닥(기저부)이 일평면이 되는가(그림 22)
3. 모형이 적정한 두께가 형성되었는가 (약 10mm) (그림 21)
4. 어느정도의 경사면이 형성되었는가 (치은하 약 3mm에서 경사지게)(그림 20, 22)

6. Pindex에 의한 pin hole 형성 (23~25)

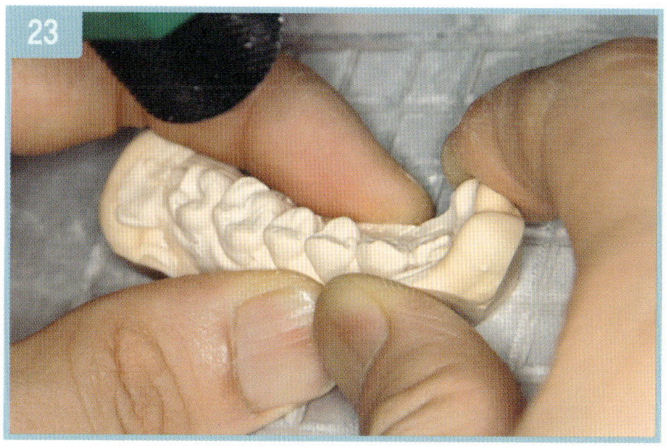
23

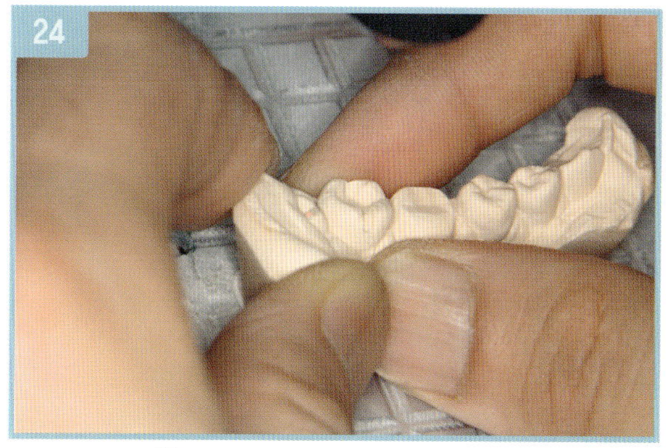
24

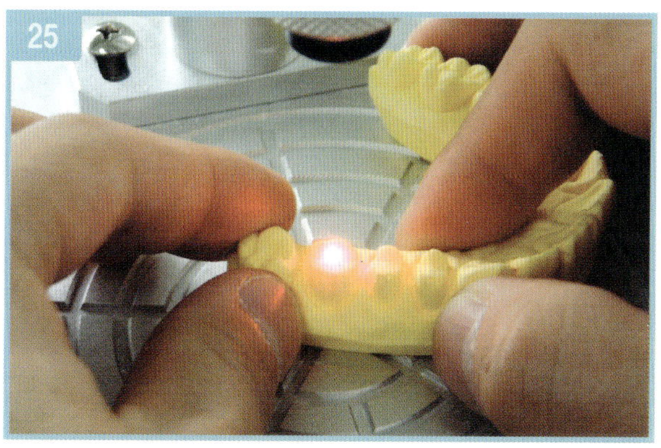
25

Check point

1. 기저부 정중앙에 정확한 pin 식립위치 확인
2. base 부의 적정한 두께 (약 15mm)
3. 천공 시 손가락으로 최대 밀착시켰는가
   (파절되지 않도록)(그림 23, 24)
4. 모형이 젖은상태로 사용하지 않는다(파절요인).

7. Dowel pin 식립 준비 (26~27)

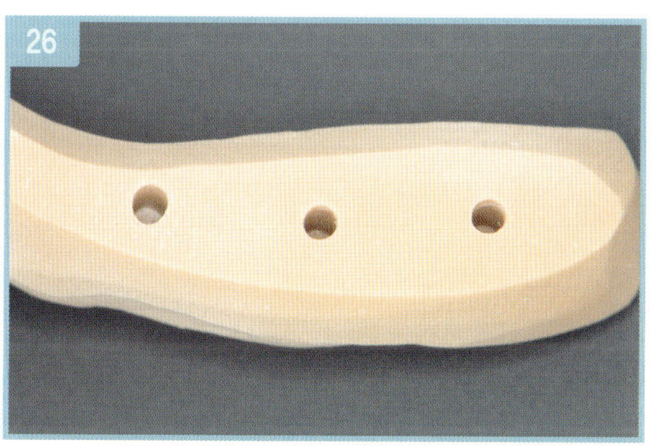
26

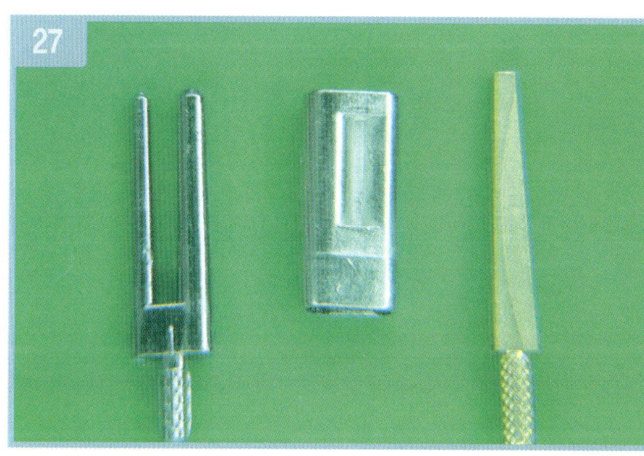
27

Check point

1. pin hole의 주변이 깨끗이 정리 되었는가
2. 기저부와 치은부와의 경사면 형성이 되었는가
3. pin이 hole에 정확히 맞는가

8. Dowel pin 식립 (28~32)

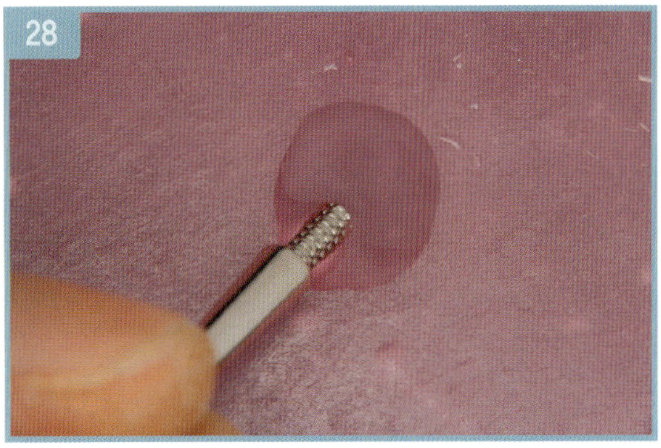
28

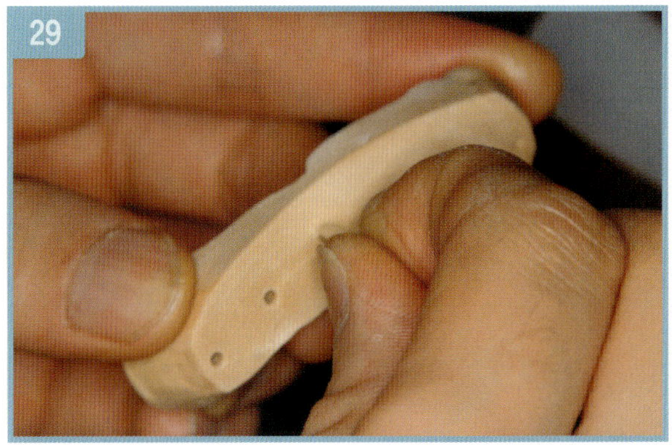
29

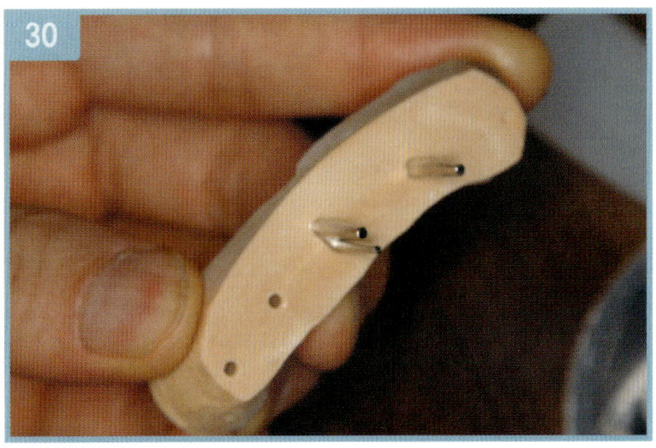
30

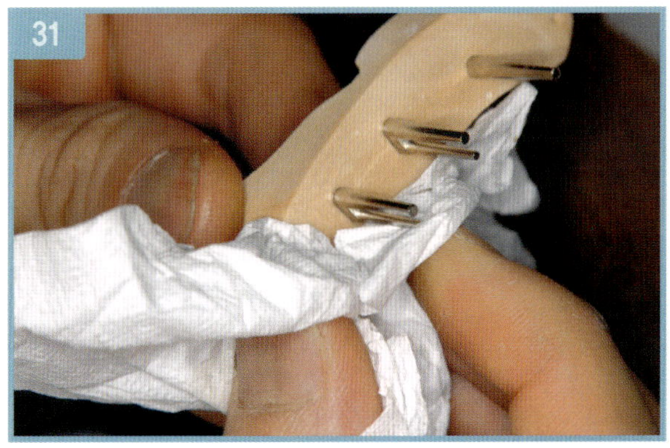
31

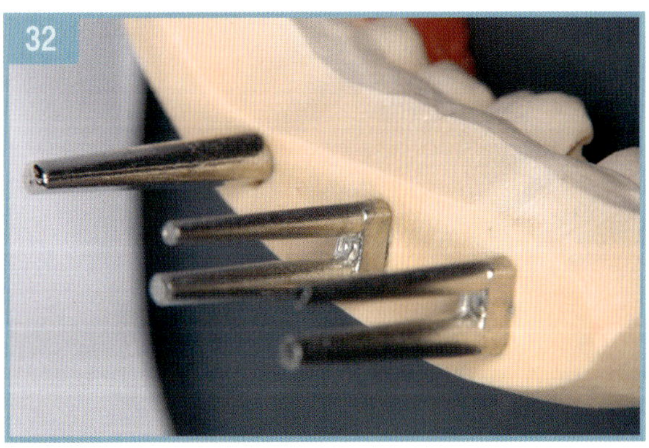
32

Check point

1. 적당량의 접착제를 부어놓고 dowel pin의 유지부에만 적셨는가 (그림 28)
2. 과량의 접착제가 묻지않도록 하였는가
3, hole 외부에 묻은 접착제는 반드시 신속하게 제거하였는가 (그림 31)

9. 분리제 도포 (33~35)

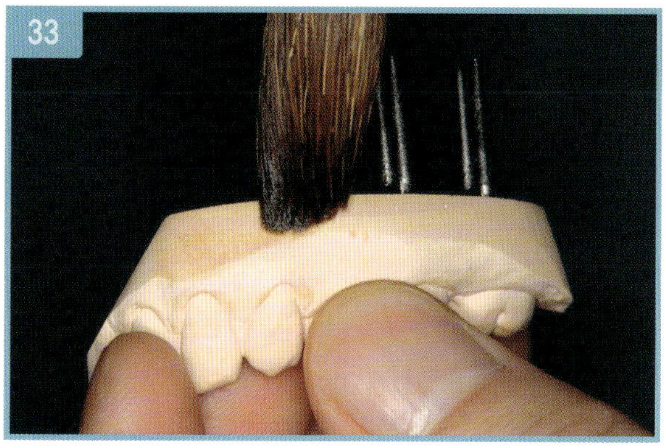
33

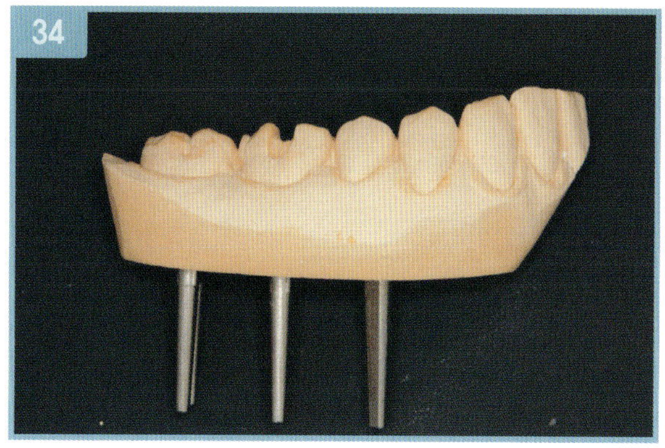
34

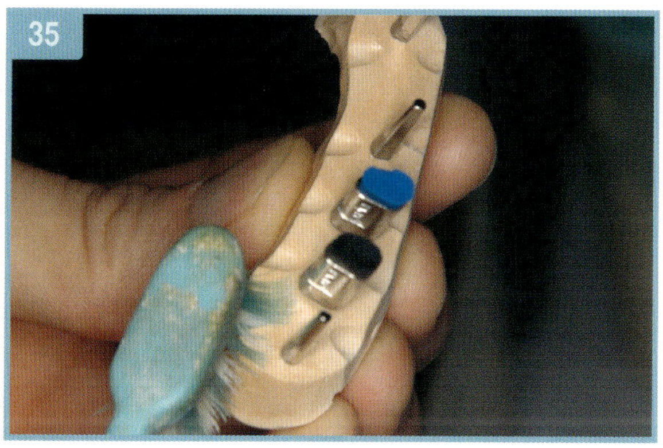
35

Check point

1. 지나치게 많이 바르지 않는다. (그림 33)
2. 분리제의 입자가 적은 것을 사용하여 두꺼워지지 않도록 한다.
3. 전체적으로 고루 도포한다.
4. pin sleeve는 분리제 도포후 끼운다.

10. Dowel pin식립 점검 (36~39)

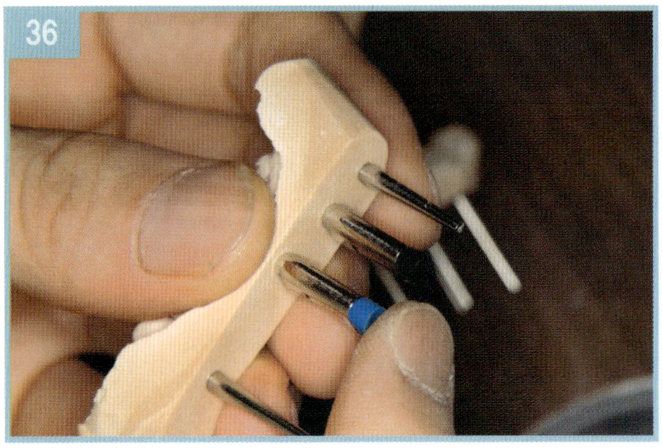
36

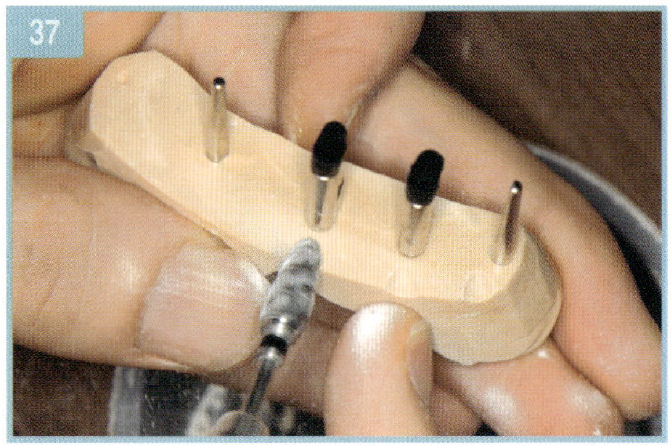
37

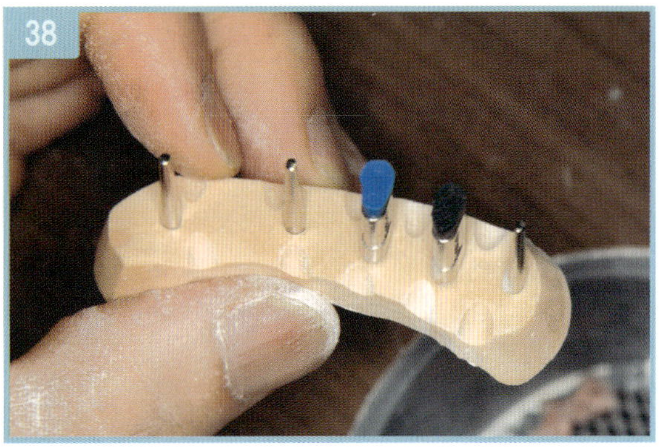
38

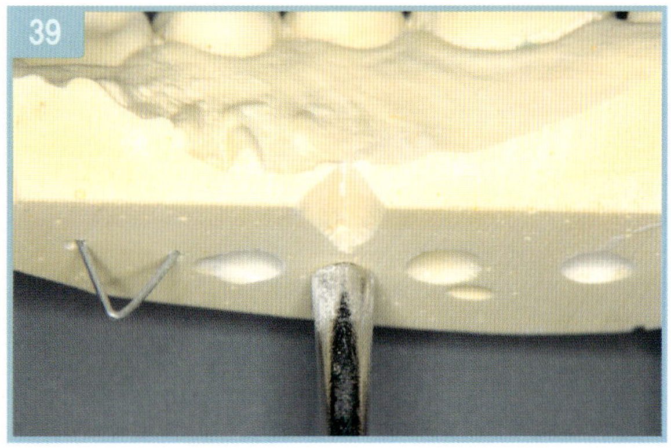
39

Check point

1. sleeve를 장착한 dowel pin은 고무캡으로 마감했는가 (그림 36)
2. 정확한 위치에 식립되었는가(착탈에 방해되지 않게)
3. 정위치에서 pin이 회전하지 않도록 강하게 합착되었는가
4. 유지부의 깊이 · 크기가 적당한가 (그림 38)
5. U자형 보다 V자형이 되도록 했는가
6. 기타의 유지핀이 완전한가(그림 39)
7. 유지부 형성 후에 깨끗이 청소한다.

11. 2차 석고 주입(기저부 형성)

1차 base석고(경석고)(40~43)

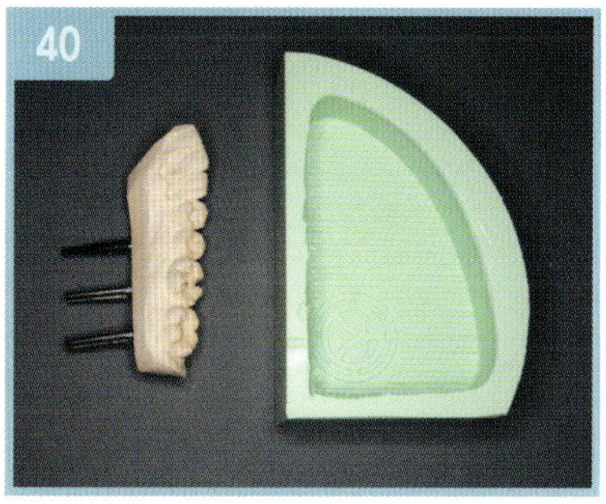
40

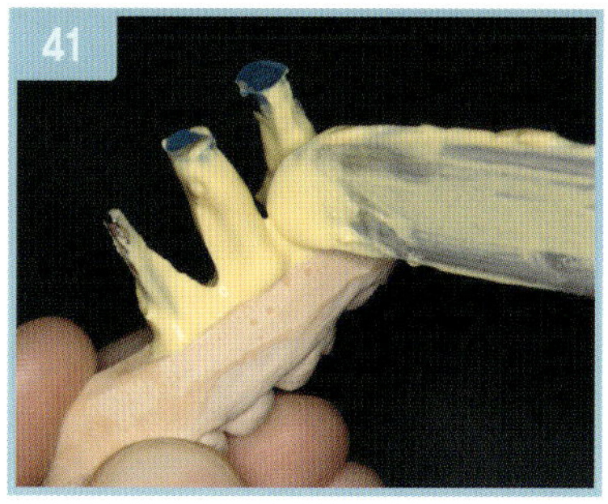
41

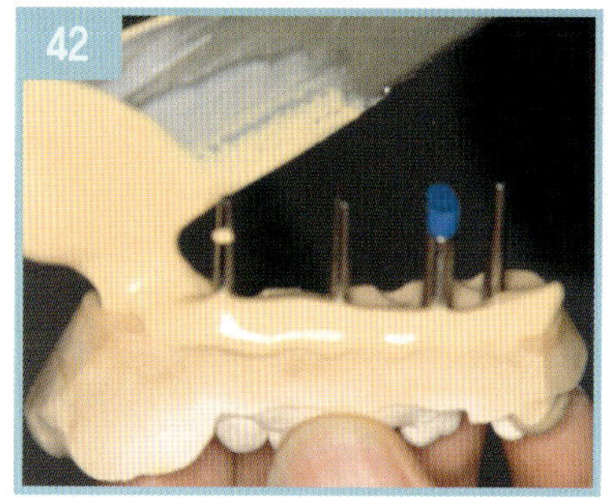
42

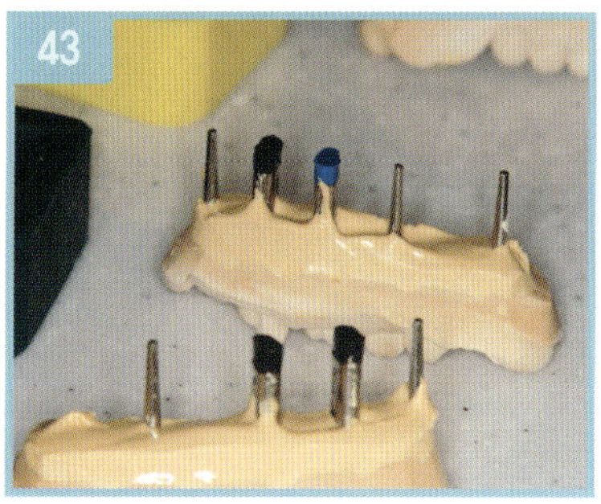
43

Check point

1. 분리제 도포 확인 (그림 40)
2. base mold에 적정한 경석고를 채운다. (약4/5정도) (그림 44)
3. 1차 dowel pin과 유지공에 경석고를 주입했는가 (그림 41,42,43)
4. under cut 부위까지 채워졌는가 (그림 46,47)
5. under cut 부위 이상까지 채워졌다면 삭제 (그림 48)

2차 base에 석고모형 식립(44~48)

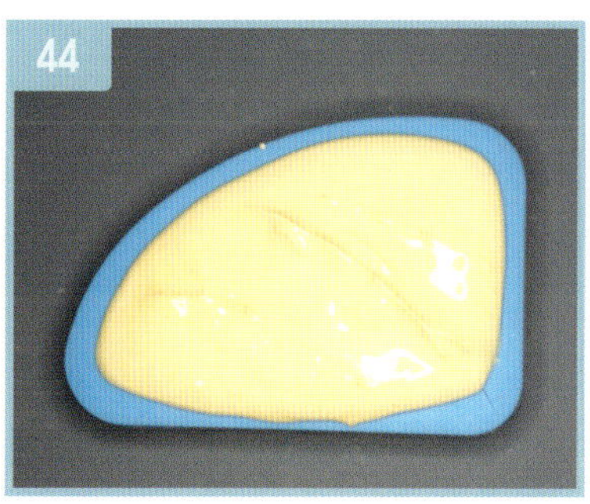
44

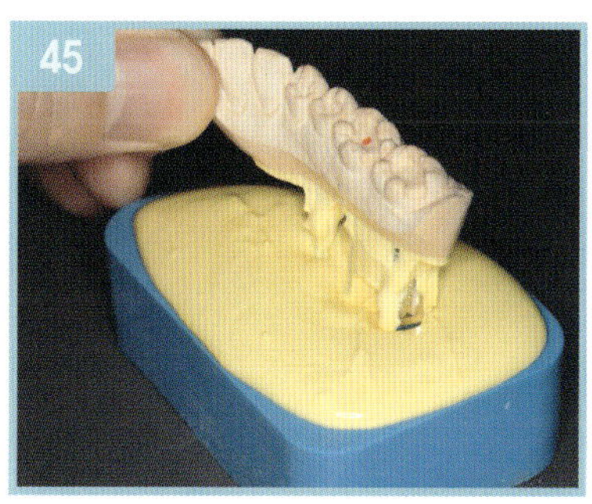
45

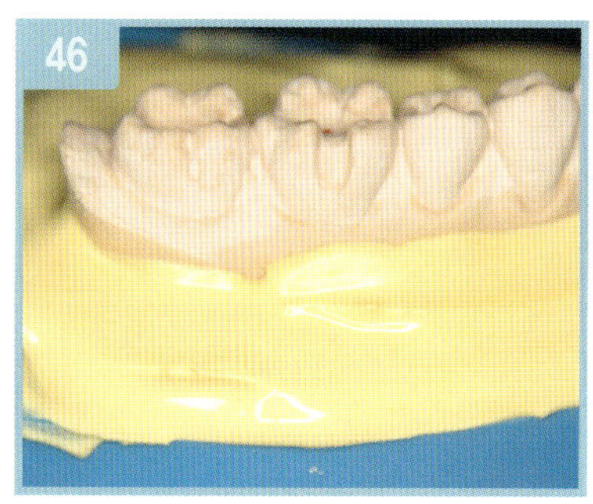
46

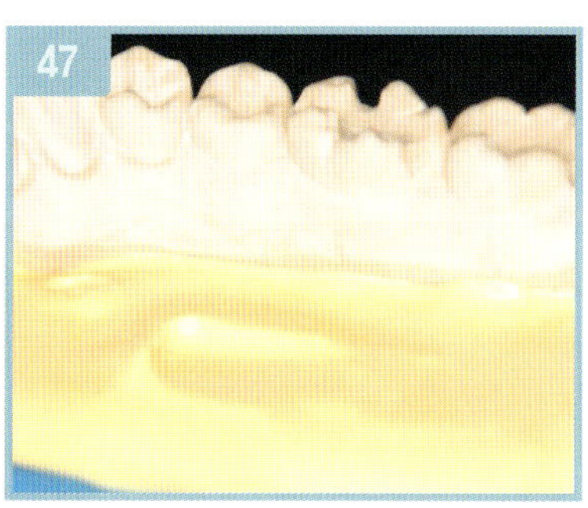
47

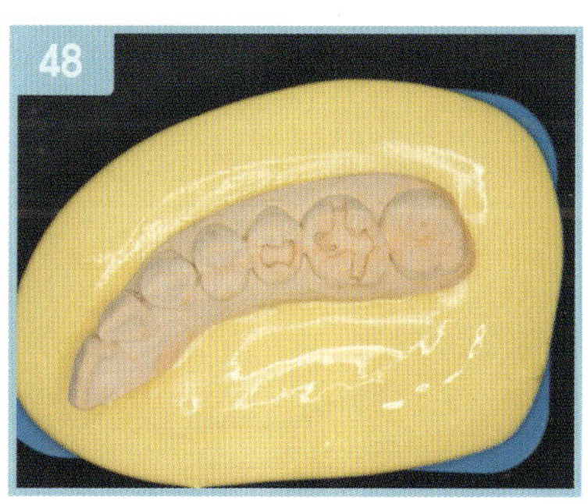
48

12. 치형분할 (49~54)

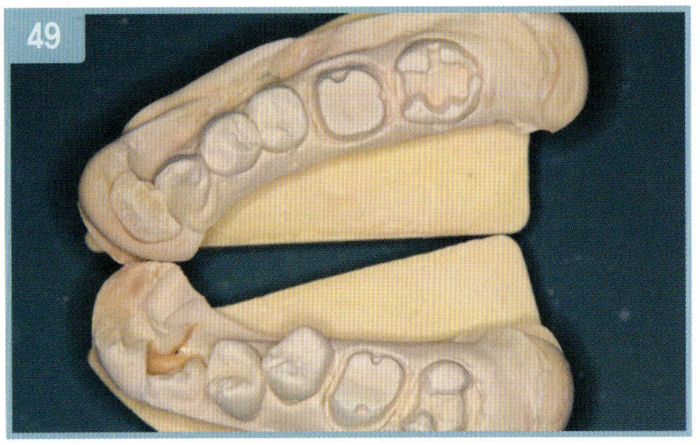
49

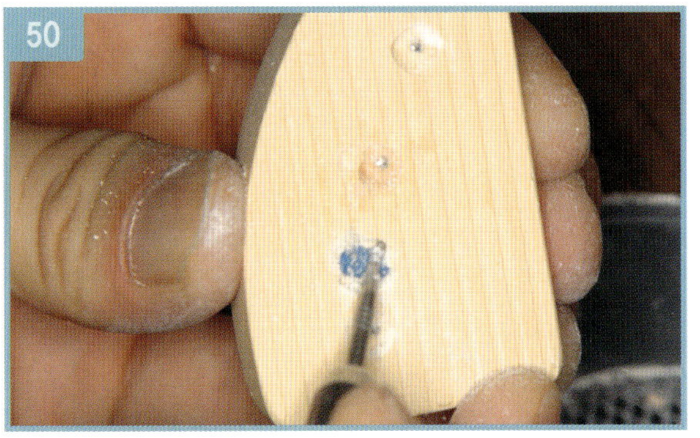
50

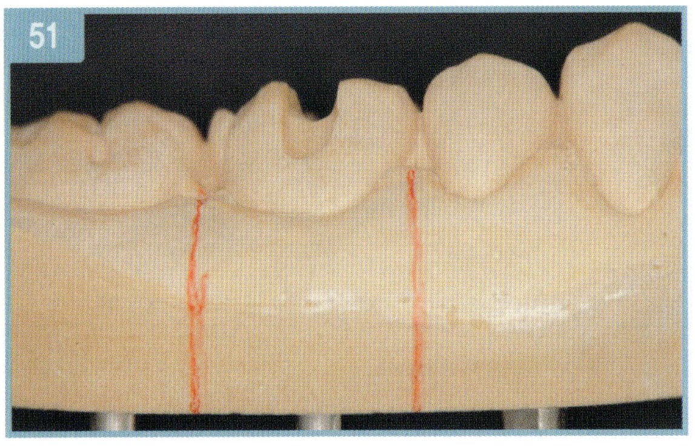
51

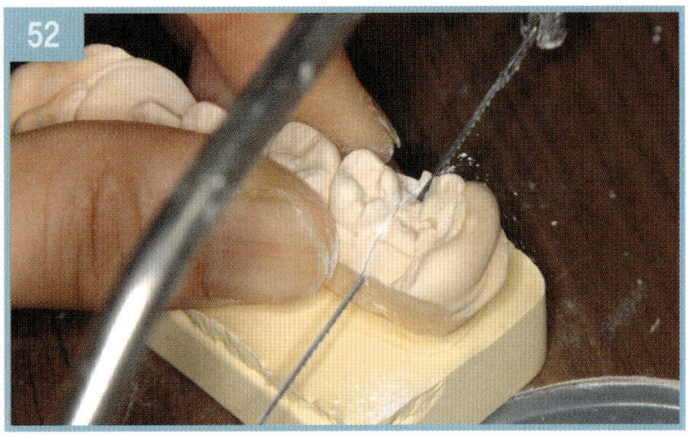
52

기저면에서 분할하는 방법

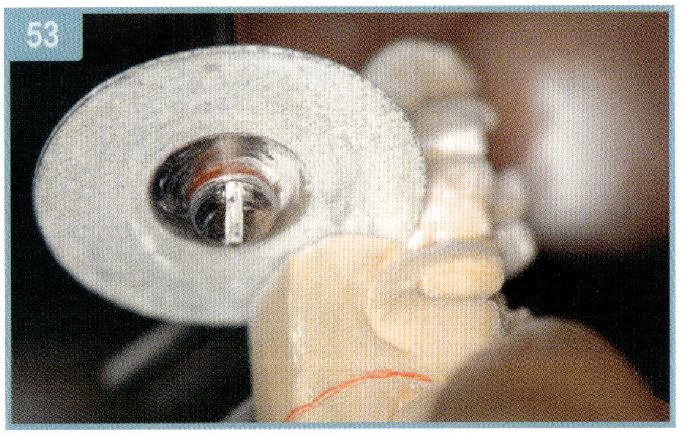
53

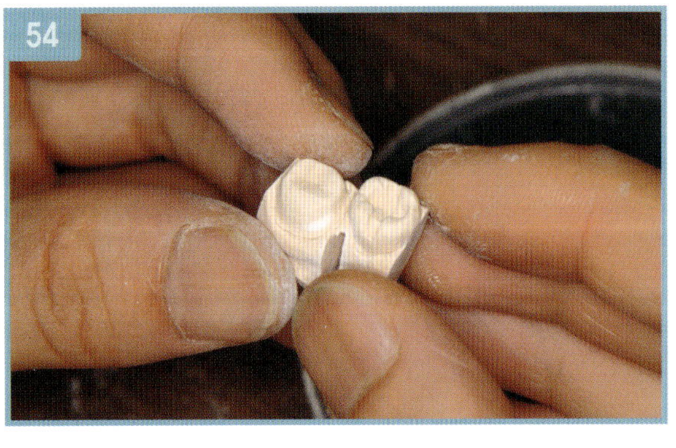
54

Check point

1. 1차 모형부와 2차 기저부의 모형끝에 있는 접합이 정확한가(그림 49)
2. 기저부에서 pin을 노출시킨다. (그림 50)
3. 분할선을 정확히 기입하였는가 (그림 51)
4. 톱질은 서서히 한다.(교합면에서 하는것) (그림 52)
   (기저면에서 하는 방법) (그림 53)
5. 기저면에서 분할을 먼저 시작할 때는 최종적으로 끝까지 분할하지는 않는다 (그림 53)
6. 최종마무리 분할은 손으로 조심스럽게 한다 (그림 54)

13. 치형분할의 다듬질 (55~59)

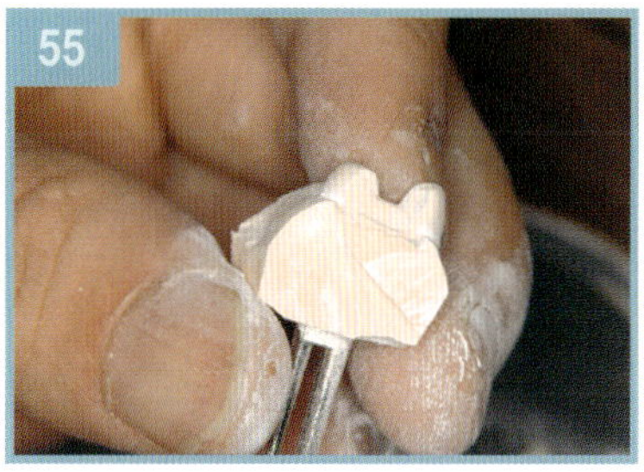
55

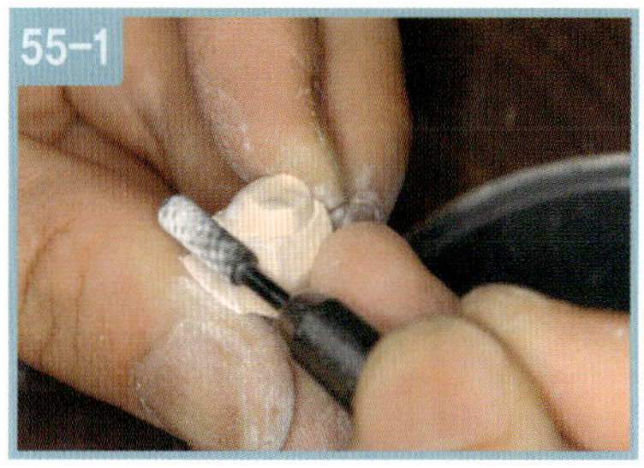
55-1

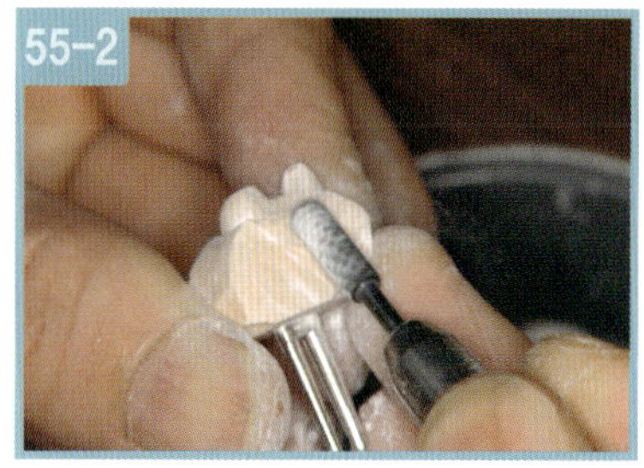
55-2

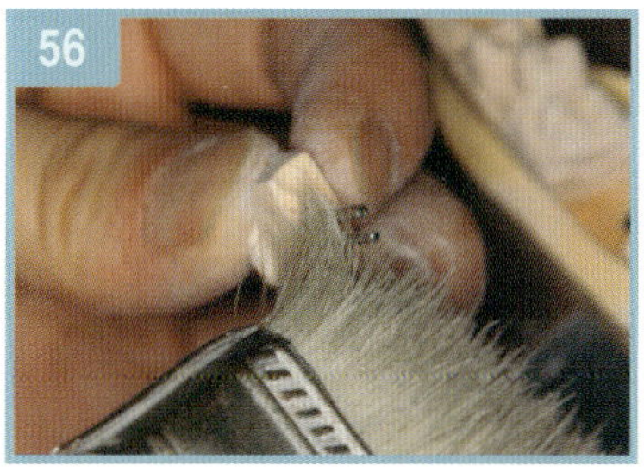
56

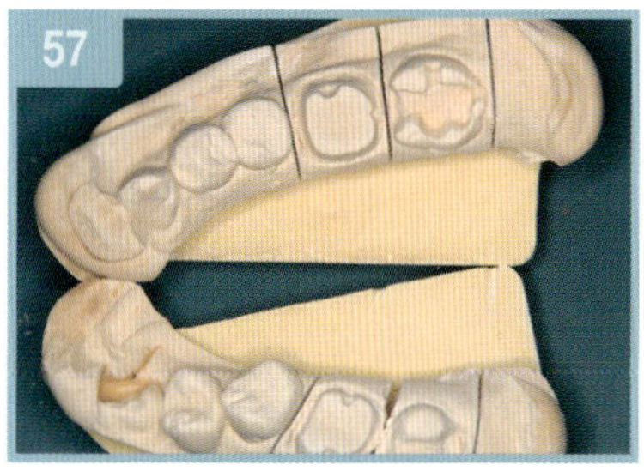
57

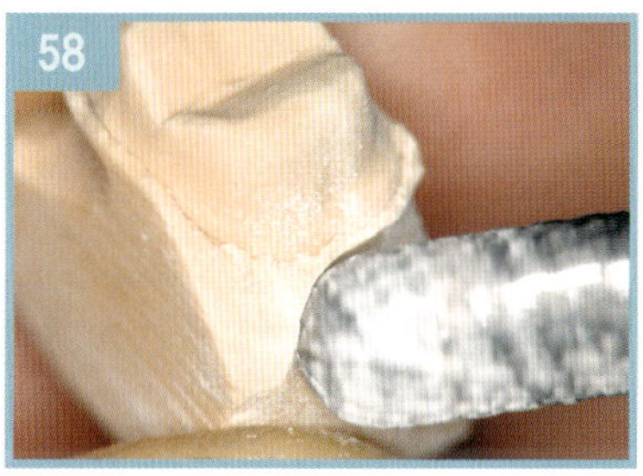
58

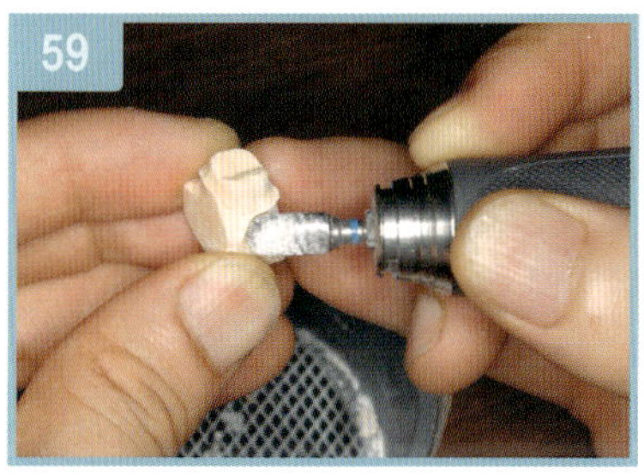
59

Check point

1. 와동의 이연부(cavity margin)를 제외하고 다듬질 한다. (그림 55, 55-1, 55-2)
2. 깨끗히 치형 · 와동을 정리한다. (그림 56)
3. 정리된 치형을 제위치에 식립시킨다.(그림 57)

14. Margin부의 marking die hardner와 도포 (60~63)

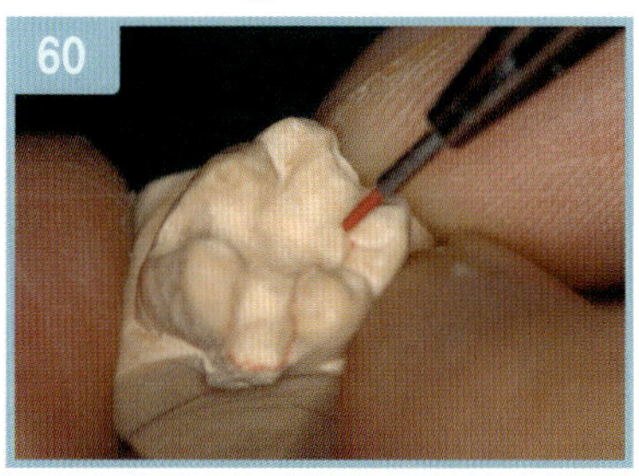
60

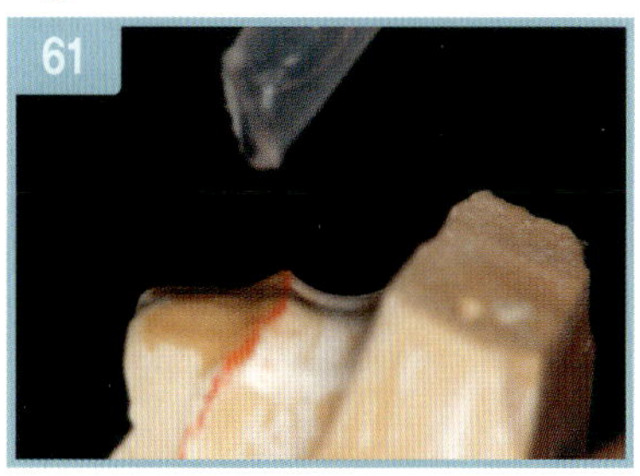
61

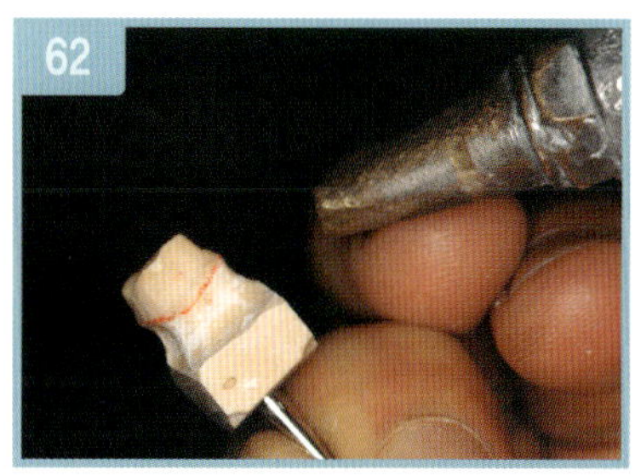
62

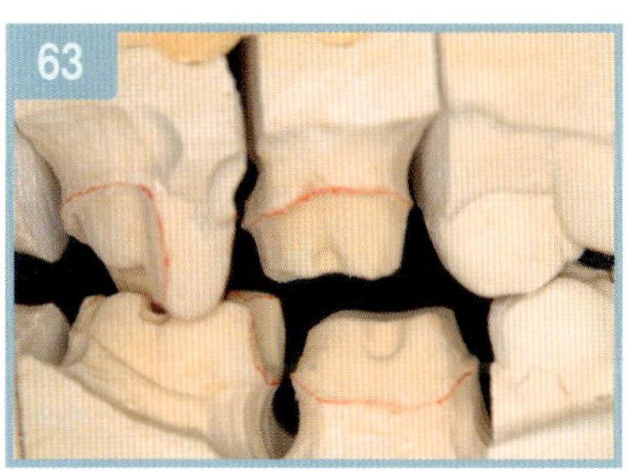
63

Check point

- Margin부의 marking

1.치형색과 대조적인가
2. 명확한 margin부가 형성되었는가
3. under margin 또는 over margin이 되지 않았는가

- 표면경화제 도포

1. 석고제품의 가장자리 부분이 약하므로 삭제될 우려가 있어 그 표면을 강화하는 목적으로 사용한다.
2. margin부의 강화를 위해서 die hardner 도포한다. (그림 61)
3. 고루 엷게 도포하였는가

15. 교합기 부착 (64~67)

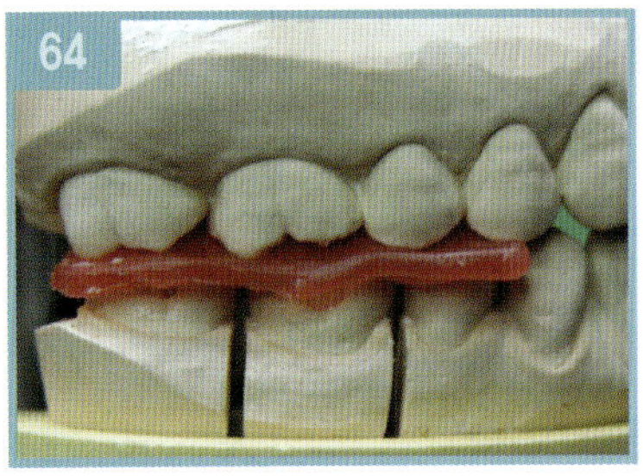
64

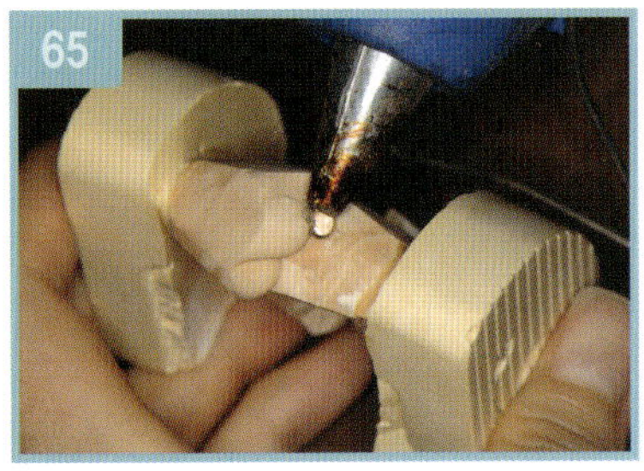
65

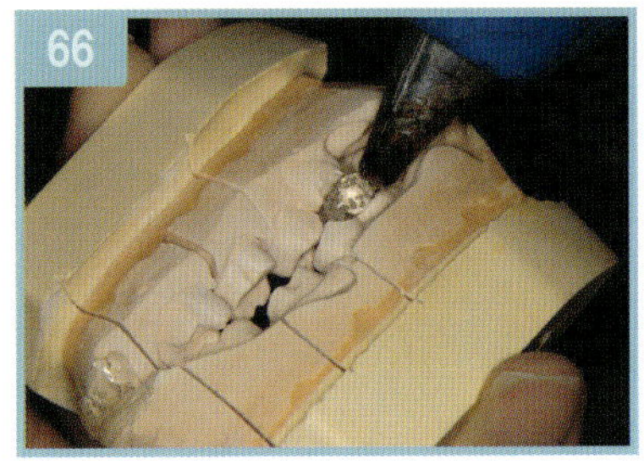
66

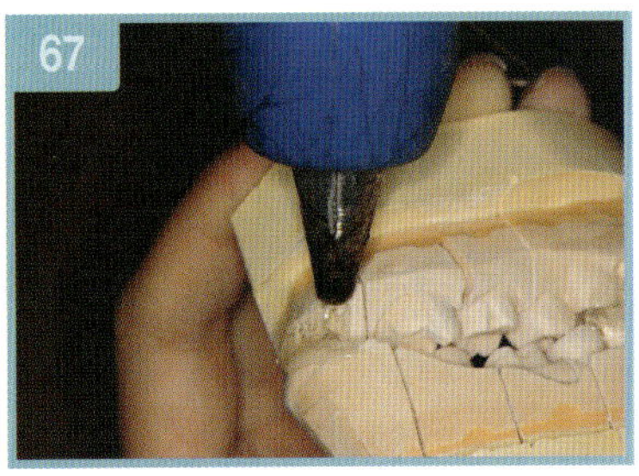
67

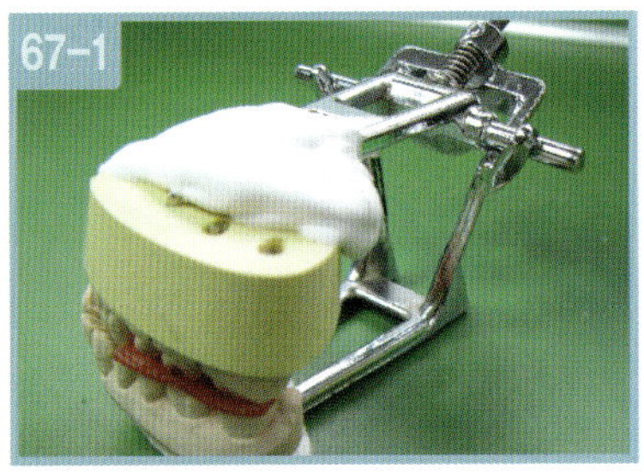
67-1

Check point

1. 중심교합에 의한 상 · 하악 모형이 정위 되었는가 (그림 64)
2. 모형이 흔들리지 않게 고정되었는가 (그림 65, 66)
3. 교합기의 후면과 모형의 후면이 일치한가
4. 부착 후 교합이 정확한가

16. 분리제 도포 (68)

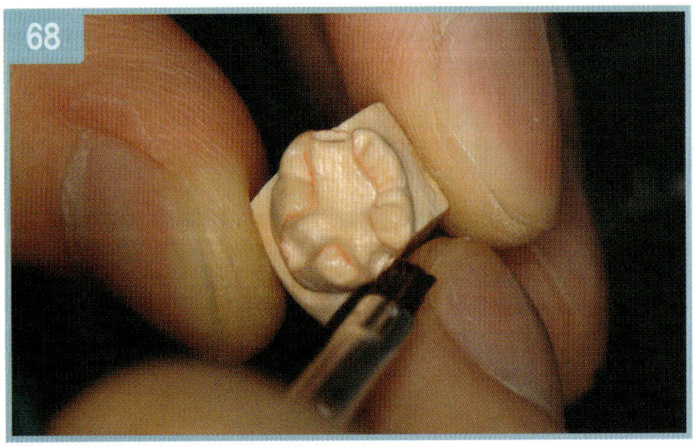
68

Check point

1. 석고와 wax pattern의 분리를 위해서 분리제를 도포한다.
2. 너무나 두껍게 도포되지 않았는가
3. 고루 도포 되었는가

17. Wax up (69~74)

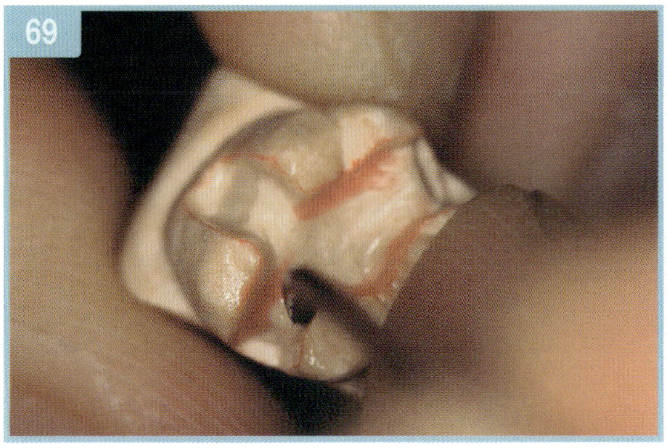
69

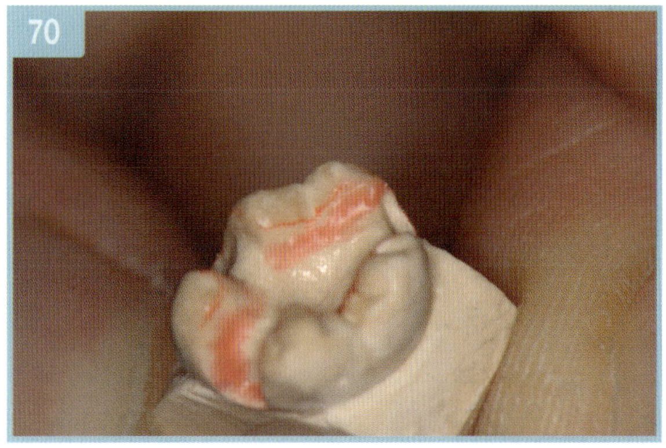
70

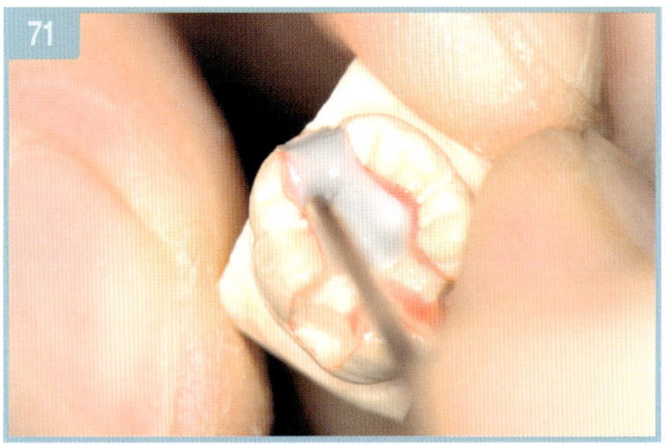
71

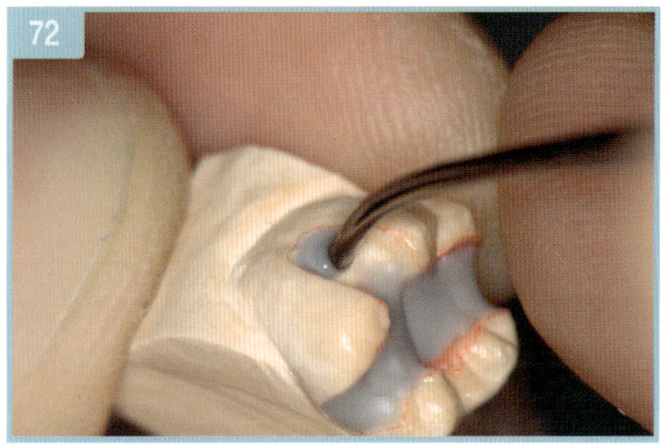
72

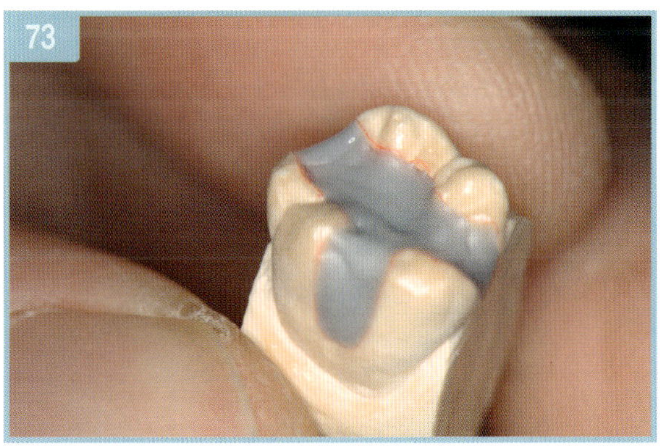
73

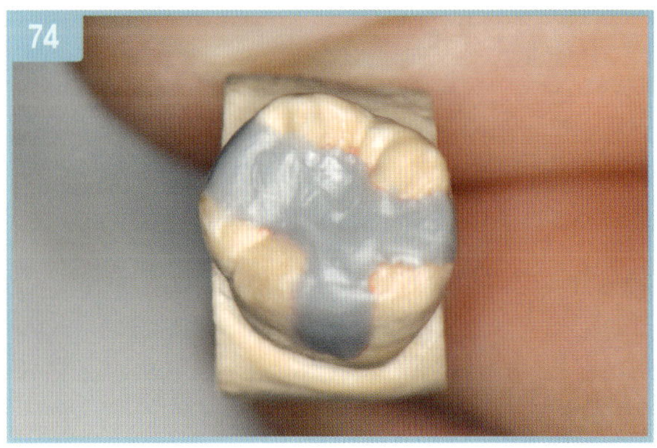
74

Check point

- Cavity wax up -

wax를 반복 첨가법에 의해서 형성한다.

먼저 와동 기저부의 코디부위를 inlay wax보다 부드러운 wax로 채운다.

와동의 변연부를 치형의 융선에 맞게 채운다.

1. 와동 저면 코너위의 wax는 부드러운 것으로 먼저 채워 졌는가
2. 변연부는 와연과 같게 정확하게 올렸는가

18. Cavity에서 wax pattern 분리(75~79)

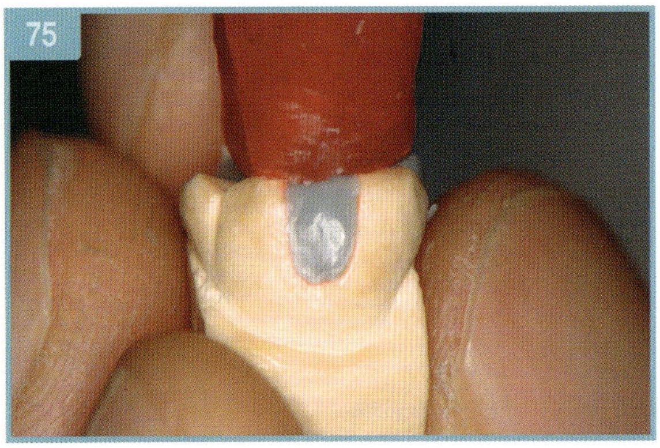

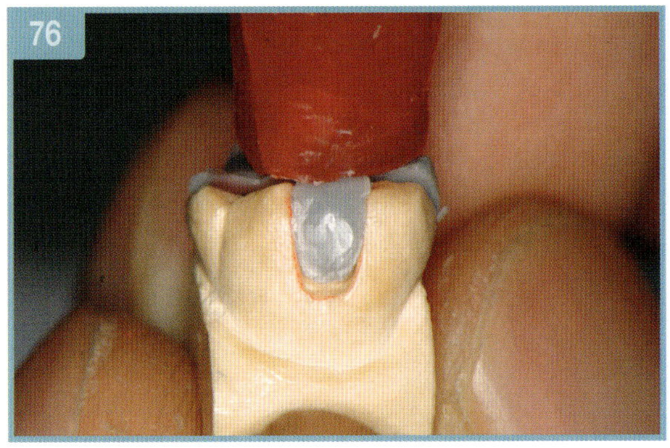

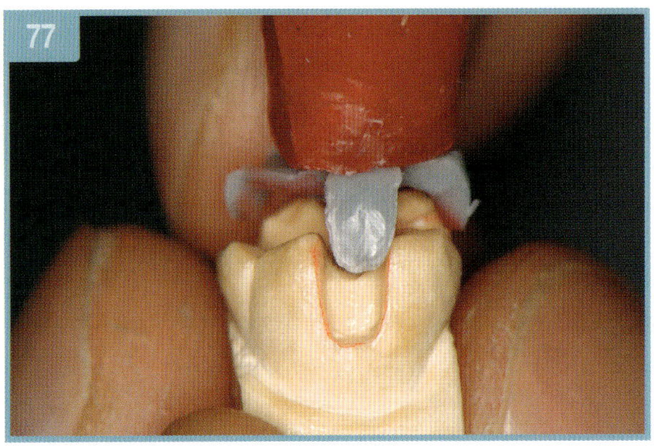

utility wax를 뭉쳐서 wax pattern에 지그시 눌러서 분리하였다 제 위치 시킨다.(그림 75~77)

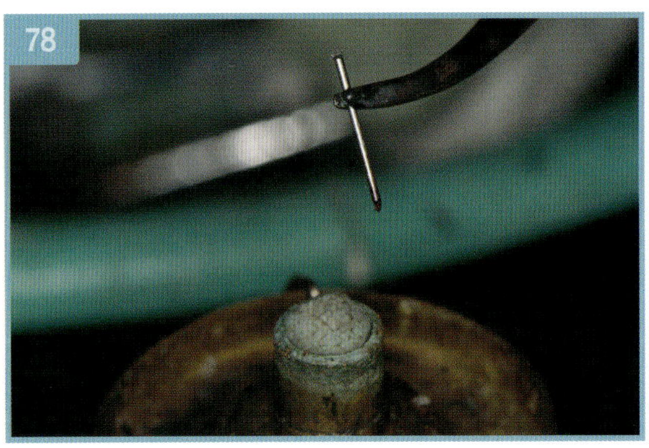

핀셋을 이용하여 알콜불에 끝을 달군다

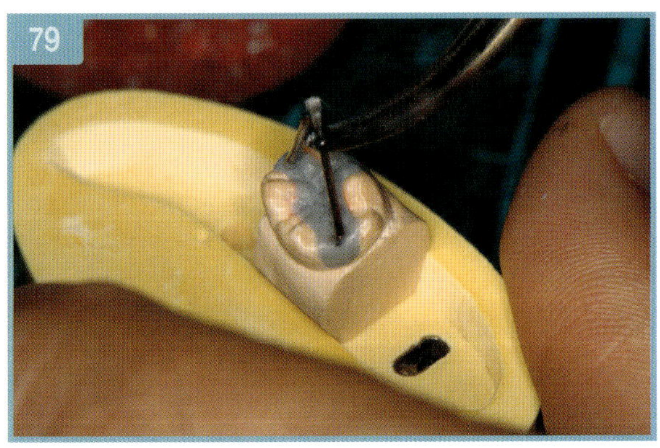

wax pattern의 적절한 위치에 꽂는다.

Check point

wax up이 끝난 상태에서 wax pattern를 분리하는데 조심스럽게 분리하여야 한다. utility wax를 뭉쳐서 wax pattern에 밀착시켜 분리하는 것과 sprue pin을 wax pattern에 식립하여 분리하는 방법이 있다.

1. wax pattern에 적절한 힘을 가하였는가
2. 적출방향이 저항력이 생기지 않은 방향인가

19. 교합면 Wax up margin부 처리 (80~83)

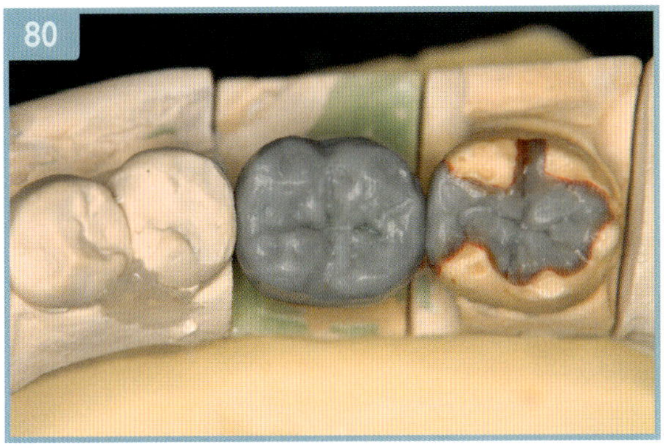
80

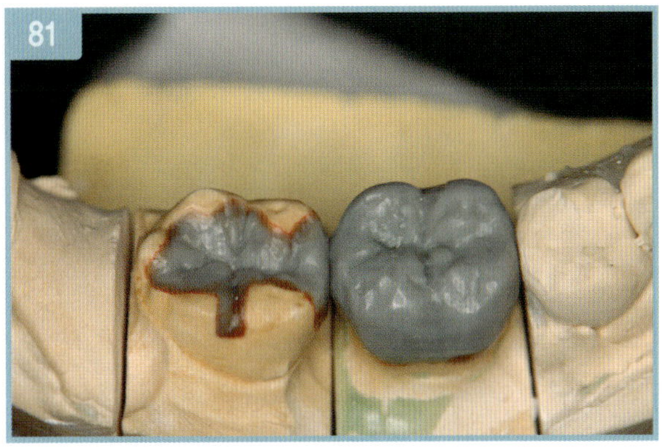
81

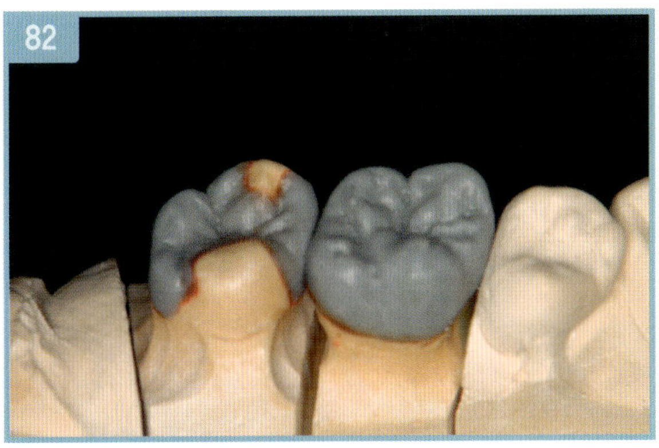
82

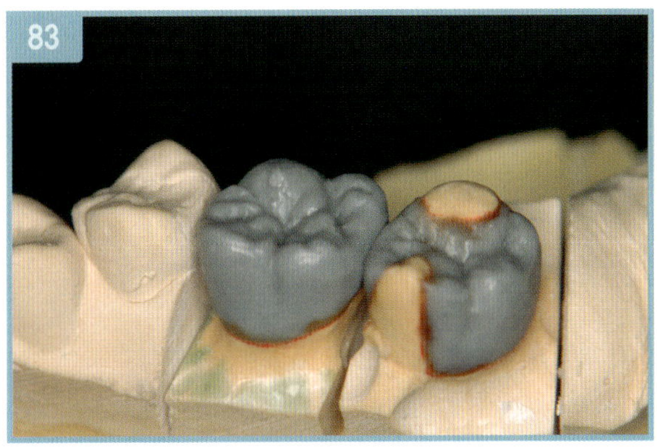
83

Check point

margin wax는 왜 사용하는가?

1. margin부는 일평면으로 처리되었는가(over or under되지 않았는가 확인)
2. 자연치의 형태를 최대한 고려하였는가
3. 인접치아 접촉점과 조화롭게 하였는가
4. 인공치아 인접면 접촉부위는 약간 높게 하였는가
5. embrasure의 크기를 비교하였는가 협 〈 설, 교두 〈 치경

20. wax pattern상에서 교합점검 (84~86)

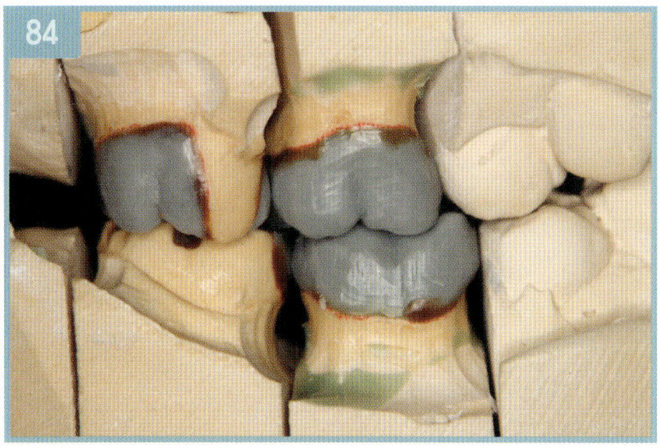
84

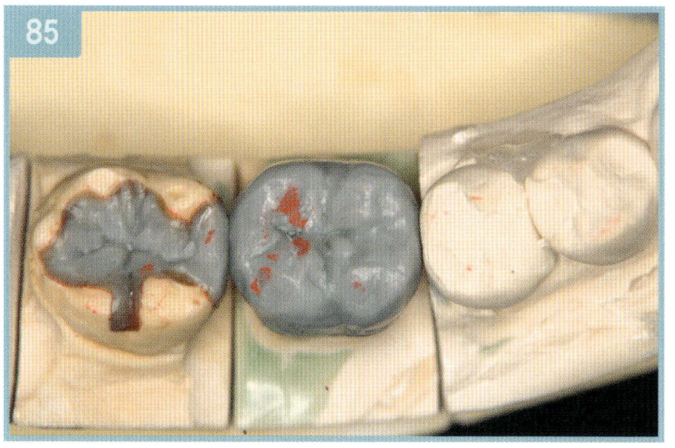
85

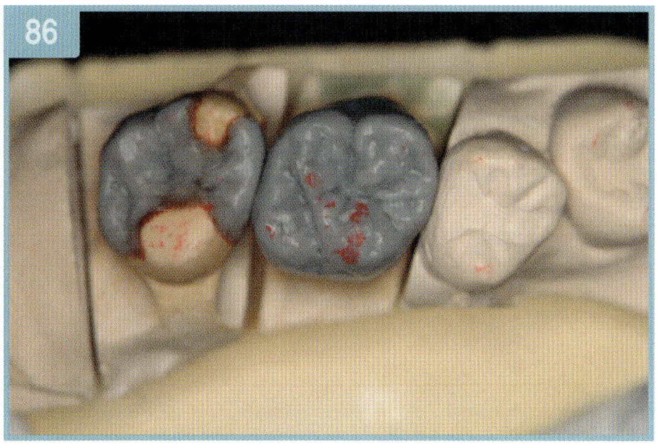
86

Check point

상 · 하악의 교합관계를 점검하는 것으로 교합기에 장착된 모형상태에서는 중심교합을 중심으로 교합점을 check 하도록 한다.

1. 과도한 접촉점이 생기지 않았는가
2. 교합력을 지나치게 외방으로 유도되지는 않았는가
3. 교합점이 융선외에 생기지 않았는가
4. 교합부 wax가 얇아서 지대치가 비치지는 않는가

21. Sprue식립 (87)

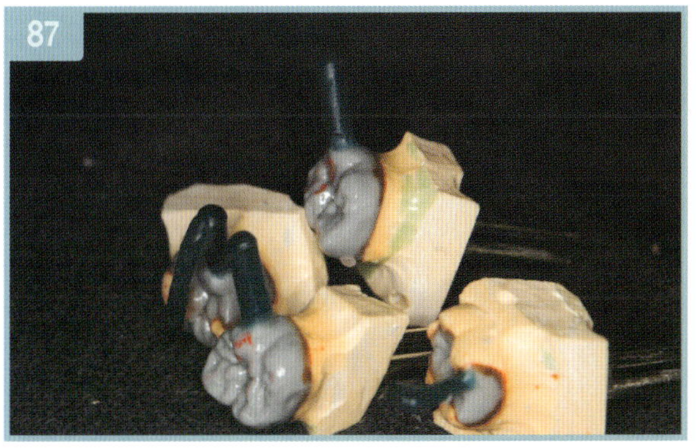

87

Check point

Wax pattern를 축출하기 위한 것으로 주조 시 주로가 된다.

1. wax pattern의 축출방향이 저항이 발생되지 않은곳에 식립되었는가
2. 주로가 형성되었을때 저항이 발생되지 않을까
3. 기능점이 아닌곳에 부착되었는가

22. 원추대에 wax pattern 식립 (88~89)

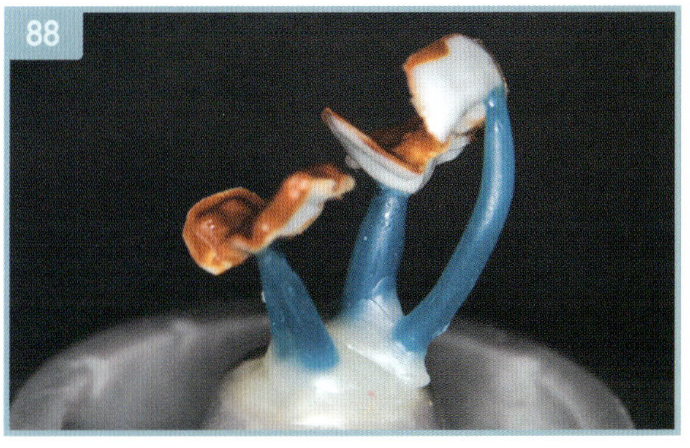

88

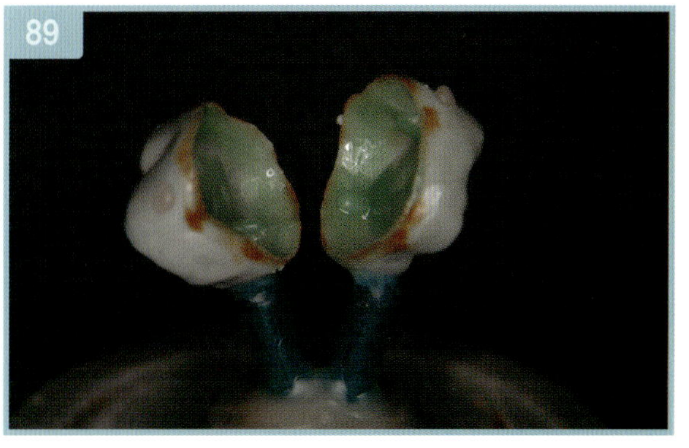

89

Check point

원추대에 식립하여 주조 시 주로를 형성하고 통기성이 원활하고 주조압에 견디도록 설계, 부착되어야 한다.

1. 너무나 많은 wax pattern을 식립하지는 않았는가
2. 기저부는 smooth하게 되었는가
3. 주조시 주조방향을 고려하여 식립하였는가

23. Wax pattern을 ring내에 안착 (90)

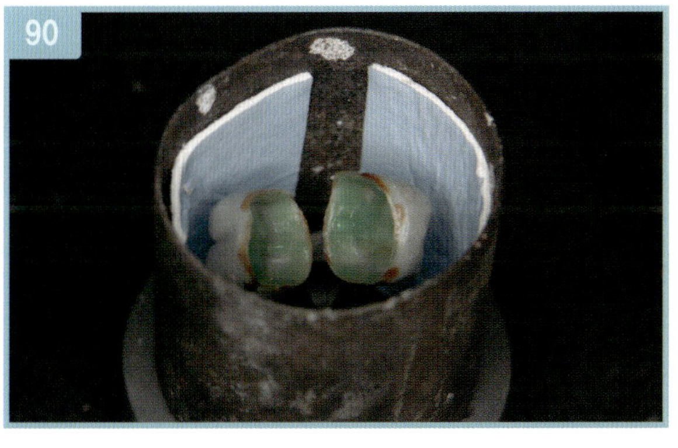

90

Check point

1. ring 중앙에 오게 하였는가
2. 상단부와의 간격은?
3. 측면부의 간격은?
4. crucible former와 ring의 접착은?

24. 매몰재 mixing (91~93)

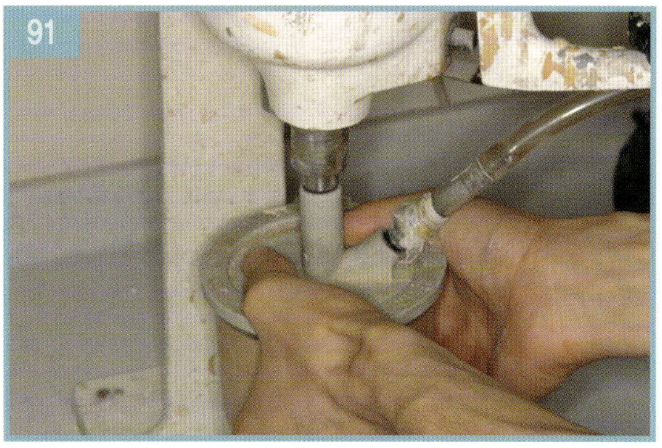

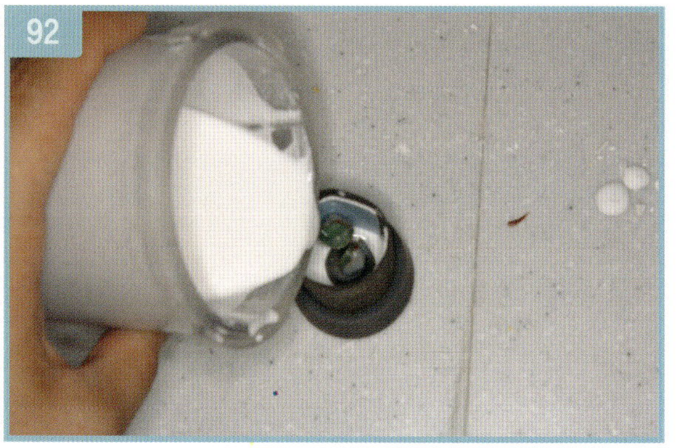

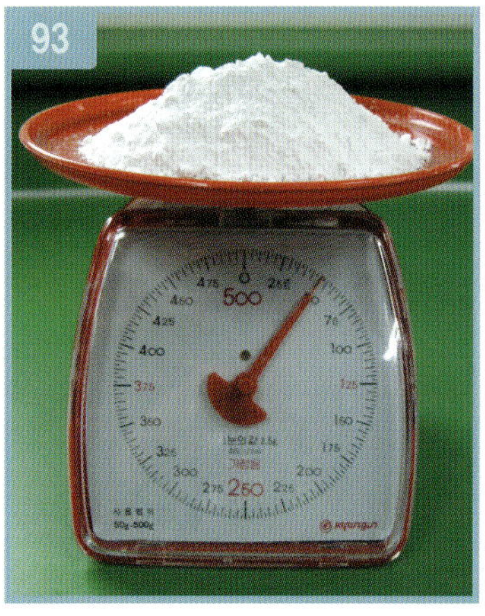

Check point

1. vacuum상태에서 mixing 되는가
2. 정확한 혼수비로 혼합하였는가
   (기성제품에 따라)

25. Ring에 매몰재 채우기 (94~ 95)

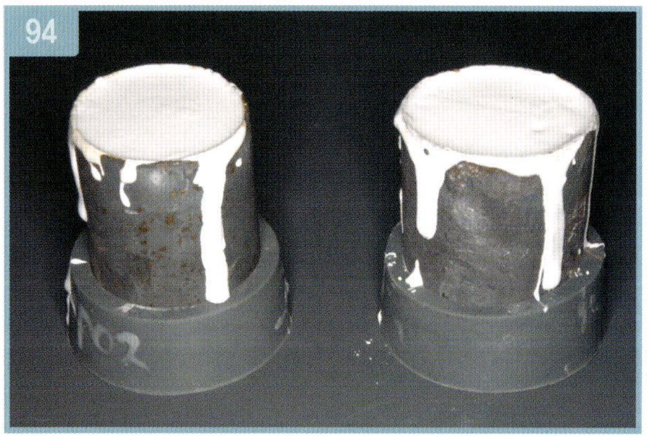

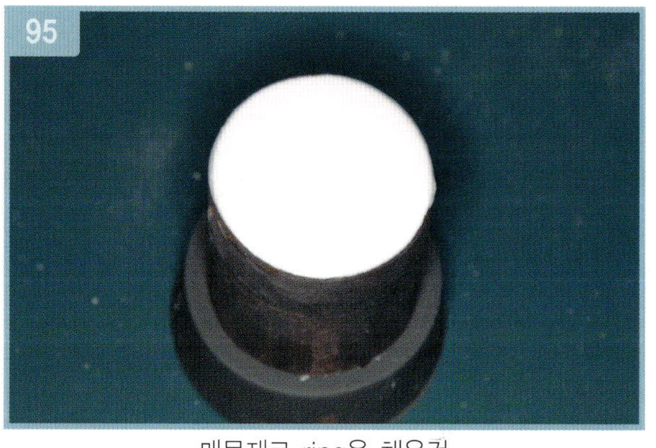

매몰재로 ring을 채운것

Check point

1. 한쪽면에서 부터 서서히 채웠는가
2. 중요부분은 기포가 발생되지 않게 붓으로 1차적으로 도포하였는가

26. Ring의 furnace 안착준비 (96~97)

96
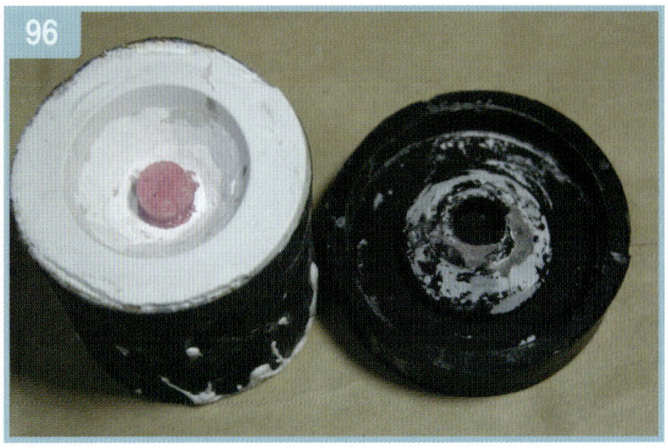
매몰 후 최소 45분 후 원추대 제거

97
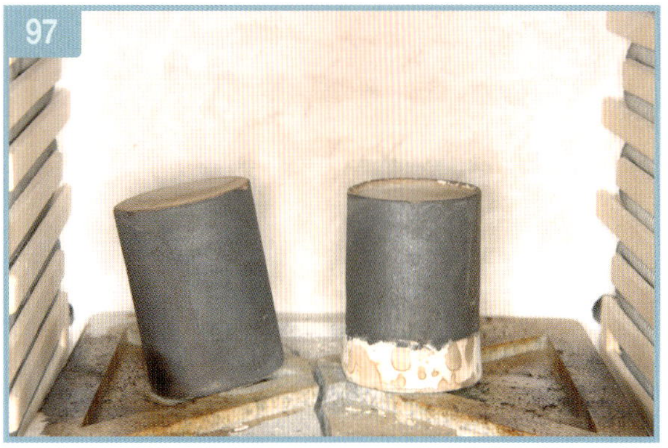
원추대 제거후 소환로에 안착

Check point

1. 원추대 제거 후에 cone청결성 여부
2. crucible former 부착부위가 ring의 하단으로 향하게 하였는가
3. furnace바닥을 깨끗히 처리 하였는가
4. furnace의 온도계를 확인 하였는가

27. 주조과정 금속용융 (98~100)

98
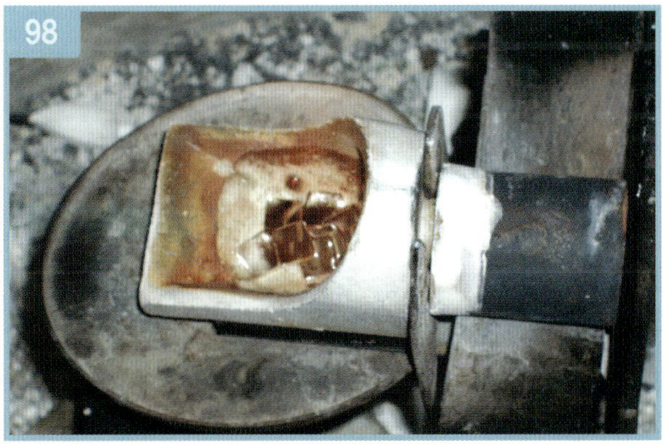

99
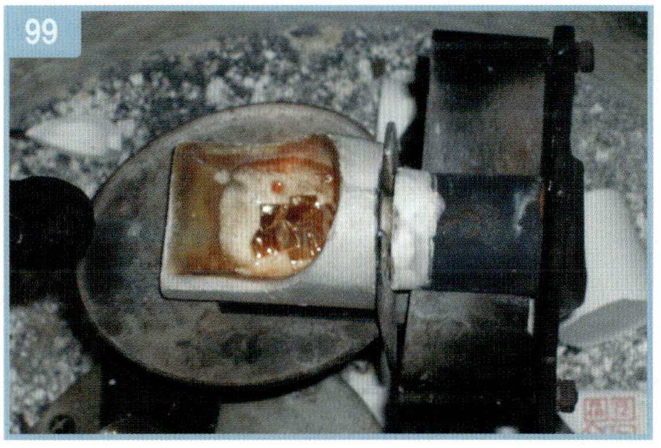

100
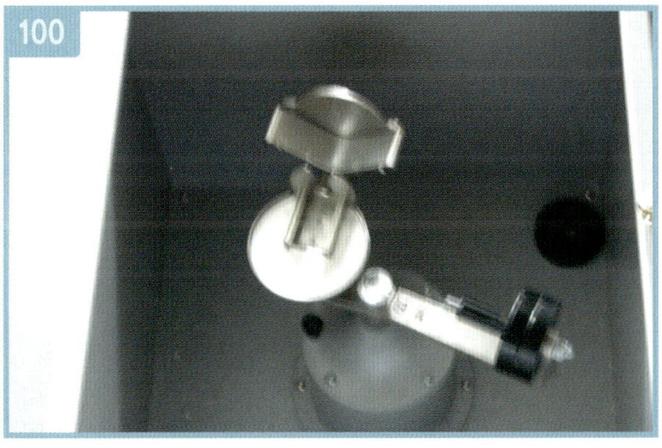

Check point

1. 균형은 잡혔는지 (dummy ring으로 먼저 균형 맞춤)
2. 금속의 양은 정확한가
3. 회전력은(감는 횟수) 적절한가
4. 산화막 제거는 하였는가
5. 과도한 용융을 하지 않았는가

28. 주조가 끝난 후 매몰재를 제거 (101~105)

101
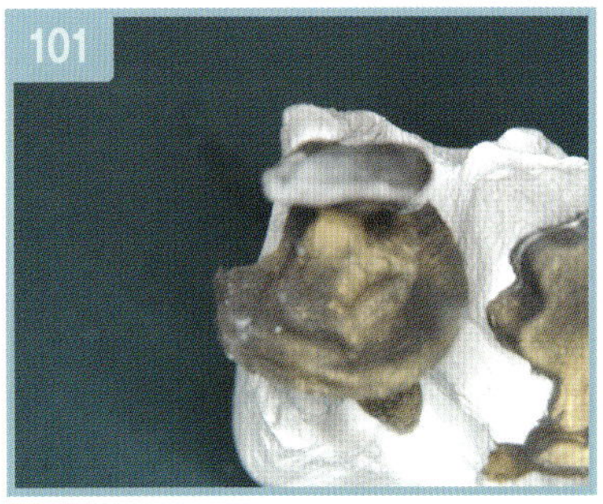

102
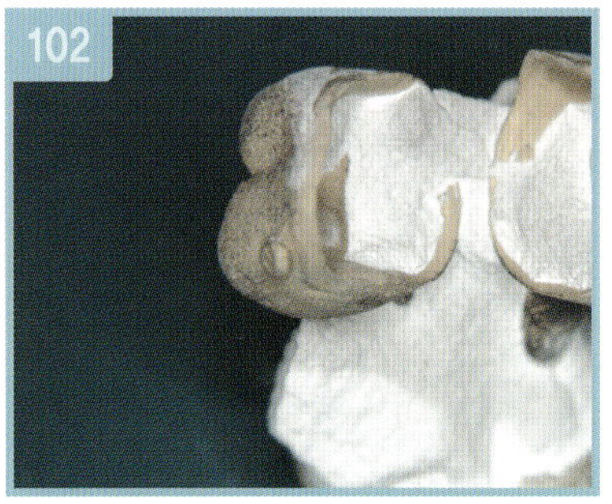

103
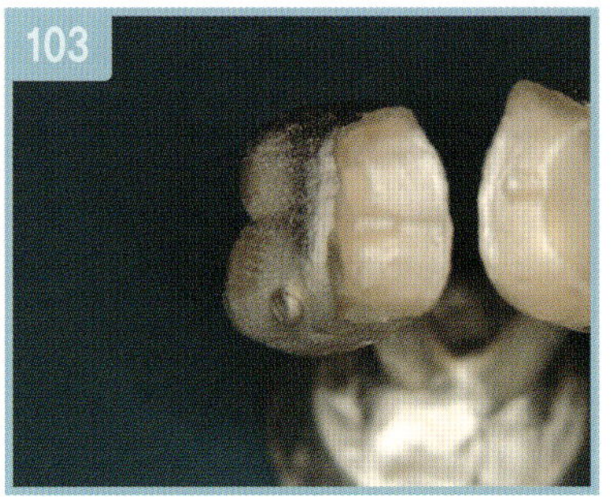

104
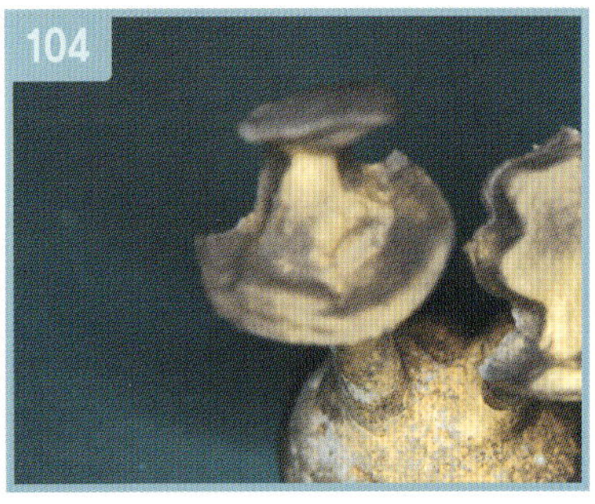

105
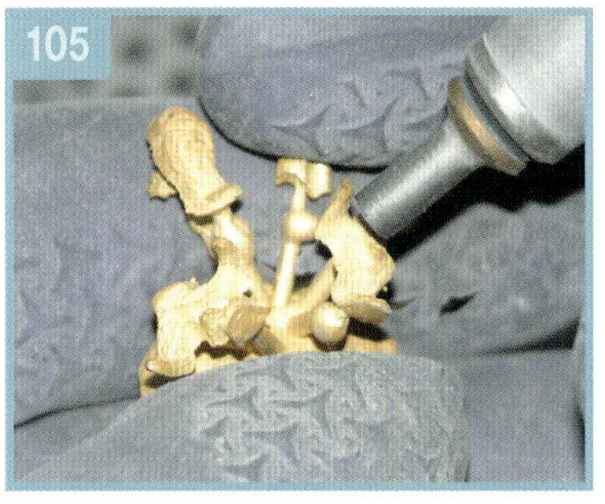

Check point

1. ring내의 주조체를 해체시 button이나 ring 하단부에 충격을 가하였는가
2. button색이 검붉게 되었을때 물속에 넣었는가
3. sand blaster로 주조체에 묻은 매몰재를 깨끗히 제거 하였는가 (sand blaster사용 시 margin부의 무리한 사용은 하지 않는다.)

29. 산욕처리 (106~107)

106
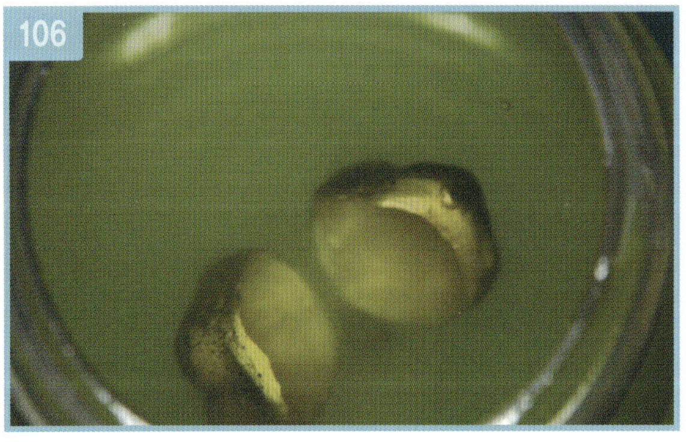

107
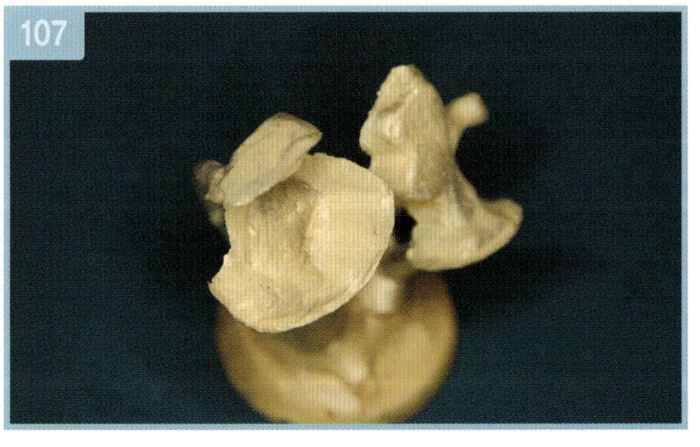

Check point

1. 용액은 깨끗한가　2. 사용기구를 금속재료로 사용하지 않는다.　3. 마스크는 착용하였는가

30. 모형의 적합 (108~109)

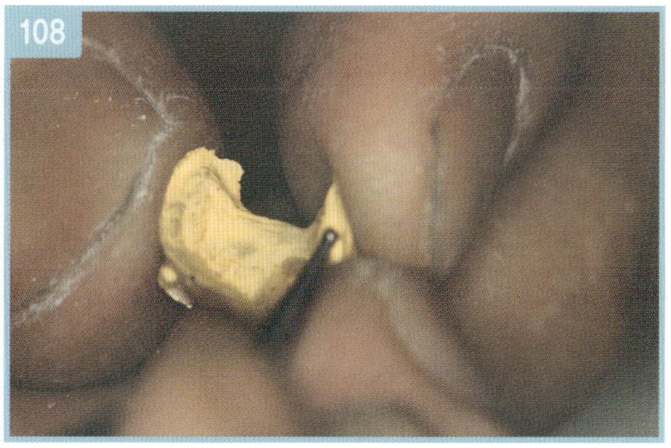
cavity 내면 기포제거

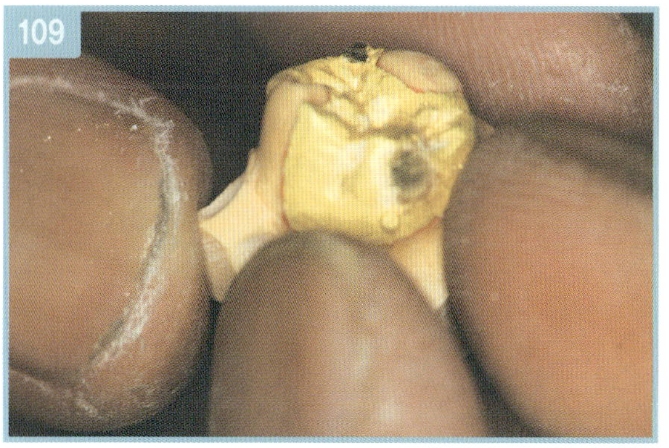
모형에 적합(무리한 힘으로 합착시키지 않는다)

31. 주조체 외형 다듬질 (110~112)

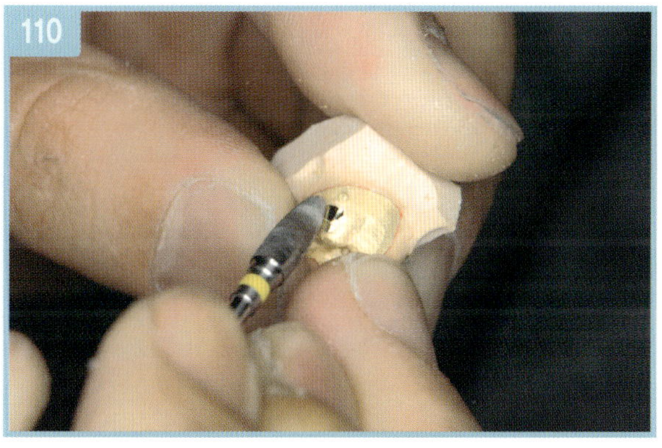

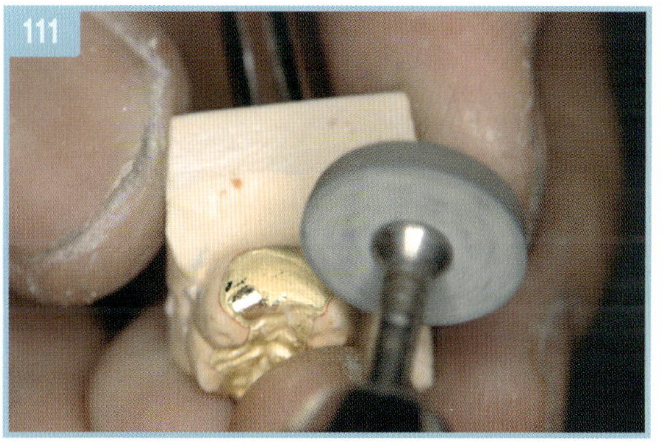
margin부의 연마

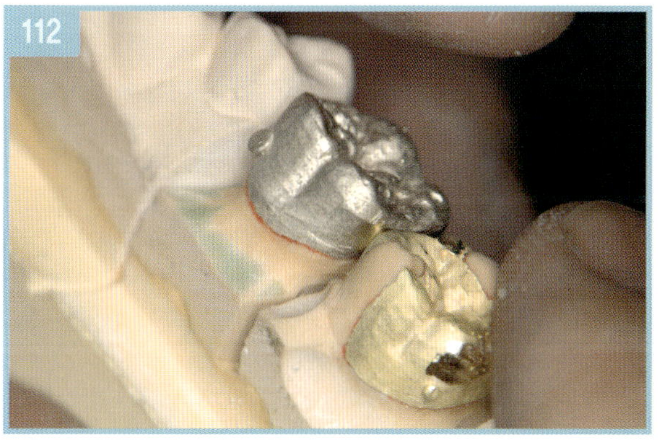
contact부를 먼저확인

Check point

1. 거친부위 표면기포 제거
2. margin부위 적합 일평면이 되었는가(그림 111)
3. contact부의 무리한 연마는 하지 않았는가
4. 연마기구의 회전방향을 확인하였는가(중앙 → 변연)

인접면 다듬질(그림 122, 128, 115)

1. 인접면의 높이 조절 (그림 115)

- 인공치만의 접촉 교합면측으로 좀더 높게
- 자연치와의 접촉 지연치아의 높이에 맞게

2. 인접면 표면의 활택(그림 122, 128)

32. 교합점검(113~117)

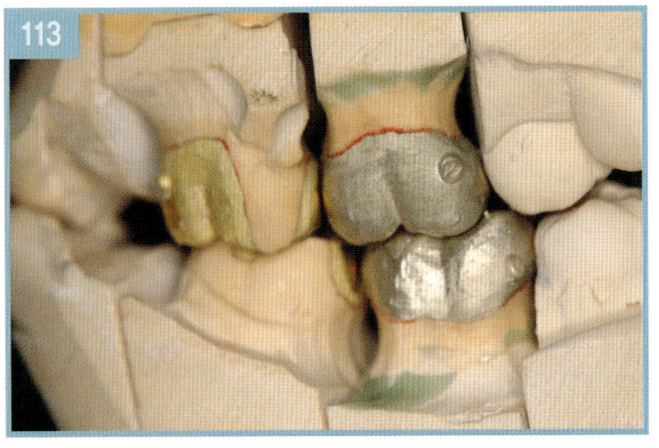
113

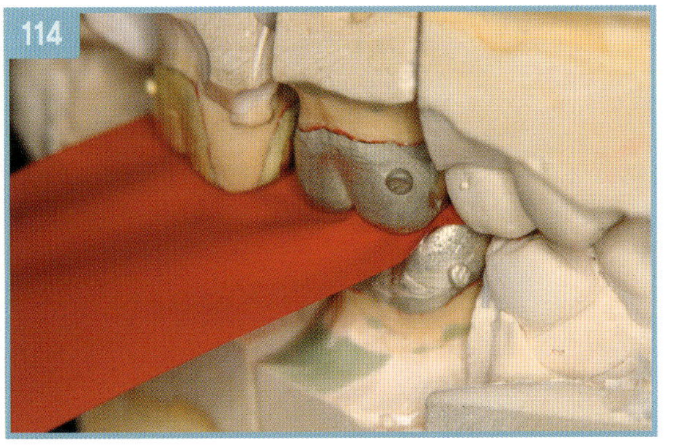
114

교합지를 이용하여 bite checking

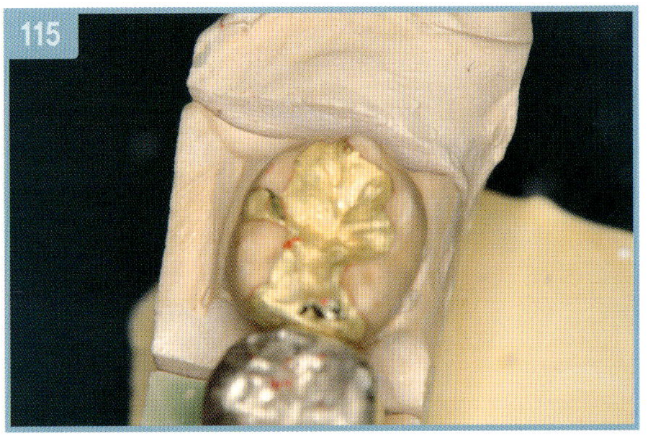
115

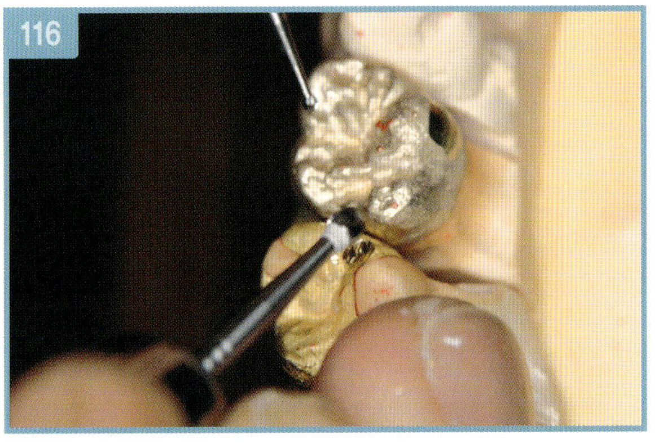
116

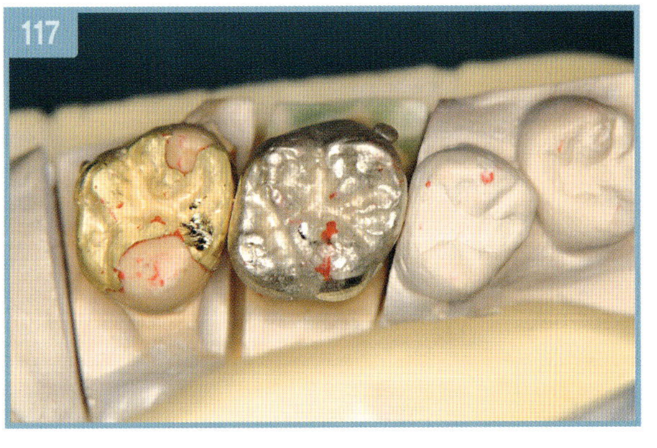
117

Check point

1. 지나친 교합력에 의한 교합점 제거 (선 충돌점 제거) (그림 118)
2. 균형잡힌 교합점 (그림 117)
3. 적절한 두께의 교합지 사용 (그림 114)

33. 교합면 재현 (118~136)

1차 연마(118~121)

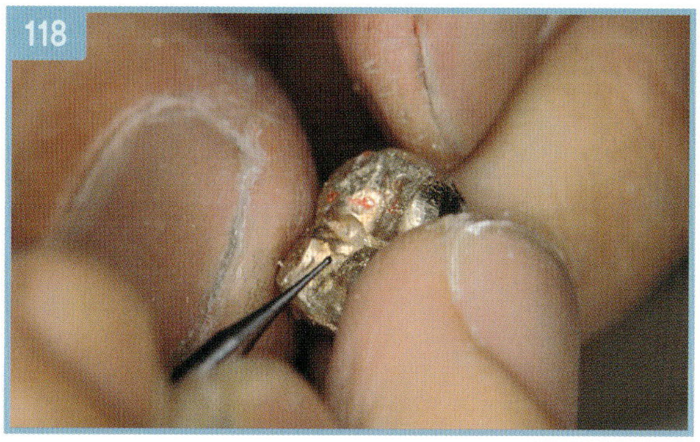
118

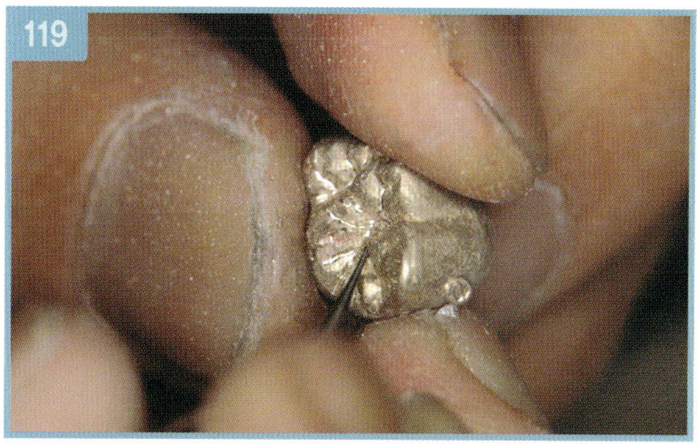
119

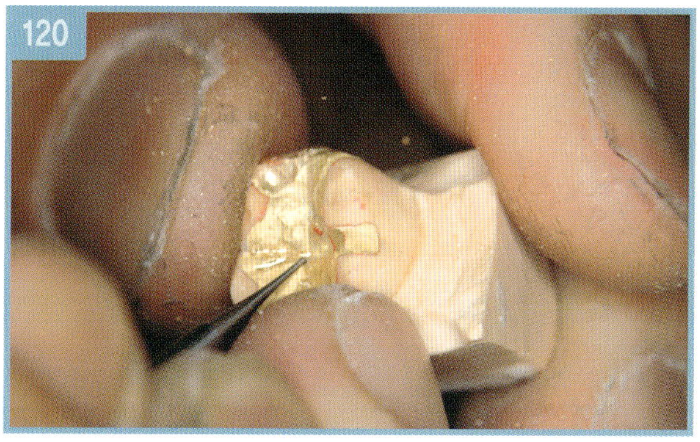
120

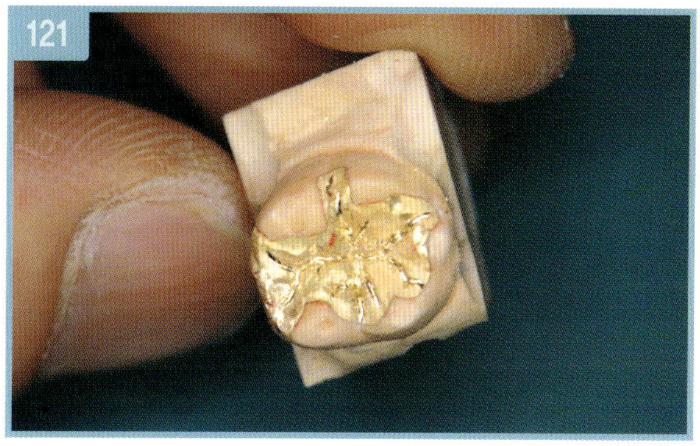
121

2차 연마(122~125)

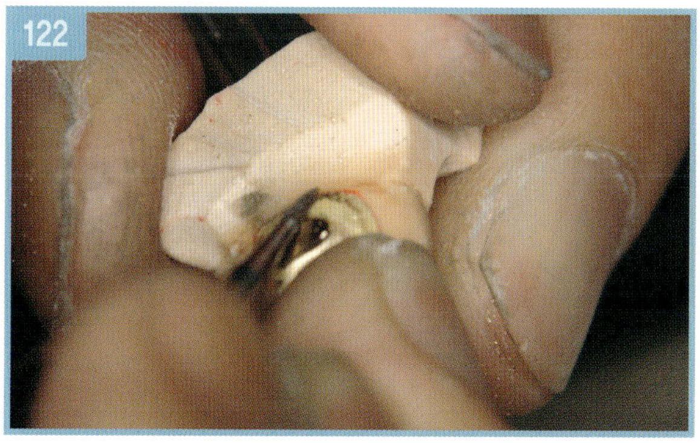
122

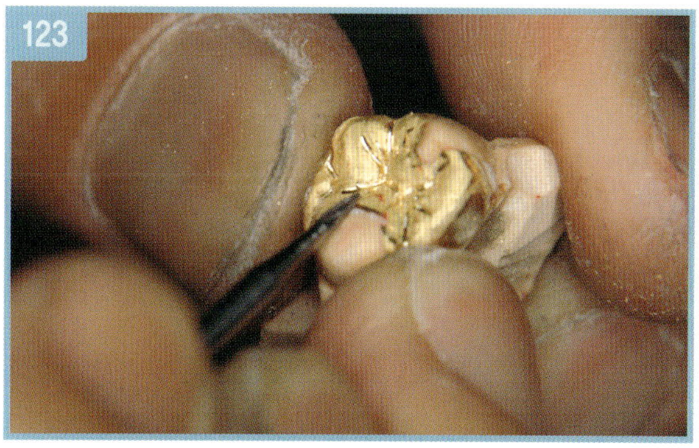
123

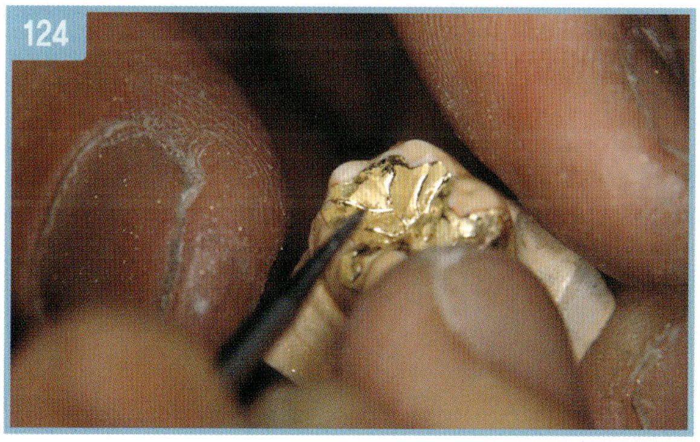
124

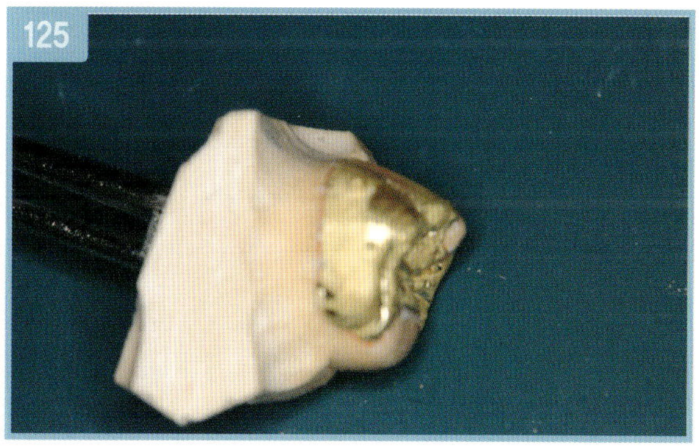
125

3차 연마(126~132)

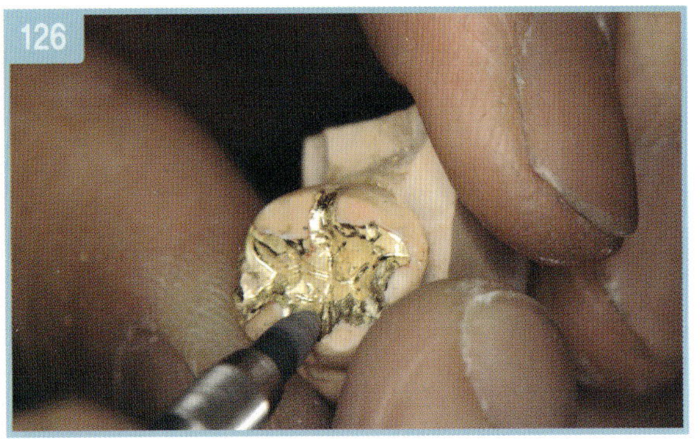
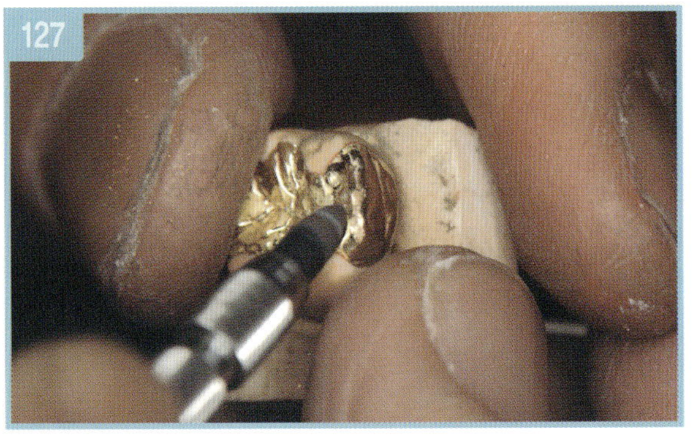
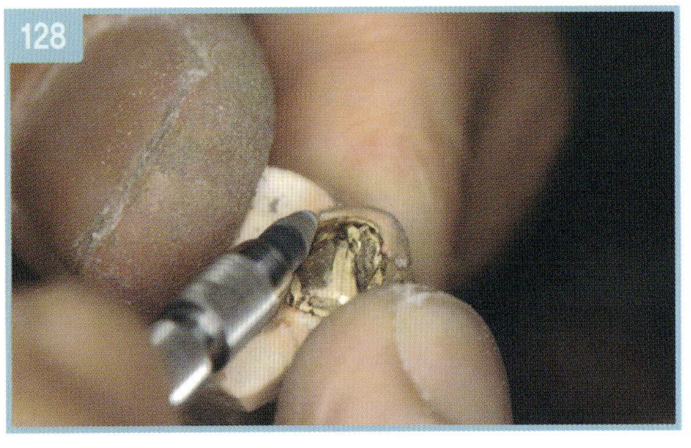
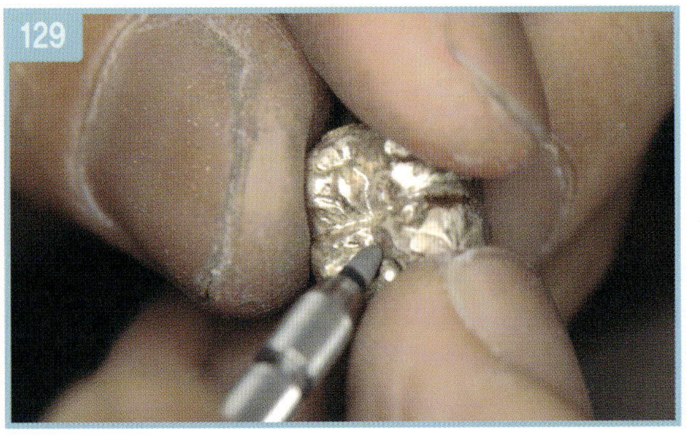
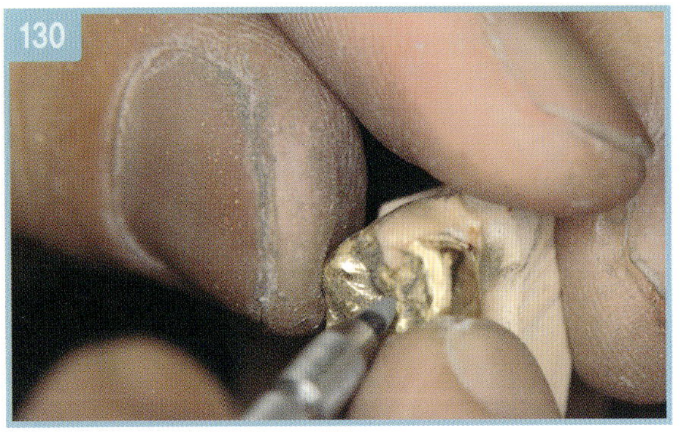
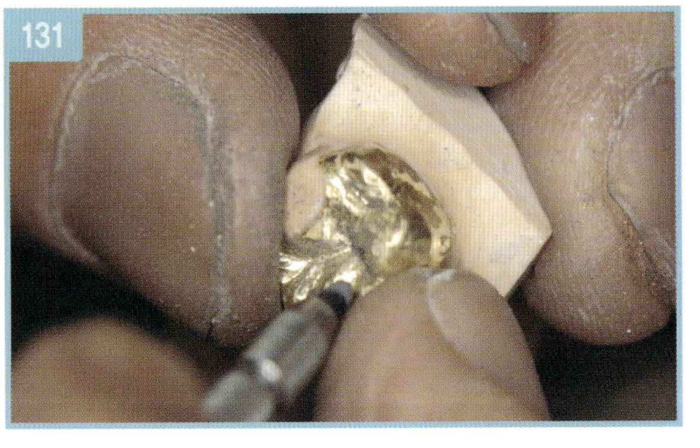
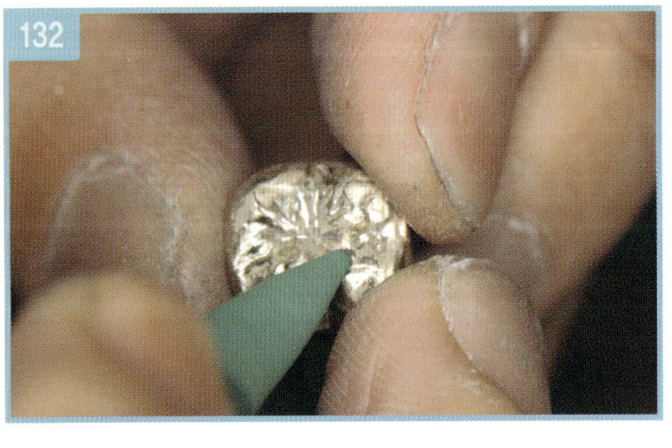

4차 연마(133~136)

133
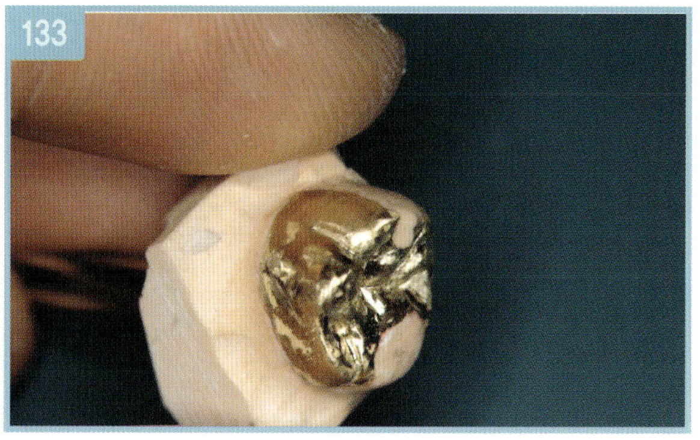

134
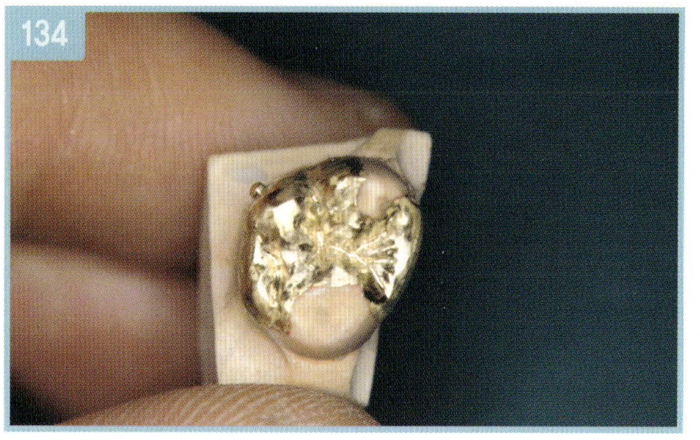

135
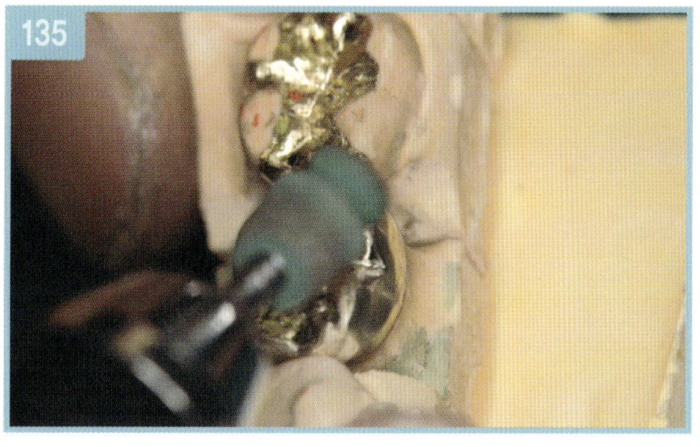

136
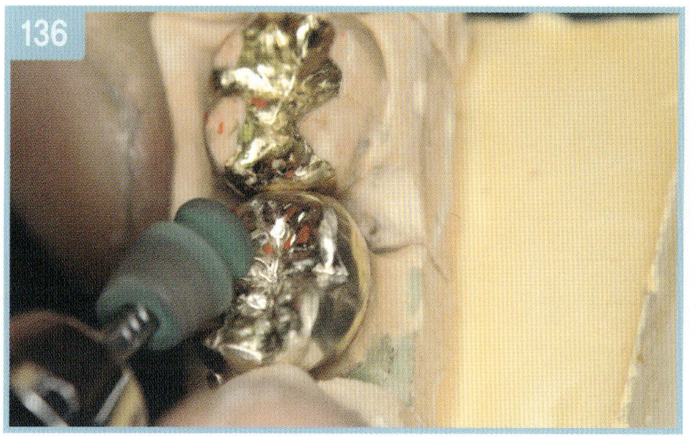

rubber point 형태적으로 변형시켜서 연마

Check point

1. 1차로 아주 작은 round bur를 사용하여 groove를 재현하는가 (그림 118, 119, 120)
2. 의심스런 곳은 device로 두께를 측정하였는가
3. wax pattern상에서 기록된 사항을 최대한 재현되도록 확인 하였는가
4. 2차로 fissure bur를 사용하였는가 (그림 123, 124)
5. 3차로 끝이 무딘 bur를 사용하여 groove를 재현하는가
6. 형태적면에 따른 연마기구가 연마면에 닿게 조작하여 사용하는가 (그림 132, 135, 136)
7. groove형태 재현이 완료된 상태 (그림 133, 134)

34. 교합점검 (137~141)

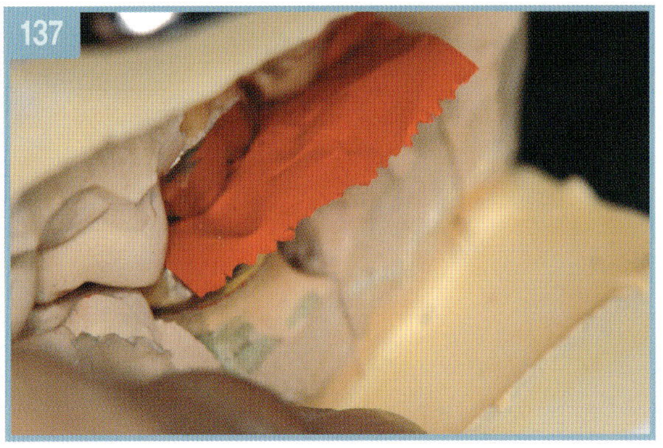

137

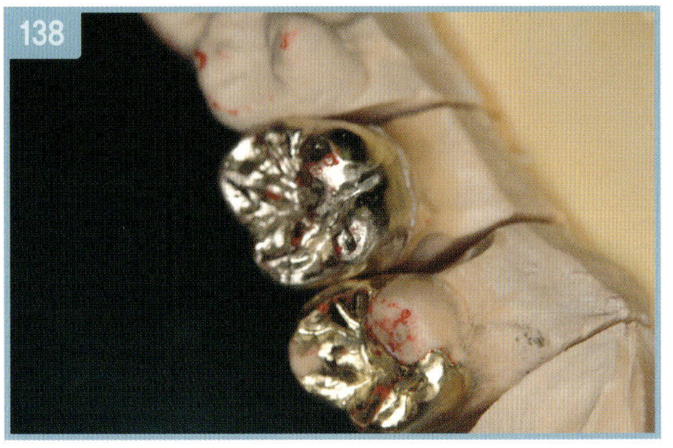

138

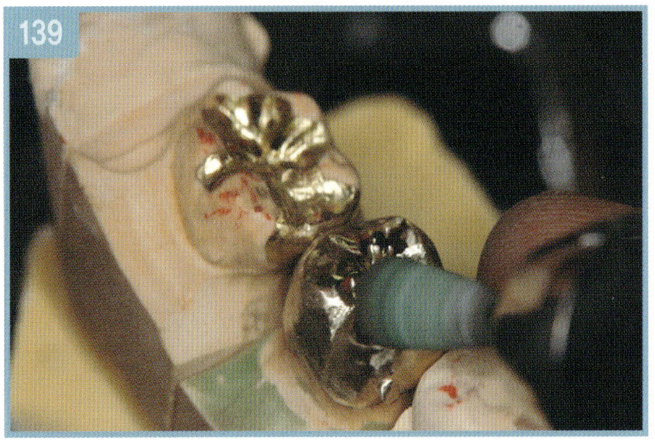

139

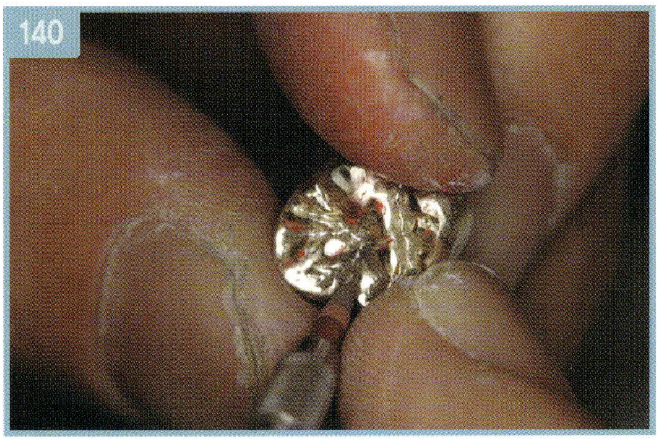

140

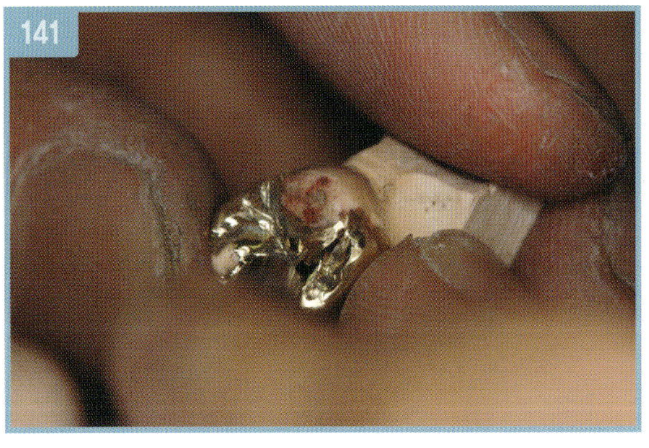

141

Check point

크기가 지나친 교합력의 교합점을 제거한다.

35. 광택내기 (142~144)

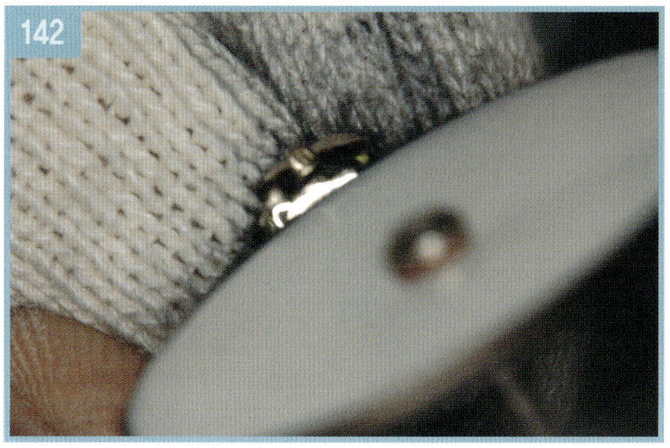
142

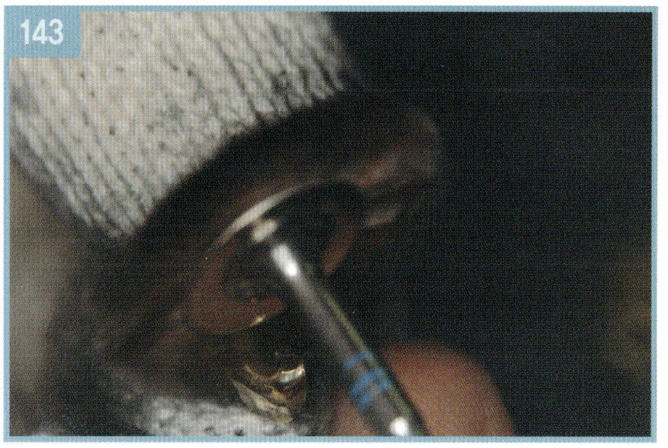
143

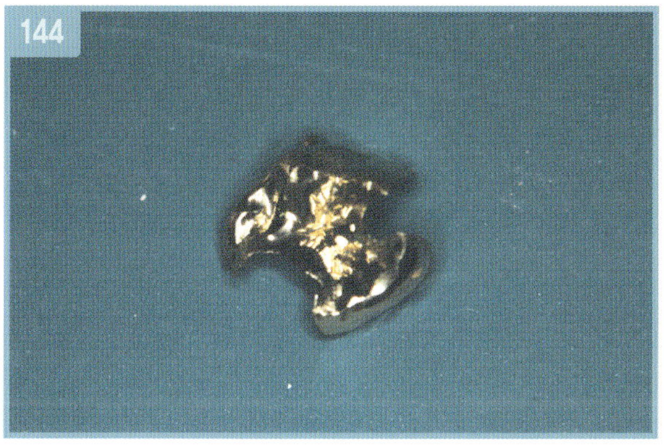
144

Check point

1. 주조체 margin을 최대한 조심스럽게 하였는가
   (그림 142)
2. 거친순에서 고운순으로 연마기구를 사용하였는가
   (그림 143, 144)

36. Cleaning 솔질 (145)

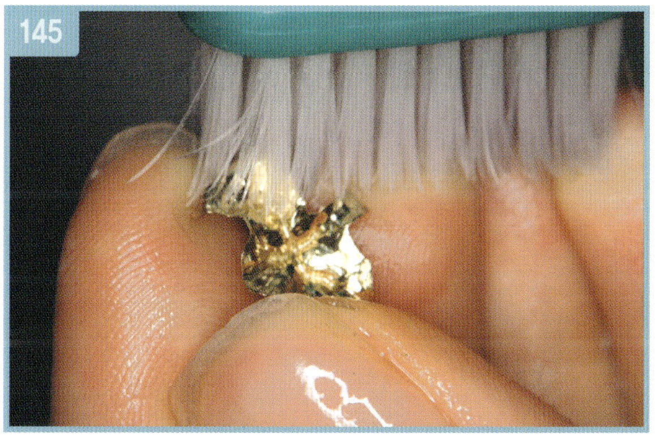
145

Check point

1. 초음파 세척기 이용 시 바로 세척은 금한다.
2. brushing시 눌러서 한다.

37. 최종교합 (146~149)

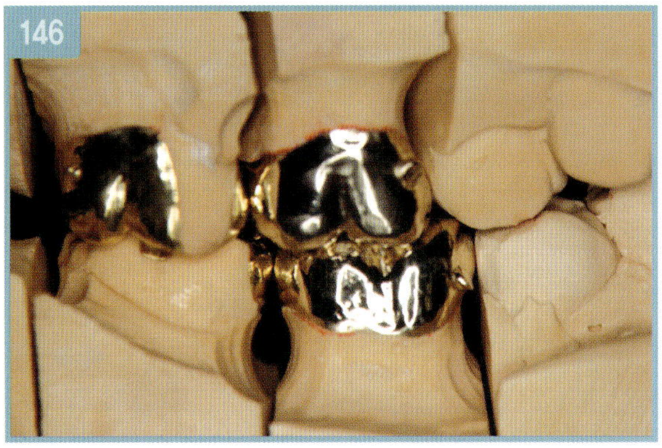

146

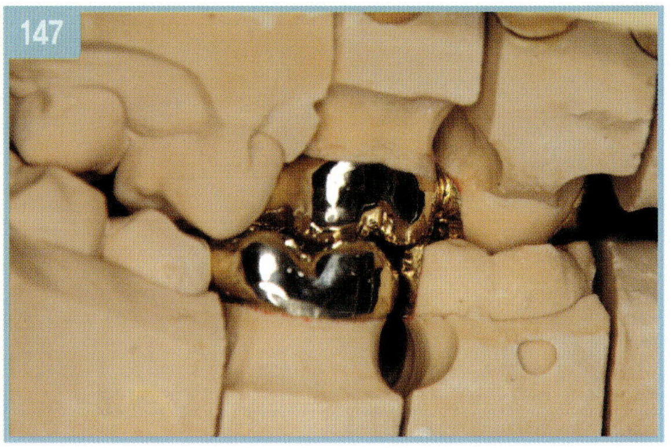

147

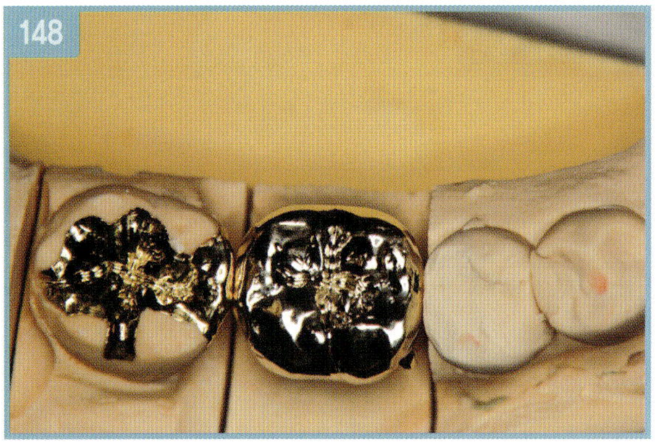

148

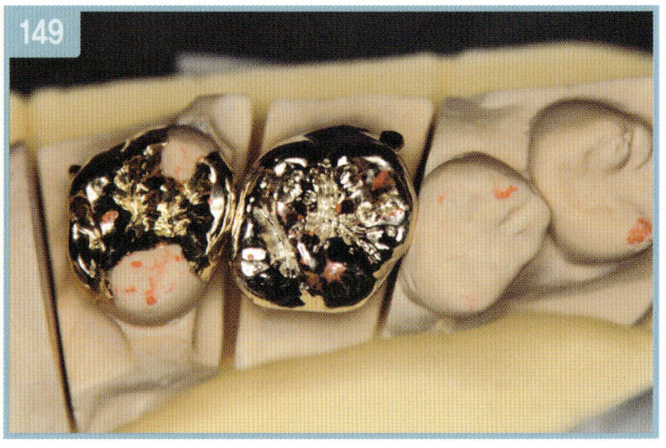

149

Check point

1. 모형상에 적합시킨 후 최종적으로 교합을 점검한다. (그림 146,147,148)
2. 교합점이 적절한가
3. 균형잡힌 교합점이 확인되었는가 (그림 149)

Gold inlay 임상과정

모형상의 wax pattern과 Gold inlay

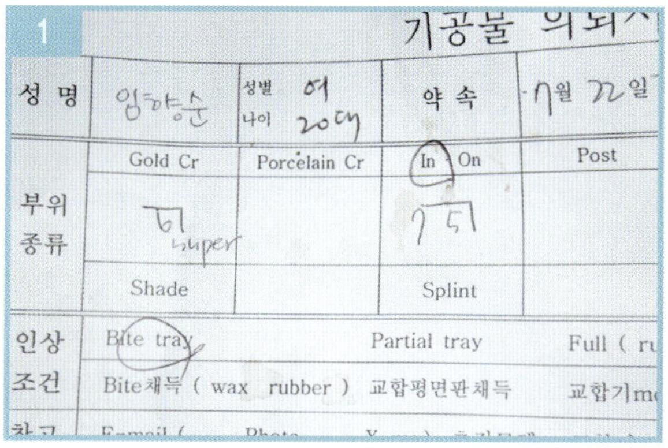

기공물 의뢰서

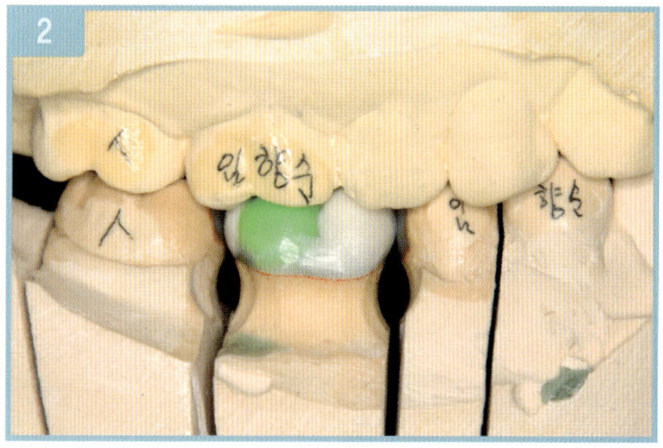

wax up이 완성된 협측상태

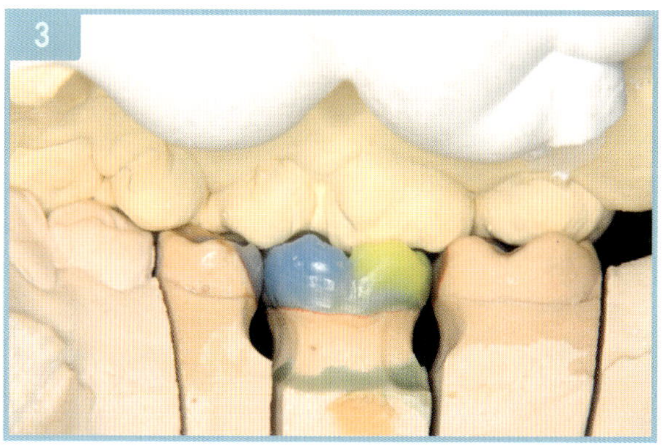

wax up이 완성된 설측상태

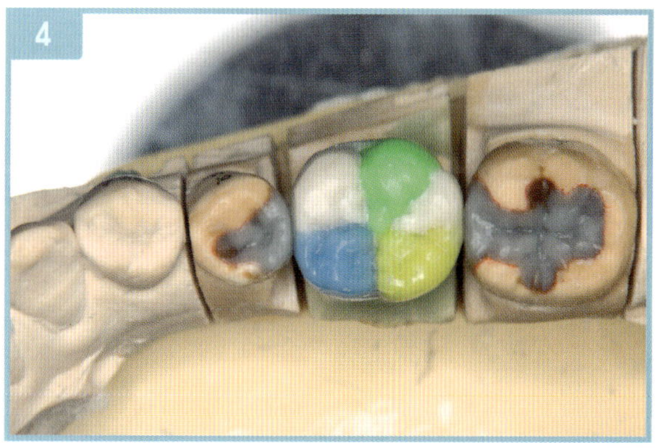

wax up된 교합면 상태

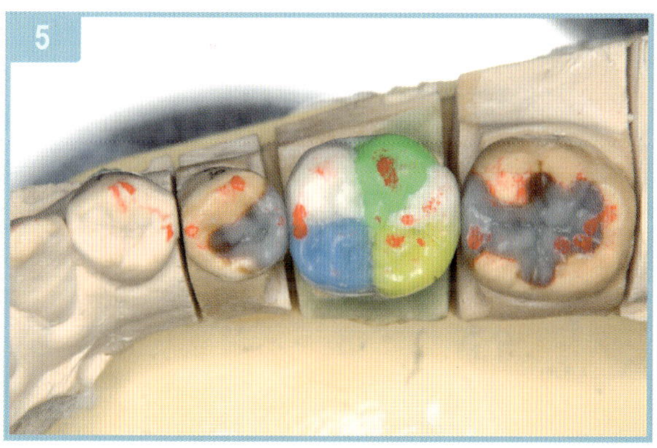

wax up상태에서 교합점검 1

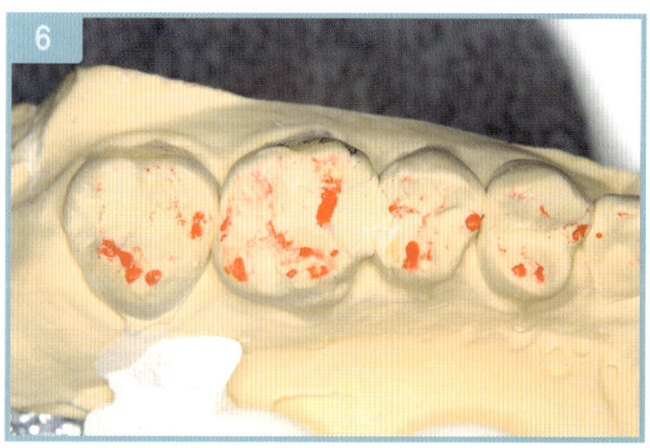

교합점검 시 대합치

7

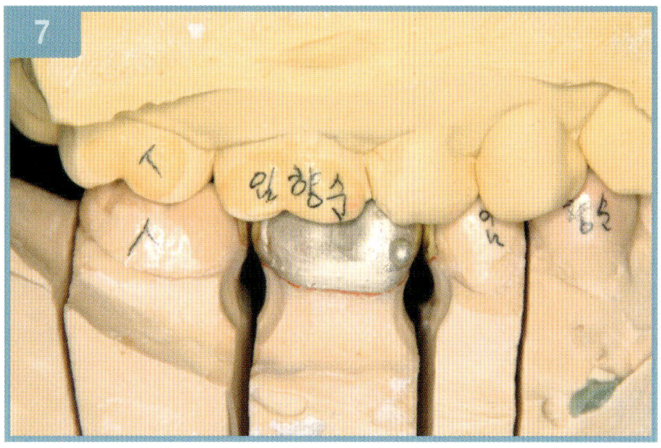

주조체를 적합한 협측상태

8

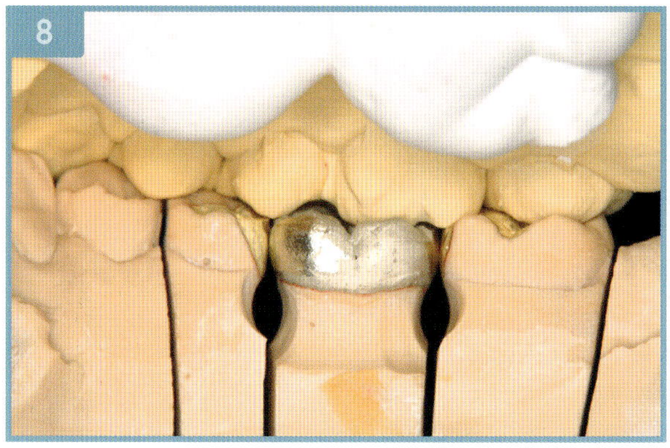

주조체를 적합한 설측상태

9

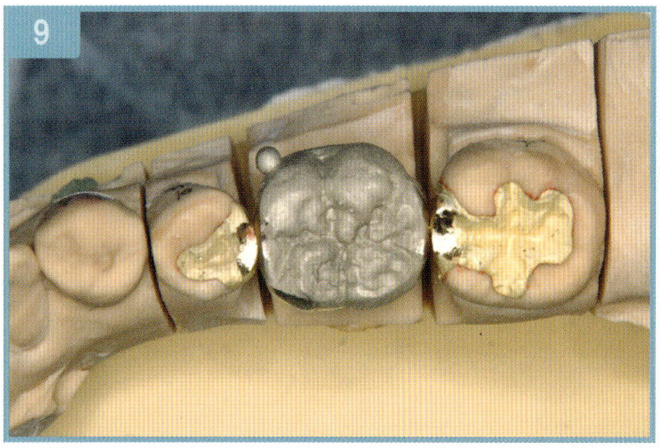

주조체를 적합한 교합면의 모습

10

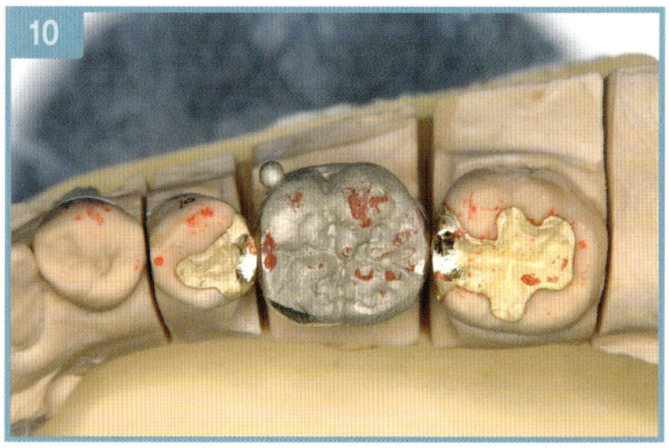

모형상에서 교합점검

11

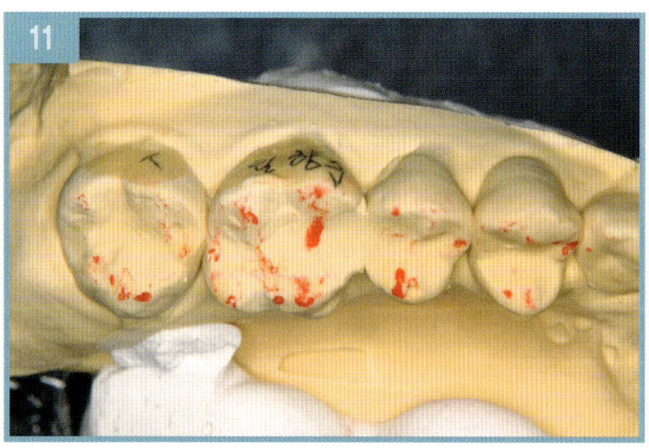

교합점검 시 대합치면

12

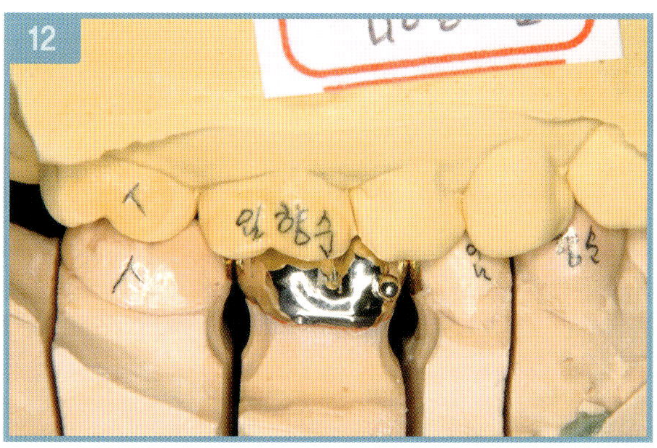

high polshing이 끝난상태(협측)

13

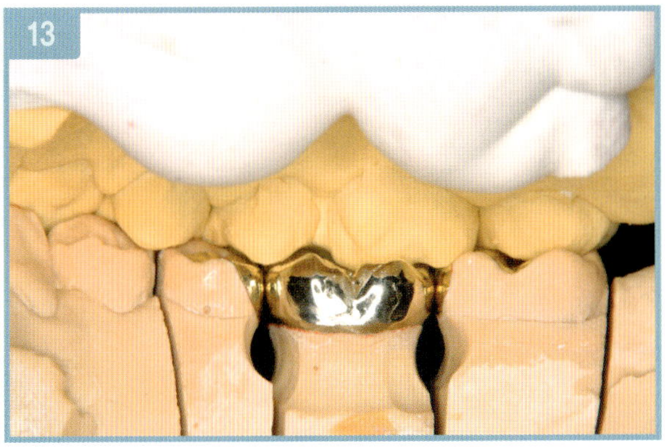

(설측)

14

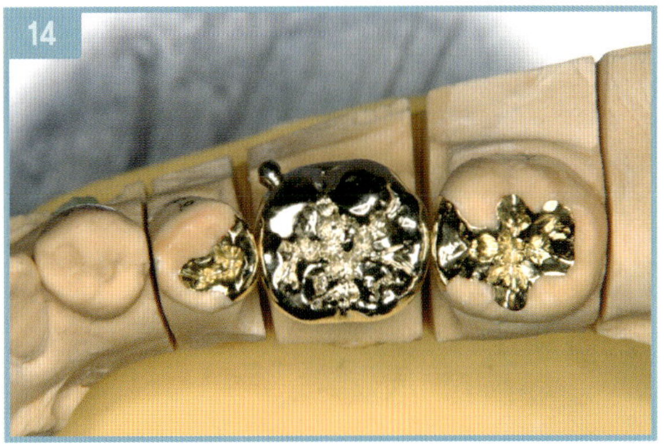

최종 연마가 끝난 교합면

15

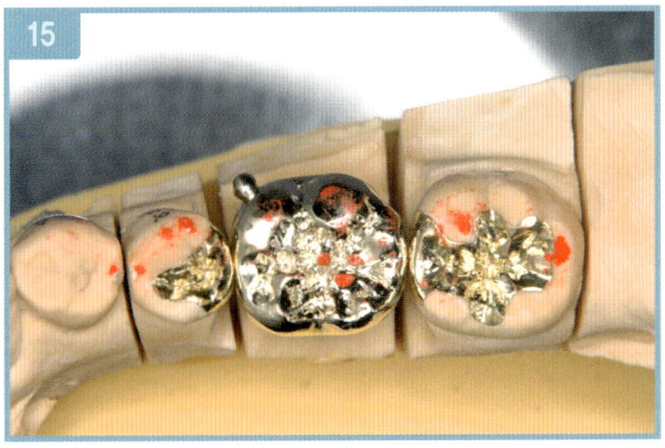

최종적으로 모형상의 교합점검

16

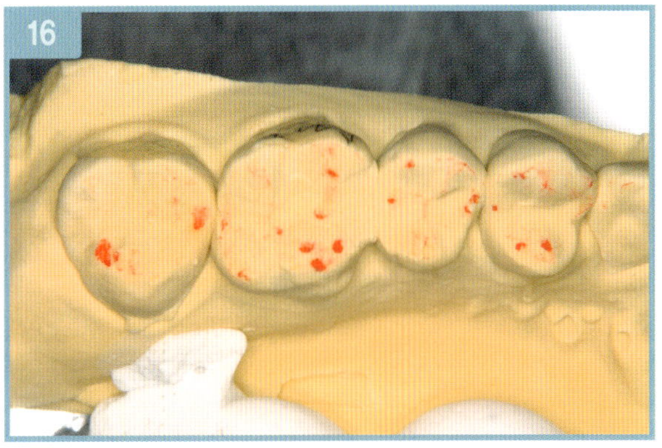

최종 교합점검의 대합치

Post Crown의 내관 제작

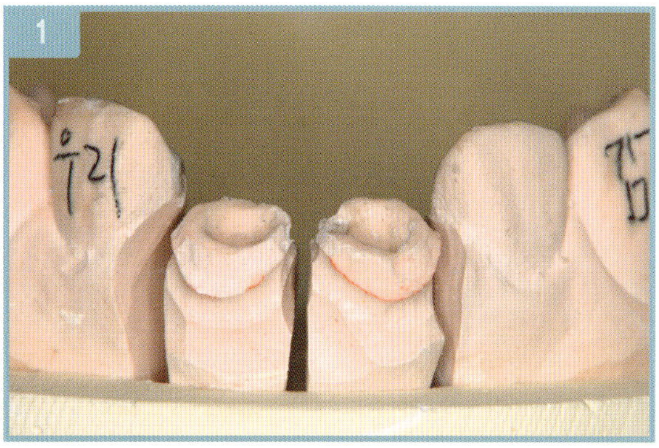

post crown의 모형 1

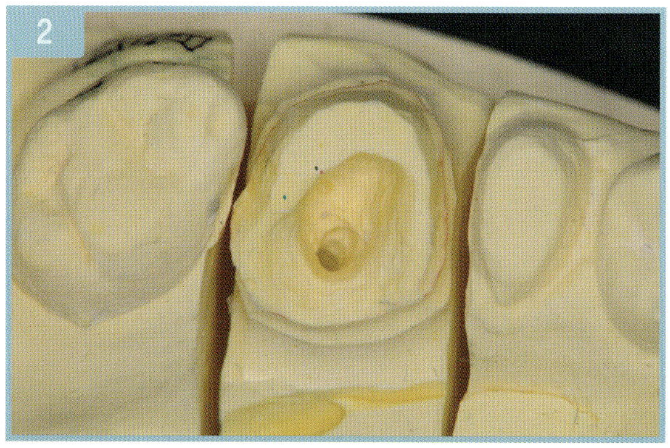

post crown의 모형 2

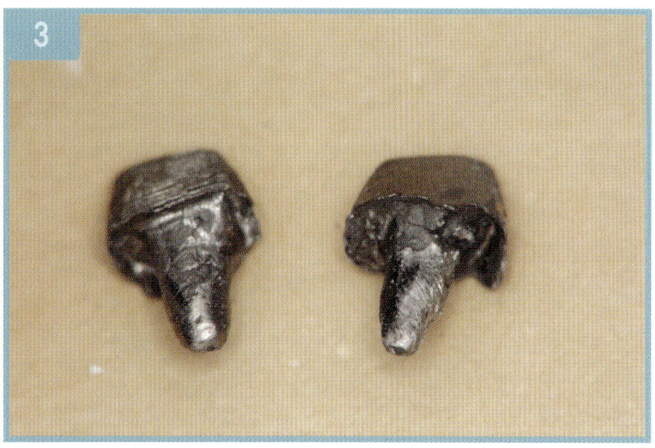

post crown의 내관 주조체 1

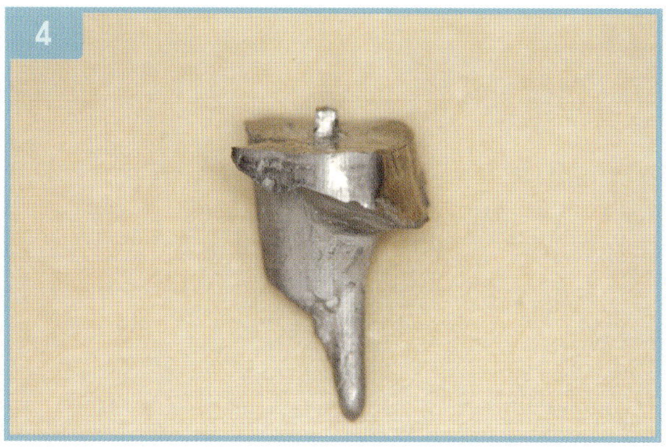

post crown의 내관 주조체 2

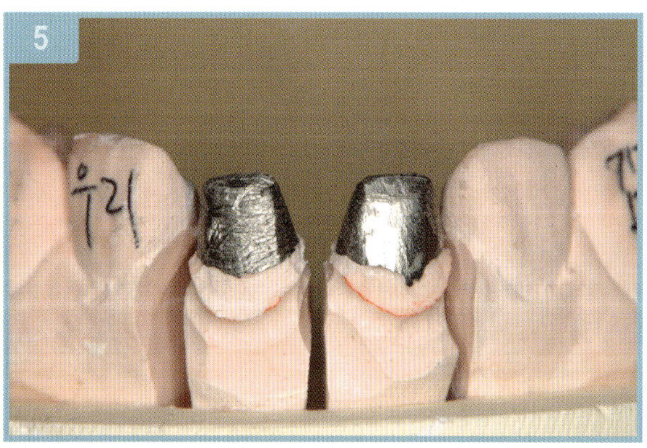

지대치에 적합시킨 post crown 내관부 1

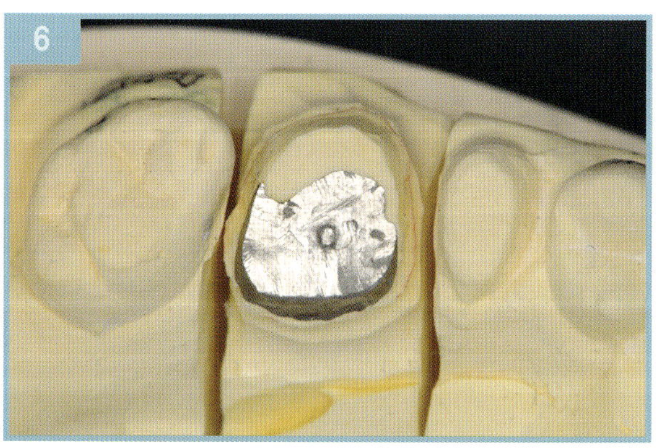

post crown을 지대치에 적합시킨 상태 2

Crown과 pin hole의 combination 유지형태

Crown의 유지가 충분하지 못할때 치관에 hole을 주어서 crown 측벽과 hole의 유지가 복합되어지도록 설계하여 유지력을 높이고 있는 것이다.

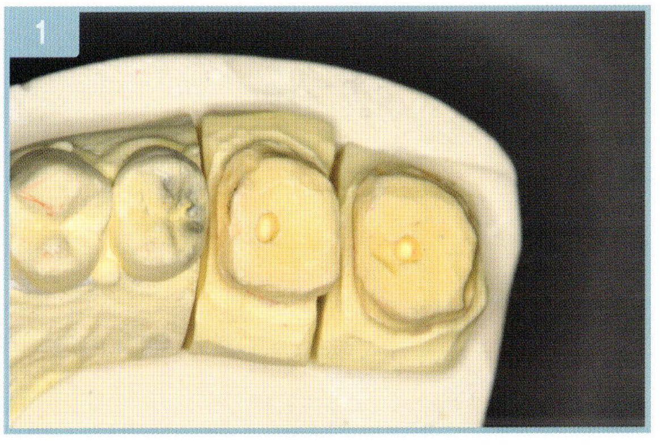

crown과 pin hole이 형성된 model

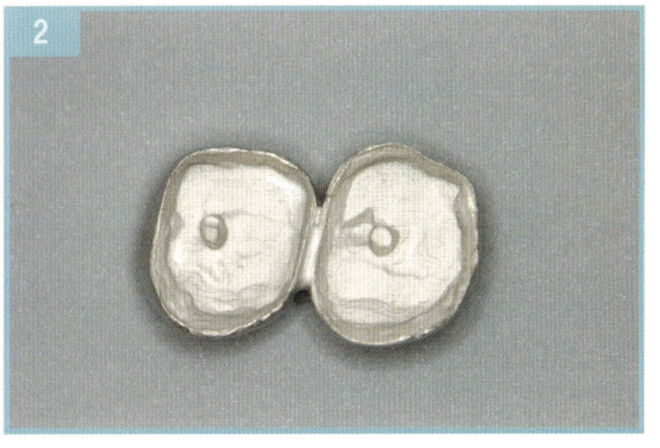

casting외 완료된 주조체의 내면

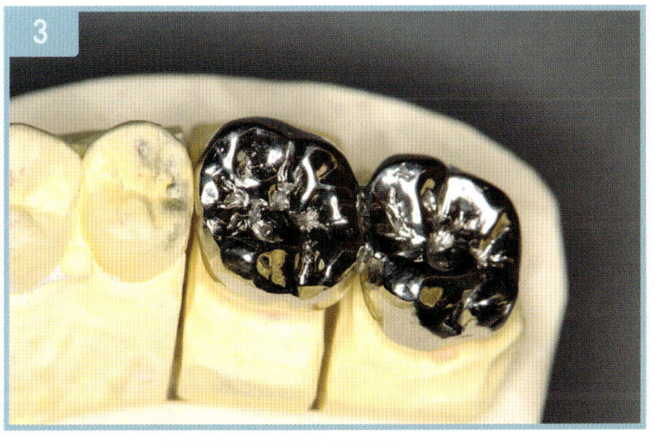

연마가 완료된 상태의 crown

Ⅱ. 각론

11장 기타 Inlay

11장 기타 Inlay

inlay 제작재료와 제작술은 다양하면서도 급격히 발달되고 있다. 제작재료에 따른 기기의 발달로 인하여 술자들의 초보적 기술은 감소하는 반면에 고도의 기술을 요구하는 바이다.
본 서에서는 다양한 inlay 제작술을 상세히 수록하지 못하였다. 다만 간접법으로 제작되는 대표적인 gold inlay 제작술을 심도 있게 수록하려고 노력하였다.

Inlay로 제작 되어지는 것은

(1) 도재소성에 의한 것
(2) Foil matrix를 이용하여 소성하는 법
(3) 내화재 모형상을 이용하여 소성하는 법
(4) 도재 주조에 의한 inlay을 소성하는 법
  ① Castable glass ceramic (Dicor)
  ② Pressed ceramic system 의한 방법
    (Ips Empress system에 의한 가압 성형(압박 주조)법)
(5) Computer 장치로 삭합 제작하는 ceramic inlay(CAD / CAM system)
(6) Composite resin inlay 축성에 의한 것

등의 외에 또다른 제작술이 소개되어 있으나 본 서에서는 현재 활용성이 높은 한 회사의 Composite resin inlay 제품의 축성술만을 간략하게 소개한다.

Composite resin inlay

Composite resin inlay 제작술은 간접법, 직 · 간접법, 직접법 등으로 제작이 가능하며 근래에 와서는 많은 장점을 가진 제품들이 출현되고 있다.

간접법의 장점을 살펴보면 모든 cavo-surface margin을 치형상에서 정확히 처리할 수 있고 margin의 적합도를 최상으로 높일 수 있다. 종래의 direct filling된 composite resin 보다 중합 수축율이 감소되었다. 구강외에서도 쉽게 조작할 수 있어 어떠한 복잡 와동에도 적용이 가능하다. light curing, heat curing을 복합적으로 할 수 있어 제품의 강도를 크게 증진시켜서 inlay 뿐만 아니라 단순 crown bridge 등에도 사용하게 되었다.

색조를 다양하게 재현할 수 있어서 심미적으로 매우 우수하다. 발달된 치아와의 접착술로 인하여 견고하게 bonding 할 수 있다. 기타의 inlay에 비교하여 제작술이 간편하여 기공비용을 줄일 수 있다. (그림 2-58~73)

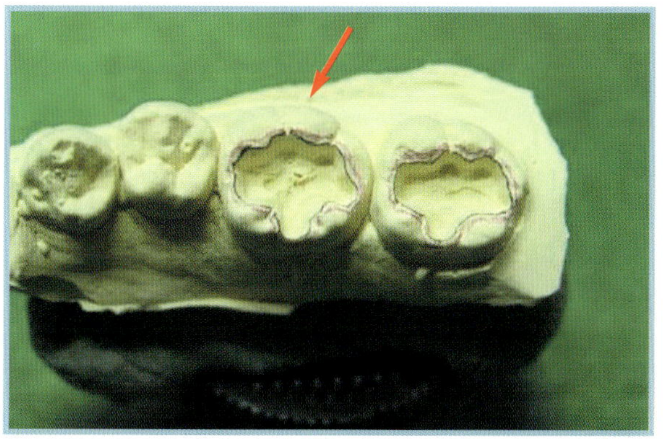

그림 2-58 준비된 모델에 HB 연필을 이용하여 margin marking을 한다. 이 때 margin 보다 약 0.2~0.4mm 정도 크게 margin marking을 하여 inlay 내면의 margin에 연필 자국이 묻지 않도록 주의한다.

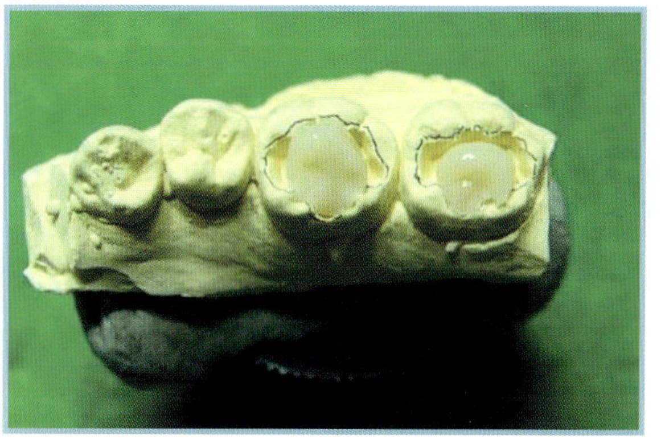

그림 2-59 Composite resin 으로 body를 축성한다. 준비된 와동에 혹, 착색이 되어 있거나 신경이 발수된 경우는 반드시 차단제(dentin 층)로 처리 후 body를 축성해야 한다.

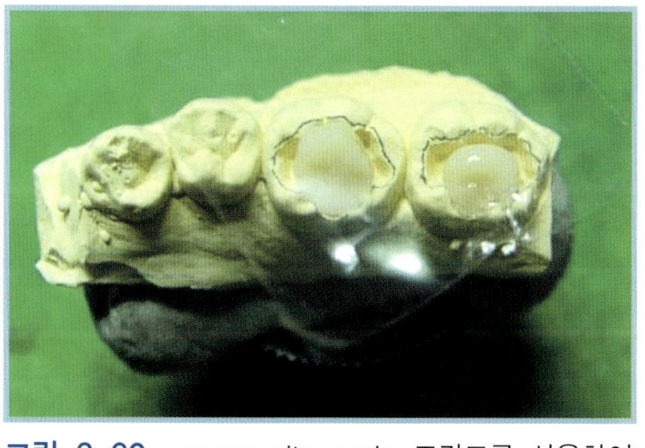

그림 2-60 composite resin 조각도를 사용하여 축성한다.

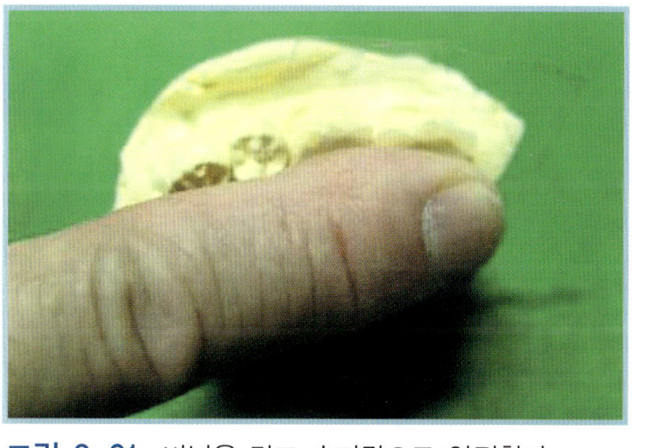

그림 2-61 비닐을 덮고 손가락으로 압접한다.

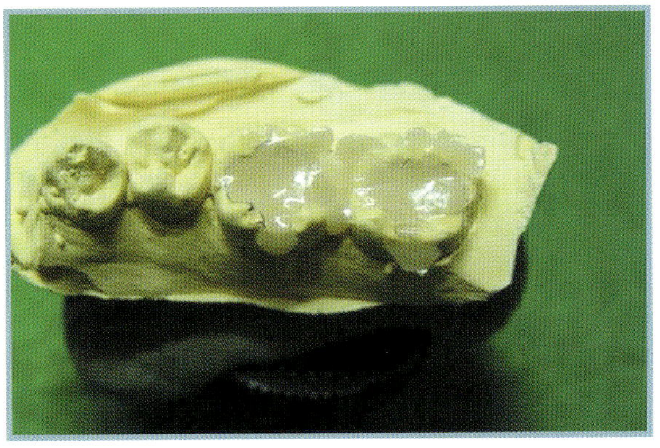

그림 2-62 비닐을 떼어낼 때는 레진이 비닐에 붙어 딸려나오지 않도록 주의깊게하여 빠르게 떼어낸다.

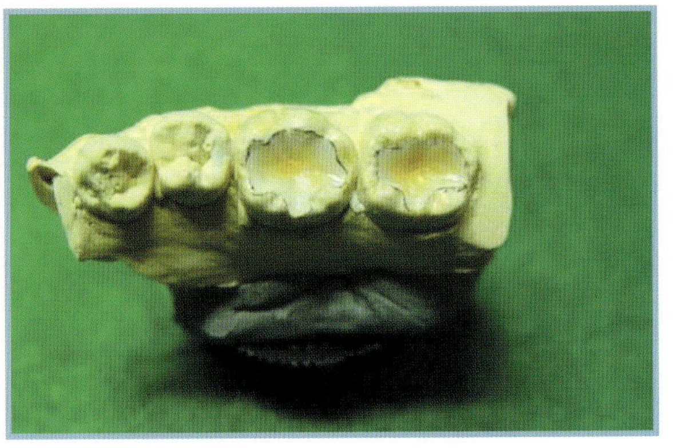

그림 2-63 좀 더 자연스런 shade를 나타내고자 할때 body를 축성 후 orange stain과 sculpting resin을 적당히 섞어 원하는 점도와 색상을 만든 후 central groove를 중심으로 도포한다.

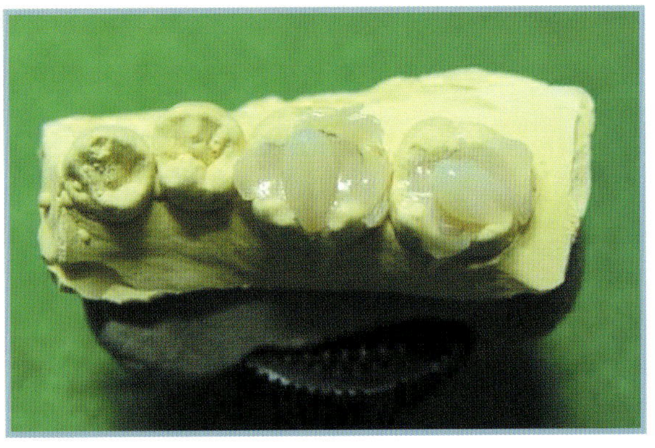

그림 2-64 incisal을 올린다. 이 incisal의 두께는 환자 치아의 법랑질 마모 정도에 따라 결정해야 한다. 마모가 심할 경우 두껍게, 어린 사람의 치아같이 법랑질이 많이 보존되어 있는 경우에는 두껍게 축성한다.

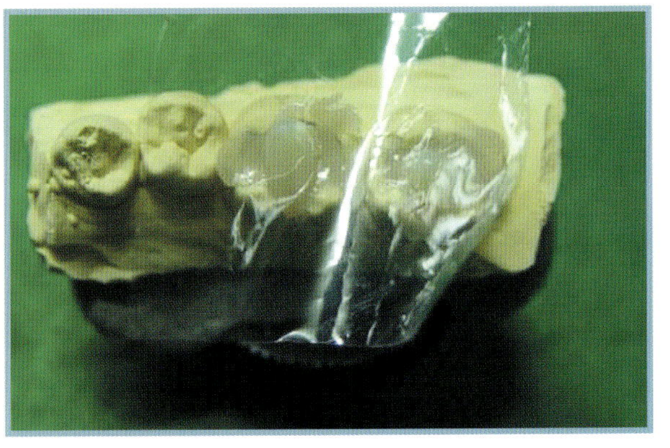

그림 2-65 비닐 또는 composite resin 조각도를 사용하여 축성한다.

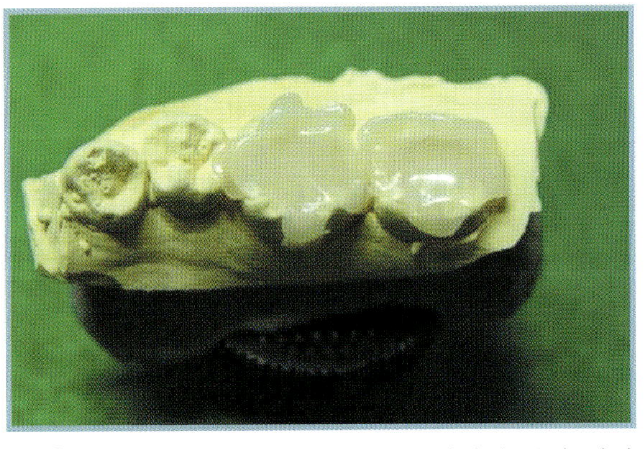

그림 2-66 비닐을 떼어 낼 때는 비닐에 붙어 딸려 나오지 않도록 빠르게 떼어낸다.

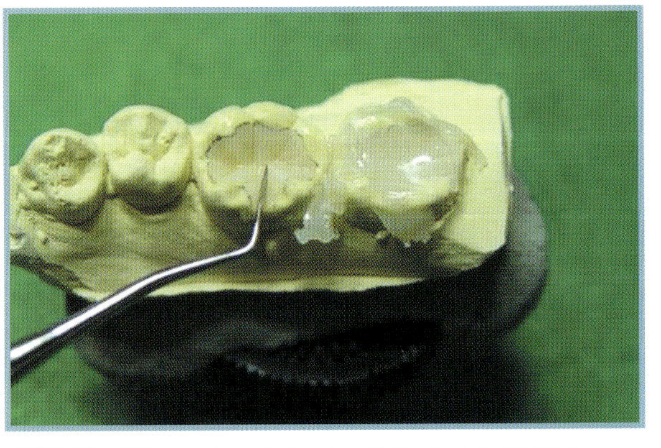

그림 2-67 resin 조각도를 사용하여 조각한다.

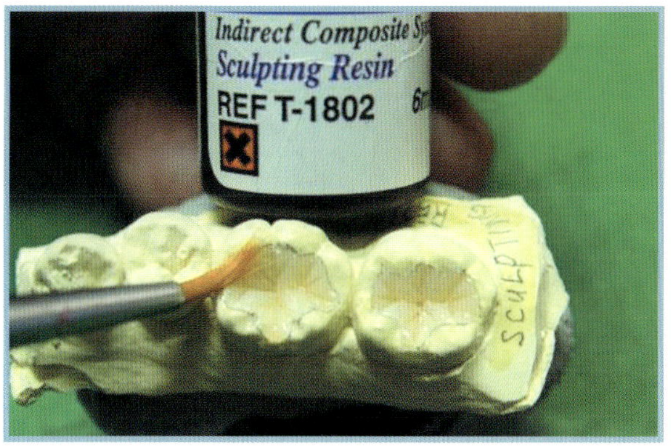

그림 2-68 sculpting resin을 사용하여 교합면을 말끔히 정리한다.

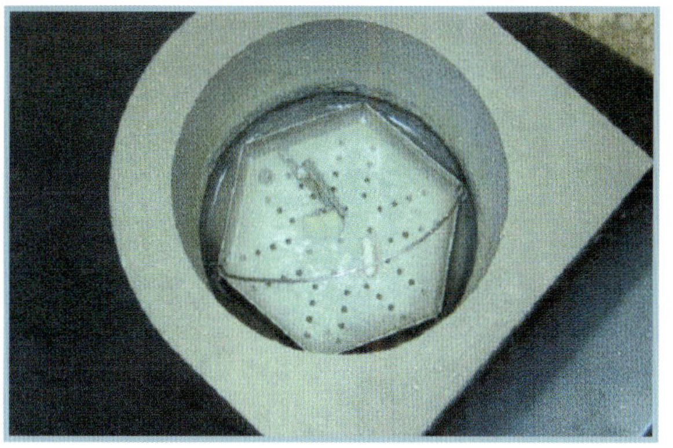

그림 2-69 heat cup에서 약 27분가 중합한다. 이때 oxygen scavenger capsule은 반드시 2 capsule 이상 넣어야 하며 capsule은 제거하고 가루만 넣어야 한다.

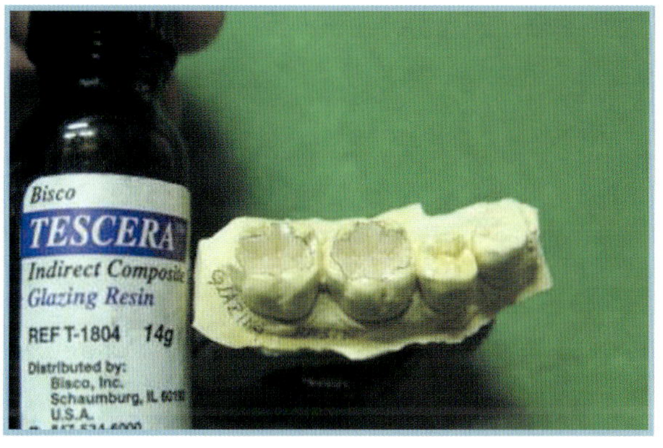

그림 2-70 glazing resin을 상용하여 restoration의 전체를 도포한 후 일반 광조사기를 사용하여 40초씩 각 면을 골고루 광중합 한다. 이때 glaze가 margin의 안쪽으로 들어가지 않도록 주의한다.

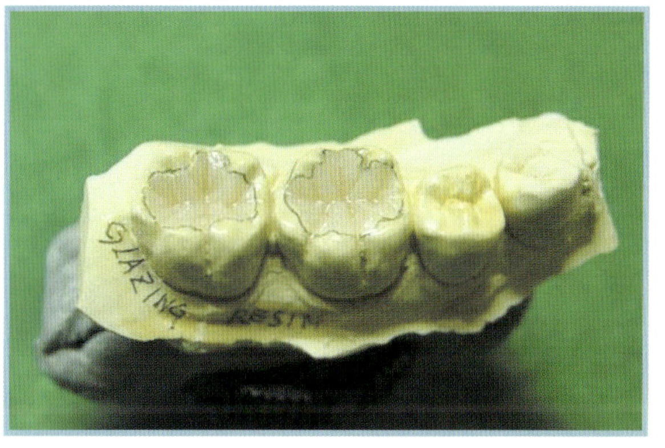

그림 2-71 완성된 모습. glaze 처리 후에 충분히 광조사가 되지 않을 경우 glaze 처리된 면이 변색 될 수 있다.

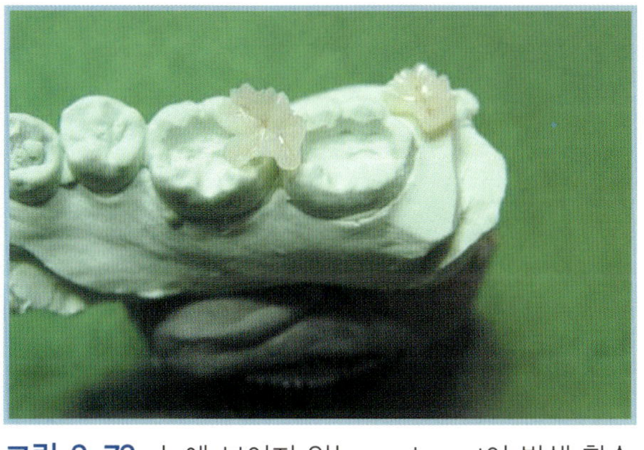

그림 2-72 눈에 보이지 않는 undercut이 발생 할수 있으므로 반드시 inlay 내면을 stripping과 glinding 처리를하여 준비된 second model에 맞추어 본 후 내면에 sandblasting 처리를 한다. sand blasting 처리시 반드시 낮은기압(1~2기압)의 압력으로 한다. 압력이 셀 경우 margin이 떨어져 나가 부정확한 margin이 형성될 수 있다.

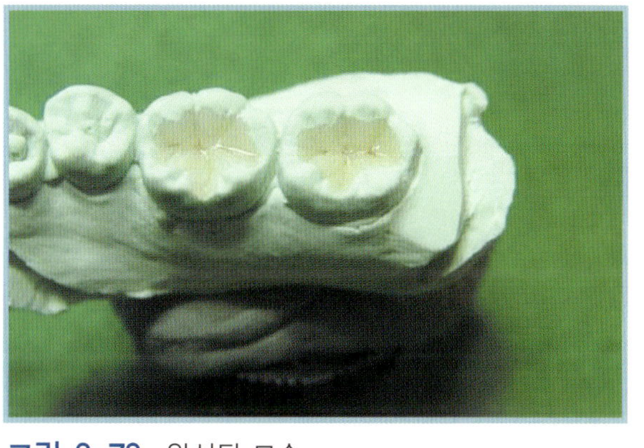

그림 2-73 완성된 모습

참고문헌

- 강효웅외 12인(1999), 이중구조 보철 기공학, 지성출판사
- 고영무, 김광만,김경남(1998), 치과재료학 Dental materials, 나래출판사
- 곽동주외 7인(2002), 치과기공도재학, 지성출판사
- 김경남외 6인(1995), 치과재료학 군자출판사
- 김광남, 허성주, 조리라(2000), 제3판 국소의치학, 지성출판사
- 김부섭, 박익민(1994), 치과정밀주조학, 대학서림
- 김사학외 5인(2001), 치과도재기공학, 청구문화사
- 김영수, 조인호(1992), 교합학, 고문사
- 김웅철외 8인(2003), 치과도재기공학 I Dental ceramics technology volume l, 신흥인터내셔날(주)
- 김웅철(1985), 치과재료학, 대학서림
- 김재도외 6인(2001), 개정판 교합면해부학, 청구문화사
- 명전대학 치위생과 교실(1986), 약리학, 고문사
- 문희경(1998), 관교의치기공학, 청구문화사
- 서울대학교 치과대학 보존학교실 역(Clifford M. Sturdevant 저)(1992), 보존학, 이화출판사
- 손향옥, 이태정(1997) 치아형태 조작과 재형성법 지성출판사
- 손향옥, 이태정, 송상섭(2001), 교합과 교합면 형성, 지성출판사
- 손향옥외 9인(2001), 치아형태학, 지성출판사
- 신상완 오세윤(1999), 교합면 형성법, 명문출판사
- 신종우(1999), 심미치과 보철을 위한 Precision attachment 2ed, 신흥인터내셔날(주)
- 양재호(1994), 교합의 진단과 치료, 지성출판사
- 양재호(1998), 고정성 치과보철학, 신흥인터내셔날(주)
- 오세광(1993), 교합의 이론과 실제, 교문사
- 오세윤외 5인(2003), 고정성 보철기공학 실습(1), 지성출판사
- 윤미용(2003), 치과기공학개론 Introduction to dental technology, 참윤 퍼블리싱
- 윤창환, 오세윤(1993), 관교의치기공학, 대학서림
- 이광희, 허성윤(1995), 치과보전학, 고문사

ㅅ

ㅇ

ㅈ

ㅊ

ㅋ

ㅌ

ㅍ

B

C

D

E

F

G

R

S

T

U

V

Z

최신 충전기공학

초 판 발 행	2004년 3월 10일
개정4쇄발행	2012년 2월 20일
저 자	정 지 선 외 11인
발 행 인	안 영 택
편 집	하 순 영
발 행 처	**명 문 출 판 사**
등 록	제 6 - 0 2 1 2 호

서울시 동대문구 답십리로63길 90번지 TEL : 02)2248-7586 FAX: 02)2248-0598 http://www.teethbook.co.kr

ISBN 978-89-87037-49-3

정가 : 35,000원